D1663700

Die regionalen Chirurgenvereinigungen
in
Deutschland

D. Rühland · F.W. Eigler

Die regionalen Chirurgenvereinigungen in Deutschland

Verlag
Karl Maria Laufen
Oberhausen

Die Deutsche Bibliothek — CIP Einheitsaufnahme

Die regionalen Chirurgenvereinigungen in Deutschland / D. Rühland , F.W. Eigler (Hrsg.). - Oberhausen : Laufen, 1999

ISBN 3-87468-154-8

Dank gebührt der Firma
B. Braun-Dexon GmbH,
die gemäß ihrer Leitlinie
„... für gemeinsame Wege in der Chirurgie"
die Erstellung und den Druck
dieses Werkes ermöglicht hat.

ISBN 3-87468-154-8

© Verlag Karl Maria Laufen
Oberhausen 1999

Die Rechte liegen bei den im Autorenverzeichnis genannten Autoren

Inhalt

Vorwort der Herausgeber

Die wissenschaftliche Information und Diskussion sowie Fort- und Weiterbildung in der Chirurgie finden in Deutschland auf vielen Ebenen in allen Regionen statt. Sie werden in Zusammenarbeit mit der Deutschen Gesellschaft für Chirurgie und dem Berufsverband der Deutschen Chirurgen, aber auch außerhalb, gestaltet. Wesentliche Träger dieser Aktivitäten sind die regionalen Chirurgenvereinigungen; sie sind zwar zu unterschiedlichen Zeiten, aber alle unter dem Gesichtspunkt einer überschaubareren und persönlicheren Atmosphäre gegründet worden, als sie die früh erfolgreichen, aber großen Kongresse in Berlin, später in München und Berlin, bieten konnten.

Das Erscheinen des Jubiläumsbuches für die 100-Jahr-Feier der Vereinigung Niederrheinisch-Westfälischer Chirurgen war Anlaß, über eine umfassendere Dokumentation zu den regionalen Chirurgenvereinigungen Deutschlands nachzudenken. Beide Herausgeber des vorliegenden Buches waren in unterschiedlicher Weise an der Abfassung der Jubiläumsschrift der Niederrheinisch-Westfälischen Chirurgen beteiligt. Bei dem einen der Herausgeber, dem derzeitigen Präsidenten der Deutschen Gesellschaft für Chirurgie, führte das zu der Idee, über den Rahmen der einen ehrwürdigen Vereinigung hinaus, einen Überblick über die regionalen Chirurgenvereinigungen Deutschlands insgesamt zusammenzustellen. Dieses Vorhaben wurde nicht nur von dem Mitherausgeber, sondern auch von allen angesprochenen Autoren durchweg mit Freude aufgegriffen. Wenn auch die Aktenlage der einzelnen Vereinigungen sehr unterschiedlich war, hat sich insgesamt aus den Mosaiksteinen der einzelnen Beiträge ein interessantes Gesamtbild der chirurgischen Aktivitäten in Deutschland ergeben. Unnötig zu betonen, daß sich die Problematik deutscher Geschichte in der Entwicklung verschiedener Regionen mehr oder weniger widerspiegelt.

So haben die drei ostdeutschen Vereinigungen von Sachsen, Sachsen-Anhalt und Thüringen ihre gemeinsamen Wurzeln in der ehemals Mitteldeutschen Chirurgenvereinigung. Es schien deshalb sinnvoll, die gemeinsamen Teile aus den Berichten dieser Vereinigungen herauszunehmen und als historische Erinnerung an die aktuellen Darstellungen anzufügen. In unterschiedlicher Weise wurde dann auch den Besonderheiten in der Zeit der DDR Rechnung getragen.

Relativ spät kam dann der Gedanke auf, in diesen Überblick auch der Vereinigungen der verlorenen Ostgebiete zu gedenken. Herrn Kollegen Kozuschek ist es zu danken, daß er trotz der knappen Zeit auch über Breslau und den ehemaligen Südosten einen Beitrag zur besonderen Erinnerung angefügt hat. Die sich abzeichnende Erweiterung der Europäischen Union wird ja in veränderter Form ein wissenschaftliches Treffen in den Grenzbereichen zu Polen und Tschechien noch unproblematischer erlauben als die sich schon jetzt anbahnenden Beziehungen.

Im übrigen darf man feststellen, daß die Intentionen, die vor 100 Jahren nach und nach zu den Gründungen der verschiedenen regionalen Vereinigungen geführt haben, auch in der heutigen Zeit fortbestehen. So ist es weiterhin wichtigste Aufgabe der regionalen Chirurgenvereinigungen, die kollegialen Beziehungen auf fachlicher und menschlicher Ebene zwischen allen Chirurgen sowohl im Niederlassungsbereich, an den Krankenhäusern der Grund- und Regelversorgung, als auch an den Universitäten zu pflegen. Dabei haben die sich ständig ändernden politischen Rahmenbedingungen vor allem auch für die Chirurgie den Gesprächsbedarf über das fachliche Gebiet hinaus in das berufspolitische Umfeld hinein erweitert. So verwundert es nicht, daß sich seit einigen Jahren in vielen Regionen sogar örtliche Gesprächskreise zu regelmäßigen Zusammenkünften einfinden.

Die regionalen Chirurgenvereinigungen erfüllen darüber hinaus weitere wichtige Funktionen. So geben sie jungen Wissenschaftlern oft die erste Möglichkeit, ihre Forschungsergebnisse in Klinik und Experiment einem fachkundigen Gremium darzulegen und sich einer wissenschaftlichen Diskussion zu stellen. Gleichzeitig erfolgt der Austausch über die Erfahrung in der täglichen Arbeit, und nicht selten sind gerade die Darstellungen der Einzelfallproblematik von besonderer Bedeutung sowohl für die Weiterbildung des Einzelnen wie auch die Anregung zu wissenschaftlicher Vertiefung.

Nicht zu unterschätzen ist aber auch die Aufgabe der regionalen Chirurgengesellschaften bei der Integration der teilweise auseinanderstrebenden chirurgischen Spezialitäten. Bei Betrachtung der Programme der regionalen Vereinigungen wird deutlich, wie man bemüht ist, Schwerpunkte und Nachbargebiete zu den verschiedenen Themen jeweils mit einzubeziehen. Vergleichbar dem föderativen Aufbau unseres Landes darf man hoffen, daß auf der Basis der sich bewährenden Kooperation in den Regionen allmählich eine Reintegration aller chirurgischen Schwerpunkte und Gebiete ermöglicht wird. Dabei können neue technische Entwicklungen, wie beispielsweise die der minimal invasiven

Chirurgie, für fast alle Bereiche der Chirurgie von Vorteil sein und damit eine Integrationswirkung haben. Vor allem aber die in Zukunft zu erwartenden weiterhin schwierigen gesundheitspolitischen Bedingungen machen es erforderlich, daß alle Kräfte der Medizin insgesamt, aber vor allem auch der chirurgischen Disziplinen, sich zusammenfinden und mit gemeinsamer Anstrengung sich für eine weiterhin humane Versorgung der ihnen anvertrauten Kranken einsetzen.

Die Bedeutung, die der derzeitige Präsident der Deutschen Gesellschaft für Chirurgie den regionalen Chirurgenvereinigungen in dieser Hinsicht zumißt, wird unterstrichen durch die bei seinem Kongreß stattfindende Posterausstellung über die verschiedenen regionalen Vereinigungen.

Abschließend gebührt allen Autoren herzlicher Dank für die ausgezeichnete Zusammenarbeit in teilweise großer zeitlicher Bedrängnis. Darüber hinaus gilt ein besonderer Dank Herrn Kurze, Inhaber des Verlags Karl Maria Laufen, für seine stets verständnisvolle und engagierte Tätigkeit.

Singen / Essen, im Februar 1999
Dieter Rühland   Friedrich-Wilhelm Eigler

9

Vereinigung der Bayerischen Chirurgen

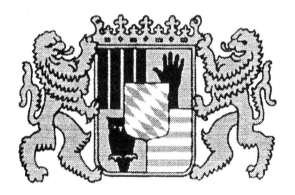

Vorstand 1998/99:

Vorsitzender:

Prof. Dr. med. Olaf Thetter
Zentralkrankenhaus
Robert-Koch-Allee 2
82131 Gauting

1. stellvertretender Vorsitzender:

Prof. Dr. med. Werner Hohenberger
Chirurgische Universitätsklinik
Krankenhausstr. 12
91054 Erlangen

2. stellvertretender Vorsitzender:

Prof. Dr. med. Karl Walter Jauch
Chirurgische Universitätsklinik
Franz-Josef-Strauß-Allee 11
93042 Regensburg

Schriftführer:

Prof. Dr. med. Hartwig Bauer[*]
Kreiskrankenhaus Alt/Neuötting
Vinzenz-von-Paul-Str. 10
84503 Altötting

[*] ständiger Ansprechpartner

Gründung der Vereinigung der Bayerischen Chirurgen

Nach Gründung der Deutschen Gesellschaft für Chirurgie im Jahr 1872 durch *von Langenbeck*, *Simon* und *Volkmann* mit einem alljährlich stattfindenden Kongreß wurden im Gefolge örtliche chirurgische Vereinigungen gegründet. Die Aufgaben der örtlichen Vereinigungen sollten neben der Förderung der Wissenschaft und dem gegenseitigen Austausch von praktischen Erfahrungen vor allen Dingen die persönlichen Beziehungen der Mitglieder untereinander fördern.

Die Gründungsversammlung der Bayerischen Chirurgenvereinigung fand am 6. Januar 1911 in München statt. In dem im März 1911 erschienenen Heft der Münchner Medizinischen Wochenschrift findet sich folgende Veröffentlichung:

Die Unterzeichneten sind am 6. Januar 1911 in München zu einer Beratung zusammengekommen und haben einstimmig beschlossen, eine „Vereinigung der Bayerischen Chirurgen" zu gründen mit dem Zwecke, unsere Wissenschaft zu fördern und einen persönlichen Verkehr der einzelnen Mitglieder zu ermöglichen, der bei dem großen Besuche des Deutschen Chirurgenkongresses sehr erschwert ist. Sie haben sich als vorbereitender Ausschuß konstituiert, in welchem aufgestellt wurden als I. Vorsitzender: Geheimrat Prof. Dr. *v. Angerer*, II. Vorsitzender: Hofrat Dr. *Brunner*, I. Schriftführer: Prof. Dr. *A. Schmitt*, II. Schriftführer: Hofrat Dr. *Krecke*, Kassaführer: Prof. Dr. *Gebele*.

Einladungen zum Beitritt sollen ergehen an die bayerischen Ärzte, welche sich ausschließlich oder doch vorwiegend mit Chirurgie beschäftigen. Der Ausschuß soll auf der ersten – konstituierenden – Versammlung zunächst auf ein Jahr gewählt werden. Die Neuwahl des Ausschusses soll bei der jeweiligen Zusammenkunft erfolgen.

Als Zeit der Tagung ist ein Tag in der Pfingstwoche, zunächst als erster Tag der Samstag nach Pfingsten, 10. Juni 1911, als erster Versammlungsort München (Operationssaal der chirurgischen Klinik) in Aussicht genommen. Der Ort der Zusammenkunft soll wechseln und jeweils auf der Versammlung bestimmt werden.

Einladung von außerbayerischen Chirurgen, wie auch von Internisten, Gynäkologen, Pathologen usw. für bestimmte Themata sollen für späterhin dem geschäftsführenden Ausschuß vorbehalten bleiben.

Der Vorsitzende soll die Berechtigung haben, ein Hauptthema mit anschließender Diskussion – und den Referenten dazu aufzustellen. Als erstes Hauptthema ist „die Behandlung des Mastdarmkarzinoms", als Referent Prof. Graser, Erlangen, in Aussicht genommen. Rein orthopädische Vorträge sollen im allgemeinen nicht gehalten werden, doch sollen Ausnahmen nach der Entscheidung des jeweiligen Vorsitzenden zulässig sein.

Wegen der Veröffentlichung der gehaltenen Vorträge sollen die entsprechenden Schritte getan werden.

Als Beitrag ist vorläufig angesetzt: 10 Mark pro Jahr.

Die Unterzeichneten bitten, Beitrittserklärungen möglichst bald an den 1. Schriftführer, Prof. Dr. *Adolf Schmitt*, München, Leopoldstraße 20, gelangen zu lassen, evtl. unter gleichzeitiger Anmeldung eines Vortrages.

Unterzeichnet ist diese Veröffentlichung im Original von den folgenden zwölf Chirurgen:

Geheimrat Prof. Dr. *Ottmar v. Angerer*, München
Hofrat Dr. *Franz Brunner*, München
Prof. Dr. *Ludwig Burkhardt*, Nürnberg
Geheimrat Prof. Dr. *Eugen Enderlen*, Würzburg
Prof. Dr. *Hubert Gebele*, München
Geheimrat Prof. Dr. *Ernst Graser*, Erlangen
Hofrat Dr. *Max Jungengel*, Bamberg
Geheimrat Prof. Dr. *Ferdinand Klaussner*, München
Hofrat Dr. *Albert Krecke*, München
Generalarzt Prof. Dr. *Karl von Seydel*, München
Prof. Dr. *Adolf Schmitt*, München
Hofrat Dr. *August Schreiber*, Augsburg

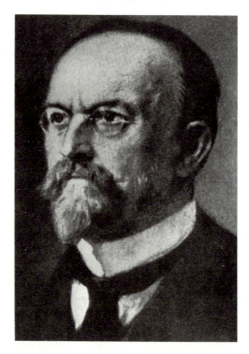

Abb.1:
Geheimrat Professor Dr. Ottmar v. Angerer

Die biographischen Daten dieser Männer zeigen, daß sie fast alle durch die chirurgische Schule v. Angerers gegangen sind. Man darf also wohl in ihm den eigentlichen Initiator der Vereinigung sehen.

Welches Interesse die Vereinigung fand, geht daraus hervor, daß ihr im Mai 1911 bereits 93 Kollegen beigetreten waren (Münchner Medizinische Wochenschrift 1911, S. 1168). Die erste Tagung wurde dann am 1. Juli 1911 unter dem Vorsitz von Prof. Dr. *Ottmar von Angerer* in der Chirurgischen Universitätsklinik in München abgehalten.

Vorträge anläßlich der ersten Tagung der Vereinigung der Bayerischen Chirurgen am 1. Juli 1911 in München

Graser, Erlangen	Einleitende Bemerkungen zu einer Diskussion über die Behandlung des Mastdarmkrebses
Enderlen, Würzburg und *Hotz*, Würzburg	Über Resorption bei Ileus und Peritonitis
Kreuter, Erlangen	Die Serodiagnostik des Echinokokkus
Jungengel, Bamberg	Weitere Erfahrungen mit Joddampfbehandlung
Kreuter, Erlangen	Über die neue Immunitätsreaktion
Enderlen, Würzburg	Demonstrationen (Hypophysentumor, Hydrocephalus, Transplantationen, Fascientransplantationen)
Ach, München	Autoplastik, Gefäßnähte, Quadrizepsrupturen
Krecke, München	Exophthalmus pulsans, Gehirntumor
v. Stubenrauch, München	Myxoedem und Knochenerkrankung
Hotz, Würzburg	Arterielle Anästhesie
Burghardt, Nürnberg	Über intravenöse Narkose
Gebele, München	Über experimentelle Versuche bei Basedow Thymus
v. Angerer, München	Die operative Behandlung gastrischer Krisen
Krecke, München	Zur Frage der primären Bauchdeckennaht bei appendicitischen Eiterungen
Schlagintweit, München	Demonstration (Operationstisch)

Weitere Geschichte

Durch die Kriegswirren bedingt fanden in den fünf Jahren von 1915 bis 1919 keine Tagungen statt. Am ersten Treffen nach dem Ersten Weltkrieg 1920 in München nahmen bereits jedoch wieder 137 Chirurgen teil.

Auch während und nach dem Zweiten Weltkrieg wurden die Aktivitäten der Bayerischen Chirurgenvereinigung unterbrochen. Herrn Prof. Dr. *K. Schindler* (Abb. 2) aus München wird es zugeschrieben, daß er 1948 die Bayerische Chirurgenvereinigung wieder ins Leben rief. Seither fanden regelmäßig jährlich die Tagungen statt, 1998 die 75. Jahrestagung in Erlangen.

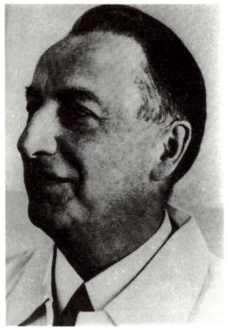

Abb. 2:
Geheimrat Professor Dr. Carl Schindler

Die ersten Tagungen bis zum Jahr 1926 fanden ausschließlich in München statt. Im Anschluß wechselte der Tagungsort, wie ursprünglich geplant. Mittlerweile hat die Vereinigung mehr als 800 Mitglieder. Eine aus der damaligen Zeit nicht vorstellbare Entwicklung hat sich vollzogen, obwohl in den 20er Jahren ein Chirurg formuliert hatte, daß nunmehr die Chirurgie an die Grenzen ihrer Möglichkeiten gelangt sei.

16

Diese Entwicklung war natürlich auch verbunden mit Spezialisierung und Neuordnung des Faches Chirurgie. Die Urologie war in den Anfangszeiten regelmäßig bei den Tagungen vertreten. Bei der 14. Jahrestagung 1929 befaßten sich mehrere Beiträge z.B. mit der Behandlung des Blasendivertikels, suprapubischer Prostatektomie, der Behandlung von Nierensteinen und Harnblasenektrophie.

Die Neurochirurgie war bis in die 60er Jahre hinein mit eigenen Themen präsent. Anschließend ist sie nur mehr selten vertreten gewesen. Insgesamt läßt sich diese Entwicklung parallel zur Themengewichtung aus verschiedenen Bereichen der Chirurgie auch an der Lehrstuhlentwicklung der Fakultäten ablesen. Etwa mit dem Zeitpunkt, da eigene Lehrstühle entstanden, verschwinden die jeweiligen Themenkreise aus den Jahresprogrammen der Vereinigung. Es kommen aber auch neue Themen dazu, wie z.B. die Kinderchirurgie und die Orthopädie und auch in diesem Punkt ist die Bayerische Chirurgenvereinigung aufgeschlossen gewesen. Lehrstuhlinhaber für Orthopädie, Herr Prof. *Witt*, und Kinderchirurgie, Herr Prof. *Hecker*, waren Vorsitzende. Stets bestritt jedoch die Allgemeinchirurgie durchweg den mehrheitlichen Anteil an den Tagungen. Nur die Herzchirurgie war nie vertreten.

Auszug aus der Satzung

Name, Sitz, Geschäftsjahr

Der Verein führt den Namen:
„Vereinigung der Bayerischen Chirurgen e.V.“.

Er ist die wissenschaftliche Gesellschaft der Bayerischen Chirurgen. Der Verein ist am 5. Juni 1972 in das Vereinsregister beim Registergericht München eingetragen worden.

Der Sitz des Vereins ist München.

Zweck, Aufgaben, Gemeinnützigkeit

Zwecke des Vereins:

Die Förderung der wissenschaftlichen und praktischen Belange der Chirurgie.

Die Herstellung und Pflege der Beziehung zu den Nachbarfächern der Chirurgie und zu den in- und ausländischen Fachgesellschaften.

Die Auswertung und Nutzbarmachung der auf chirurgischem Gebiet gewonnenen Kenntnisse und Erfahrungen für alle Mitglieder.

Die Förderung wissenschaftlicher Arbeiten auf dem Gebiet der Chirurgie.

Die Förderung der Fortbildung der Mitglieder und des chirurgischen Nachwuchses.

Der Erfüllung dieses Zweckes dienen:

Die Veranstaltung einer jährlich einmal stattfindenden wissenschaftlichen Tagung. Sie wird vom Vorsitzenden im Einvernehmen mit dem Ausschuß gestaltet und vom Vorsitzenden geleitet.

Der Gedanken- und Erfahrungsaustausch zwischen den deutschen Chirurgen untereinander und mit ausländischen Chirurgen sowie die Förderung der persönlichen Beziehungen zwischen diesen.

Die Auszeichnung von Personen, die sich um die Chirurgie besonders verdient gemacht haben.

Die Auszeichnung wissenschaftlicher oder sonst für die Praxis besonders wichtiger Arbeiten auf dem Gebiet der Chirurgie.

Gemeinnützigkeit

Der Verein ist gemeinnützig. Er verfolgt ausschließlich und unmittelbar gemeinnützige Zwecke. Er erstrebt keinen Gewinn. Die Mittel des Vereins, etwaige Überschüsse und sonstige Zuwendungen dürfen nur für die satzungsgemäßen Zwecke verwendet werden. Die Mitglieder erhalten keine Gewinnanteile und in ihrer Eigenschaft als Mitglieder auch keine den Satzungszwecken widersprechenden Zuwendungen aus Mitteln des Vereins. Es darf keine Person durch Verwaltungsmaßnahmen, die den Zwecken des Vereins zuwiderlaufen oder durch unverhältnismäßig hohe Vergütungen begünstigt werden. Das Vermögen des Vereins und seine Erträgnisse werden ausschließlich für satzungsgemäße Zwecke des Vereins verwendet.

Mitglieder

Ordentliches Mitglied kann jede natürliche Person werden, die sich wissenschaftlich oder praktisch mit der Chirurgie beschäftigt und dafür ein wissenschaftliches oder praktisches Interesse zeigt. Die Bewerbung um Aufnahme erfolgt durch schriftlichen Antrag auf dem beim Schriftführer erhältlichen Formular. Dem an den Schriftführer einzureichenden Antrag ist eine von zwei Mitgliedern der Vereinigung unterschriebene Bürgschaftserklärung beizufügen. Über die Aufnahme entscheidet der Ausschuß. Aufnahmeanträge, die bis zum 1. Juli eingegangen sind, werden in der Ausschußsitzung vor der Jahrestagung vom Ausschuß behandelt. Die Mitgliedschaft tritt mit dem Tage der Beschlußfassung des Ausschusses in Kraft und ist dem Bewerber schriftlich mitzuteilen. Ehrenmitglieder werden vom Ausschuß ernannt und der Mitgliederversammlung bekanntgegeben. Soweit sie nicht zugleich Mitglieder sind, gelten sie mit ihrer Zustimmung als voll berechtigte Mitglieder, auch wenn sie vorher nicht Mitglied waren.

Der Austritt kann jederzeit schriftlich erklärt werden. Ein Mitglied, das trotz zweimaliger Mahnung des Kassenführers mit seinem Beitrag länger als zwei Jahre im Rückstand bleibt, ist vom Vorstand durch schriftliche Erklärung auszuschließen.

Mitgliederbeiträge

Ehrenmitglieder sind beitragsfrei.

Langjährige Mitglieder können nach Übertritt in den Ruhestand oder beim Vorliegen besonderer Umstände auf Antrag von der Beitragspflicht befreit werden. Über den Antrag entscheidet der Vorstand. Die Beitragsfreiheit gilt ab dem auf die Antragsstellung folgenden Geschäftsjahr.

Vorstand und Ausschuß

Der Vorstand besteht aus dem Vorsitzenden, dem 1. und 2. stellvertretenden Vorsitzenden und dem Schriftführer. Der Vorsitzende übernimmt sein Amt jeweils am 1.10. des laufenden Geschäftsjahres. Nach Ablauf seiner einjährigen Amtszeit übernimmt er das Amt des 1. stellvertretenden Vorsitzenden, der 2. stellvertretenden Vorsitzende übernimmt zu diesem Zeitpunkt das Amt des Vorsitzenden.

Alle Vorstandsmitglieder vertreten den Verein je einzeln.

Der 2. stellvertretende Vorsitzende wird auf Vorschlag des Ausschusses in der ordentlichen Mitgliederversammlung für das nächstfolgende Amtsjahr gewählt. Die Wahl erfolgt geheim.

Der Schriftführer wird auf Vorschlag des Vorstandes und des Ausschusses von der ordentlichen Mitgliederversammlung für fünf Jahre gewählt. Wiederwahl ist möglich. Die Wahl erfolgt geheim.

Das Amt des Schriftführers schließt das des Kassenwartes ein. Der Kassenwart verwaltet das Vermögen der Vereinigung. Er wird vertreten vom 1. stellvertretenden Vorsitzenden des vorausgegangenen Geschäftsjahres. Vorstand und Ausschuß können die Trennung der Ämter des Schriftführers und des Kassenwarts auf Zeit oder auf Dauer beschließen.

Dem Vorstand steht ein Ausschuß zur Seite, der alle früheren Vorsitzenden umfaßt. Des weiteren gehört dem Ausschuß ein Vertreter der niedergelassenen Chirurgen an. Er wird auf Vorschlag des Ausschusses von der Mitgliederversammlung gewählt.

Mitgliederversammlung

Die mindestens einmal jährlich stattfindende ordentliche Mitgliederversammlung soll in der Regel mit der wissenschaftlichen Tagung verbunden werden. Die Einladung erfolgt dann schriftlich mit dem Versand des Tagungsführers, andernfalls brieflich, spätestens zwei Wochen vor dem geplanten Termin der Mitgliederversammlung.

Weitere Mitgliederversammlungen sind innerhalb von längstens acht Wochen einzuberufen, wenn die Angelegenheiten des Vereines es erfordern, oder wenn 50 Mitglieder oder ein Zehntel der Mitglieder die Einberufung unter Angabe des Zwecks und der Gründe schriftlich verlangen.

Die Mitgliederversammlung wählt den 2. stellvertretenden Vorsitzenden – und soweit turnusmäßig erforderlich – den Schriftführer und Kassenwart. Sie beschließt über die Änderung der Beiträge, die Entlastung des Kassenwarts, über Satzungsänderungen und die Auflösung des Vereins sowie über alle sonstigen nach dieser Satzung, oder, soweit diese Satzung nichts anderes bestimmt, nach dem Gesetz in ihre Zuständigkeit gehörenden Angelegenheiten. Die Einladung zur Mitgliederversammlung durch den Vorsitzenden und die Tagesordnung werden mindestens 2 Wochen vor dem Versammlungstermin, in der Regel mit dem Tagungsprogramm übersandt.

Die Mitgliederversammlung ist beschlußfähig, wenn mindestens 25 Mitglieder anwesend sind. Sie beschließt, soweit Gesetz oder Satzung nichts anderes bestimmen, mit einfacher Mehrheit der anwesenden Mitglieder. Bei Stimmengleichheit gilt der Gegenstand der Abstimmung als abgelehnt.

Über alle Versammlungsbeschlüsse ist ein Protokoll zu fertigen, das vom Vorsitzenden und vom Protokollführer zu unterzeichnen ist.

Änderung der Satzung

Anträge auf Änderung der Satzung sind dem Vorstand spätestens bis 1. Januar des Jahres, in welchem sie der Mitgliederversammlung vorgelegt werden sollen, einzureichen. Sie bedürfen der Schriftform und der Unterzeichnung durch mindestens 20 stimmberechtigte Mitglieder. Mitglieder des Vorstandes und des Ausschusses können Anträge auf Satzungsänderung einzeln stellen.

Tagungen und Tagungsablauf

Wie bereits bei der Gründung beschlossen, findet alljährlich der Kongreß der Bayerischen Chirurgenvereinigung an wechselnden Orten, in der Regel am Tätigkeitsort des Vorsitzenden, statt. Tagungszeit ist die zweite Julihälfte. Die Zahl der Sitzungen und Vorträge hat kontinuierlich zugenommen, weshalb die Kongreßdauer auf zweieinhalb Tage, von Donnerstag bis Samstagmittag, ausgedehnt wurde. Die Themenauswahl und die Ausgestaltung des wissenschaftlichen wie auch des Rahmenprogramms sind dem Vorsitzenden überlassen, der Ausschuß hat beratende Funktion. Der Programmablauf bewegt sich dabei seit Jahren in einem traditionellen Rahmen:

Donnerstag:

Der Vormittag ist der chirurgischen Forschung vorbehalten. Zwei Vormittagssitzungen stellen hier vor allem ein Forum für den wissenschaftlichen Nachwuchs dar. Mittags treffen sich dann Vorstand und Ausschuß zu ihrer gemeinsamen Sitzung. Wie auch in der Ausschußsitzung im Frühjahr, regelhaft in der zweiten Aprilhälfte in München durchgeführt, werden hier aktuelle Entwicklungen und Zukunftsplanungen der Vereinigung diskutiert. Der Donnerstagnachmittag gehört den klinischen Demonstrationen. Es werden interessante Fälle aus der Klinik des jeweiligen Vorsitzenden präsentiert, der damit auch seine Klinik darstellt. Im Anschluß an die Falldemonstrationen findet traditionell die Mitgliederversammlung mit den ihr satzungsgemäß zugeschriebenen Aufgaben statt, u.a. mit der Wahl des Zweiten stellvertretenden Vorsitzenden und damit dem Vorsitzenden für das übernächste Jahr. Der Donnerstagabend ist einem besonderen gesellschaftlichen Ereignis vorbehalten. Der Vorsitzende lädt dazu alle Ausschußmitglieder und Ehrenmitglieder, Freunde und Honoratioren ein. Seit Jahren gehört dazu auch der Vorstand der Deutschen Gesellschaft für Chirurgie, der in Verbindung mit dem Bayerischen Chirurgenkongreß seine Vorstandssitzung mit Amtsübergabe des Präsidenten abhält. Bis in die 90er Jahre fand dieser Abend als sogenannter „Herrenabend" statt. Bis dahin wagten es nur wenige, diese Tradition zu durchbrechen und hierzu auch die Damen einzuladen, die in der Vergangenheit getrennt von den Herren mit einem gesonderten Programm den Abend verbrachten. Dieser Herrenabend wurde von einem gemeinsamen Gesellschaftsabend abgelöst. Mittlerweile kann man es sich fast gar nicht mehr vorstellen, daß es je ehemals etwas anderes als einen „Herrenabend mit Damen" gegeben hat, auch wenn hier und da noch einzelne Stimmen sich fast wehmütig für den früheren Herrenabend erheben. Einer der besonderen Programmpunkte dieses Donnerstagabends war zu Zeiten des Herrenabends die sog. „Maikäferrede" des Vorsitzenden, in der sich dieser selbst mehr oder weniger launig vorstellen mußte. Heute ist es die Damenrede, gehalten jeweils vom 1. stellvertretenden Vorsitzenden, also dem Amtsvorgänger des amtierenden Vorsitzenden.

Freitag:

Am Freitagmorgen wird die Jahrestagung offiziell feierlich eröffnet. Im Mittelpunkt steht die Ansprache des Vorsitzenden, die ihm Gelegenheit gibt, Entwicklungen im chirurgischen Umfeld, aus der Gesundheitspolitik oder sonstige aktuelle Themen anzusprechen, die ihm wichtig erscheinen. Stets werden Grußworte eingeladener Repräsentanten der Kultur- oder Sozialpolitik des Landes, Spitzen der kommunalen Behörden, der Universitäten und Fakultäten sowie des Präsidenten der Deutschen Gesellschaft für Chirurgie auf Einladung des Vorsitzenden entboten. Die Tagung der Bayerischen Chirurgenvereinigung ist damit die erste Tagung einer regionalen Chirurgenvereinigung, in der der Präsident der Deutschen Gesellschaft für Chirurgie kurz nach seiner Amtsübernahme im Juli in dieser Funktion auftritt. Feste Programmpunkte der Eröffnungsfeier sind das ehrende Gedenken an die verstorbenen Mitglieder, die Ernennung von Ehrenmitgliedern, die Verleihung der Max Lebsche-Medaille und des Johann-Nepomuk-von-Nußbaum-Preises. Mit der musikalischen Umrahmung der Feier schafft der Vorsitzende nicht nur einen würdigen Rahmen, sondern setzt auch jeweils eine besondere persönliche Note.

Nach der Eröffnungsfeier beginnt das wissenschaftliche Programm mit eingeladenen Referenten und freien Vorträgen.

In den 75 Jahrestagungen bis 1998 hat dieses wissenschaftliche Programm tiefgreifende Entwicklungen erfahren. Nach 1911 haben sich zunächst die Urologie, die Neurochirurgie und die Anästhesie als eigene Gebiete selbständig gemacht. Die heutige Gliederung des Gebietes Chirurgie in die vier Schwerpunkte Gefäß-, Thorax-, Unfall- und Visceralchirurgie sowie in die eigenständigen Gebiete Kinder-, Herz- und Plastische Chirurgie findet sich, mit Ausnahme der Herzchirurgie schon seit Jahren in eigenständigen Sitzungen des Bayerischen Chirurgenkongresses wieder. Parallelsitzungen sind damit unvermeidlich geworden, wobei angestrebt wird, daß nie mehr als eine Sitzung parallel stattfindet. Nicht zuletzt soll damit auch der im Gründungsprotokoll verankerte Grundgedanke aufrechterhalten werden, daß nämlich die persönliche Begegnung der Teilnehmer untereinander, die auf den großen Kongressen mit den zahlreichen Parallelveranstaltungen häufig zu kurz kommt, besonders gefördert werden sollte. Seit 1992 findet am Freitag auch die Otto-Goetze-Preis-Sitzung zur Verleihung des Preises für den inhaltlich und rhetorisch besten Vortrag eines nichthabilitierten Nachwuchschirurgen statt. Hierzu werden anhand der dafür eingereichten Vortragsanmeldungen von einem Preisrichterkollegium Vorträge ausgewählt, die besonders qualifiziert erscheinen. Vorsitzender dieses Kollegiums ist Herr Prof. Dr. Dr. h.c. mult. *Friedrich Stelzner*, ein Schüler von *Otto Goetze*, dem zu Ehren der Preis von Obermedizinaldirektor Dr. *Ernst Oettle* gestiftet wurde. Diese Regelung mit der ad hoc-Zuerkennung des Preises nach der Sitzung wurde notwendig, nachdem die früher übliche Anhörung sämtlicher freier Vorträge auf der Jahrestagung zur Ermittlung des Preisträgers bei der Komplexität des Programms nicht mehr möglich war. Nach den Anstrengungen des ausgefüllten Sitzungstages ist am Freitagabend für Entspannung und Ausgleich gesorgt. Der Festabend mit Tanz dient der Vertiefung persönlicher Kontakte und dem Gedankenaustausch in entspannter Atmosphäre. Dazu gehören neben dem Tanz auch besondere Einlagen, oft auch mit humorvollen Beiträgen aus der Klinik des Vorsitzenden. Eine Tradition des Festabends ist auch die Rede des gewählten Nachfolgers auf den Vorsitzenden der Vereinigung mit der besonderen Aufgabe, diesen vor allem über seine beruflichen Erfolge hinaus in seinen persönlichen und privaten Facetten zu charakterisieren.

Samstag:

Das wissenschaftliche Programm findet seinen Abschluß. Neben den Vortragsveranstaltungen war über die zweieinhalb Tage auch die Möglichkeit zur Posterpräsentation gegeben. Ein Preisrichterkollegium hat hier bereits am Vortag das nach Inhalt und Darstellung beste Poster ausgewählt. In unterschiedlicher zeitlicher Zuordnung zu den einzelnen Kongreßtagen von Donnerstag bis Samstag werden seit 1988 auch besondere Fortbildungsveranstaltungen für Pflegeberufe angeboten. Diese haben sich zunehmender Beliebtheit erfreut und dokumentieren die enge Zusammenarbeit zwischen den Chirurgen und den Pflegekräften.

In der Schlußfeier am Samstagmittag werden der Otto Goetze-Preis sowie der Posterpreis verliehen. Der Vorsitzende gibt nochmals einen kurzen Rückblick auf den vergangenen Kongreß. In den letzten Jahren wurden zu dieser Schlußveranstaltung auch Festredner mit wechselnden Themen von der Medizinhistorie bis hin zur Gesundheitspolitik eingeladen. Das letzte Wort am Kongreß hat der Vorsitzende des kommenden Jahres. Er dankt seinem Vorgänger und dessen Mitarbeitern für die Planung und Durchführung der Tagung und nicht zu vergessen auch der Frau des Vorsitzenden, die traditionell für ein individuelles, die besonderen Gegebenheiten des Tagungsortes und seiner Umgebung berücksichtigendes Rahmenprogramm sorgt. Er schließt mit der Einladung zur nächsten Jahrestagung.

Publikationsorgan

Die jeweils gehaltenen Vorträge werden seit 1978 als Kurzfassung in einem Referateband abgedruckt. Vorher gab es lediglich sporadisch Abzüge einzelner Referate in verschiedenen Publikationsorganen, so z.B. im Zentralblatt für Chirurgie im Jahr 1952 über die 27. Tagung in München oder einen Sonderdruck der Medizinischen Klinik über die 32. Tagung 1955 in Würzburg sowie auch Abstract-Abdrucke in der Münchner Medizinischen Wochenschrift in späteren Jahren.

Mittlerweile werden durch das Engagement der Kollegen Metak und Scherer diese Referate auch in einem zitierfähigen, mit ISBN-Nummer versehenen Band herausgegeben. Zusätzlich erscheinen seit 1996 Kongreßberichte im Zentralblatt für Chirurgie.

Mitgliederstand

Die Vereinigung zählt derzeit insgesamt 812 Mitglieder. Davon sind 570 zahlende Mitglieder und 225 Mitglieder im Ruhestand. Die Vereinigung hat derzeit 17 Ehrenmitglieder.

Der Jahresbeitrag beträgt für alle Mitglieder DM 50,00. Mitglieder im Ruhestand können satzungsgemäß auf Antrag vom Mitgliedsbeitrag befreit werden.

Die Mitglieder erhalten zweimal jährlich ein vom Schriftführer herausgegebenes Mitteilungsblatt. Dieses wird im Januar mit der Einladung zum Kongreß und den Preisausschreibungen sowie im Juni mit dem Kongreßprogramm den Mitgliedern zugestellt. Es enthält die satzungsgemäß vorgeschriebenen Einladungen und Tagesordnungen, Protokolle der Mitgliederversammlungen, aktuelle Informationen mit besonderer Bedeutung für Bayerische Chirurgen und Berichte von Stipendiaten.

1998 wurde erstmals ein umfangreiches Mitgliederverzeichnis erstellt, das den Mitgliedern im Januar 1999 übersandt und im zweijährlichen Turnus überarbeitet werden soll.

Vorsitzende und Tagungsorte:

Nr.	Veranstaltungsort	Vorsitzender
1.	1911, München	Geh. R. Prof. Dr. O. v. Angerer
2.	1912, München	Geh. R. Prof. Dr. O. v. Angerer
3.	1913, München	Geh. R. Prof. Dr. O. v. Angerer
4.	1914, München	Geh. R. Prof. Dr. O. v. Angerer
5.	1920, München	Prof. Dr. E. Graser, Erlangen
6.	1921, München	Prof. Dr. E. Graser, Erlangen
7.	1922, München	Prof. Dr. E. Graser, Erlangen
8.	1923, München	Prof. Dr. F. König, Würzburg
9.	1924, München	Geh. R. Prof. Dr. F. Sauerbruch, München
10.	1925, München	Hofrat Dr. A. Krecke, München
11.	1926, München	Geh. R. Prof. Dr. F. Sauerbruch, München
12.	1927, München	Prof. Dr. F. König, Würzburg
13.	1928, München	Hofrat Dr. M. Madlener, Kempten
14.	1929, München	Geh. R. Prof. Dr. E. Lexer, München
15.	1930, München	Prof. Dr. A. Schmitt, München
16.	1931, München	Prof. Dr. F. König, Würzburg
17.	1932, München	Prof. Dr. H. Gebele, München
18.	1933, Erlangen	Prof. Dr. O. Goetze, Erlangen
19.	1934, München	Prof. Dr. R. Dax, München
20.	1935, München	Prof. Dr. L. Kielleuthner, München
21.	1936, Ludwigshafen	Prof. Dr. L. Simon, Ludwigshafen
22.	1937, München	Prof. Dr. W. Hoffmeister, München

Nr.	Veranstaltungsort	Vorsitzender
23.	1938, München	Prof. Dr. C. Schindler, München
24.	1939, München	Prof. Dr. G. Magnus, München
25.	1948, München	Prof. Dr. C. Schindler, München
26.	1949, München	Prof. Dr. E.K. Frey, München
27.	1950, München	Prof. Dr. A. Scheicher, München
28.	1951, München	Prof. Dr. H. Bronner, München
29.	1952, München	Prof. Dr. L. Ritter, Regensburg
30.	1953, München	Prof. Dr. O. Goetze, Erlangen
31.	1954, München	Prof. Dr. H. v. Seemen, München
32.	1955, Würzburg	Prof. Dr. Dr. h.c. W. Wachsmuth, Würzburg
33.	1956, München	Chefarzt Dr. F. Niedermeyer, Passau
34.	1957, München	Prof. Dr. E.K. Frey, München
35.	1958, München	Prof. Dr. W. Fick, München
36.	1959, München	Prof. Dr. A. Brunner, Zürich
37.	1960, München	Prof. Dr. R. Zenker, München
38.	1961, München	OMD Dr. Oettle, Krumbach/Schwaben
39.	1962, München	Prof. Dr. A. Oberniedermayr, München
40.	1963, München	Prof. Dr. R. Nissen, Basel/Schweiz
41.	1964, München	Prof. Dr. A. Lob, Murnau
42.	1965, Erlangen	Prof. Dr. G. Hegemann, Erlangen
43.	1966, München	Prof. Dr. K. Denecke, Fürth
44.	1967, München	Prof. Dr. h.c. K. Vossschulte, Gießen
45.	1968, München	Prof. Dr. F. Holle, München
46.	1969, München	Prof. Dr. G. Maurer, München
47.	1970, Nürnberg	Prof. Dr. E. Holder, Nürnberg
48.	1971, München	Prof. Dr. R. Zenker, München
49.	1972, Würzburg	Prof. Dr. E. Kern, Würzburg
50.	1973, München	Prof. Dr. W. Grill, Starnberg
51.	1974, München	Prof. Dr. G. Heberer, München
52.	1975, München	Prof. Dr. F.P. Gall, Fürth
53.	1976, Erlangen	Prof. Dr. G. Hegemann, Erlangen
54.	1977, Bern	Prof. Dr. R. Berchtold, Bern/Schweiz
55.	1978, Augsburg	Prof. Dr. H. Gumrich, Augsburg
56.	1979, Garmisch-Part.	Prof. Dr. F. Lechner, Garmisch-Partenkirchen
57.	1980, München	Prof. Dr. Dr. h.c. mult. F. Stelzner, Bonn
58.	1981, München	Prof. Dr. H. Blaha, Gauting
59.	1982, München	Prof. Dr. Dr. h.c. mult. A.N. Witt, München
60.	1983, München	Prof. Dr. W.Ch. Hecker, München
61.	1984, Garmisch-Part.	Prof. Dr. J. Probst, Murnau

Nr.	Veranstaltungsort	Vorsitzender
62.	1985, München	Prof. Dr. L. Schweiberer, München
63.	1986, München	Prof. Dr. J.R. Siewert, München
64.	1987, Bad Reichenhall	Chefarzt Dr. F. Huber, Traunstein
65.	1988, München	Prof. Dr. Dr. h.c. G. Heberer, München
66.	1989, Altötting/Burgh.	Prof. Dr. H. Bauer, Altötting
67.	1990, Würzburg	Prof. Dr. E. Kern, Würzburg
68.	1991, Nürnberg	Prof. Dr. Ch. Gebhardt, Nürnberg
69.	1992, München	Prof. Dr. Dr. h.c. F.W. Schildberg, München
70.	1993, Augsburg	Prof. Dr. A. Rüter, Augsburg
71.	1994, Erlangen	Prof. Dr. F.P. Gall, Erlangen
72.	1995, Ingolstadt	Prof. Dr. M.M. Linder, Ingolstadt
73.	1996, Würzburg	Prof. Dr. A. Thiede, Würzburg
74.	1997, Landshut	Prof. Dr. R.D. Filler, Landshut
75.	1998, Erlangen	Prof. Dr. W. Hohenberger, Erlangen

Schriftführer:

Prof. Dr. Adolf Schmitt, München

Hofrat Dr. Albert Krecke, München

Prof. Dr. Hubert Gebele, München

Prof. Dr. Wilhelm Hoffmeister, München (im Amt von 1946–1960)

Prof. Dr. Wilhelm Fick, München (im Amt von 1960–1975)

Prof. Dr. Fritz Holle, München (im Amt von 1975–1992)

Prof. Dr. Hartwig Bauer, Altötting (im Amt seit 1992)

Ehrenmitglieder:

1. verstorbene Ehrenmitglieder:

Dr. Bauer K.H., Prof. Dr. h.c., Heidelberg

Dr. Bronner Hans, Prof., München

Dr. Brunner Alfred, ord. Prof. em., Zürich

Dr. Denecke K., Prof., Fürth

Dr. Fick, W., Prof., München

Dr. Frey Emil Karl, ord. Prof. em., München

Dr. Gerd Hegemann, Prof., München

Dr. Goetze Otto, Prof., Erlangen

Dr. Guleke Nikolai, Prof., Wiesbaden

Dr. Hoffmeister Wilhelm, Prof., München

Dr. Holder Erich, Prof., Nürnberg

27

Dr. Kielleuthner Ludwig Prof., München

Dr. Kunz Hubert, ord. Prof. em., Wien

Dr. Lob A., Prof., Murnau

Dr. Maurer G., Prof., München

Dr. Nissen Rudolf, ord. Prof. em., Basel

Dr. Oberniedermayr, Prof., Starnberg

Dr. Oettle Ernst, Obermedizinaldirektor, Krumbach

Dr. Redwitz Erich Freiherr v., Prof., Seeseiten

Dr. Rehn Eduard, ord. Prof. em., Freiburg

Dr. Ritter Leo, Regensburg

Dr. Scheicher Alois, Prof., München

Dr. Schindler Carl, Prof., München

Dr. Schwaiger Max, Prof., Freiburg i.Br.

Dr. Seemen Hans v., ord. Prof. em., München

Dr. Simon Ludwig, Prof., Ludwigshafen

Dr. Spath F., Prof., Graz

Dr. Wachsmuth Werner, Prof., Würzburg

Dr. Zenker Rudolf Prof. Dr. h.c., München

2. derzeitige Ehrenmitglieder:

Prof. Dr. Dr. h.c. Karl Vossschulte, Gießen

Prof. Dr. Dr. h.c. mult. Alfred N. Witt, Gmund

Prof. Dr. Ernst Rebentisch, Generaloberstabsarzt a.d., Deisenhofen

Prof. Dr. Fritz Holle, München

Prof. Dr. Dr. h.c. Georg Heberer, München

Prof. Dr. Werner Grill, Starnberg

Prof. Dr. Fritz Lechner, Garmisch-Partenkirchen

Prof. Dr. Herbert Blaha, Gauting

Prof. Dr. Dr. h.c. mult. Friedrich Stelzner, Bonn

Prof. Dr. Jürgen Probst, Murnau

Prof. Dr. Ernst Kern, Würzburg

Prof. Dr. Franz Paul Gall, Erlangen

Prof. Dr. Leonhard Schweiberer, München

Prof. Dr. W.Ch. Hecker, München

Prof. Dr. H. Hamelmann, Kiel

Prof. Dr. Rudolf Berchtold, Bern

Wissenschaftspreise:

Erläuterungen zum **Johann-Nepomuk-von-Nußbaum-Preis:**

Johann Nepomuk Ritter von Nußbaum, 1829–1890, München

Er war zunächst Schüler von Thiersch und Rothmund und kehrte nach einer wissenschaftlichen Reise, wo er sich in Paris bei *Civiale, Nelaton, Chassaignac, Jobert* und *Maisonneuve*, in Berlin bei *v. Langenbeck* sowie in Würzburg bei *v. Textor*, ausbilden ließ, nach München zurück und erhielt 1860 den Ruf als ordentlicher Professor an die Chirurgische Klinik seiner Vaterstadt. Neben seiner Tätigkeit als konsultierender Generalarzt im Krieg 1870/71 war er ein versierter Operateur und verfaßte eine Vielzahl von Publikationen. Seine wesentlichste Tat war die Anwendung der Listerschen Antisepsis (1874) und sein Kampf um die allgemeine Einführung des antiseptischen Verfahrens.

Auszug aus den Bestimmungen:

Die Vereinigung der Bayerischen Chirurgen vergibt im Rahmen ihrer Jahrestagung den Johann-Nepomuk-von-Nußbaum-Preis für die beste eingereichte Arbeit aus der Chirurgie und ihren Grenzgebieten.

Der Preis ist seit dem 21.7.1961 eingerichtet und wurde erstmals im Jahr 1965 vergeben.

Der Preis stellt eine Auszeichnung für eine wissenschaftliche Leistung dar und soll die jungen Mitglieder der Vereinigung anspornen. Der Preisträger erhält eine Urkunde und eine Geldprämie. Diese wurde 1998 erhöht auf DM 7.000,00.

Jedes Mitglied der Vereinigung der Bayerischen Chirurgen in der Stellung eines Oberarztes, Assistenten oder auch Assistenten von Mitgliedern kann sich mit einer wissenschaftlichen Arbeit um den Preis bewerben. Die Arbeit soll in einer international anerkannten Fachzeitschrift erschienen oder angenommen sein. Eine fertige noch unveröffentlichte Arbeit kann im Manuskript eingereicht werden. Sie darf nicht gleichzeitig für einen anderen Preis eingereicht oder anderweitig prämiert worden sein. Die Preisverleihung erfolgt während der Eröffnungsveranstaltung der Jahrestagung.

Preisträger des Johann-Nepomuk-von-Nußbaum-Preises

1965: Dr. *Hermann Bünte* und Dr. *Erich Mühe*, Chirurgische Universitätsklinik Erlangen
„Untersuchungen der Placenta – dem Modell eines Homoiotransplantates: Nephritis nach Injektion von Antikörpern gegen die homologe Placenta"

1970: PD Dr. *Rainer Lick*, und Prof. Dr. *Fritz Holle*, Chirurgische Universitätsklinik München und Prof. Dr. *E. Kern*, Chirurgische Universitätsklinik Würzburg
„Tierexperimentelle Untersuchungen zum alloplastischen Trachea-Ersatz nach Kontinuitäts-Resektion"

1973: Dr. *Hermann Josef Pompino*, Kinderchirurgische Universitätsklinik München
"The neurogenic bladder; an experimental study"
Dr. *Ludger Sunder-Plasmann*, Institut für experimentelle Forschung an der Chirurgischen Universitätsklinik München
"Limited haemodilution in haemorrhagic shock in dogs: effect on central haemodynamics and the microcirculation in skeletal muscle"

1975: Dr. *Alexander Holzschneider*, Kinderchirurgische Universitätsklinik München
„Elektromanometrische Untersuchungen zur ano-rektalen Kontinenz im Kindesalter"

1977: PD Dr. *Bernhard Husemann*, Chirurgische Universitätsklinik Erlangen
„Die Anpassung an die Malabsorption nach Dünndarmausschaltung"

1978: PD Dr. *Hartwig Bauer*, Chirurgische Universitätsklinik München
„Experimentelle Untersuchungen zur basalen und stimulierten Gastrinfreisetzung und Säuresekretion des Magens nach selektiver proximaler Vagotomie und Pyloroplastik"

1979: Dr. *B. Ultsch*, Chirurgische Klinik rechts der Isar der TU München
„Freies Jejunuminterponat in mikrochirurgischer Technik als Ersatz des Oesophagus mit Funktionsstudien im Experiment"

1980: Dr. *P. Langhans*, Universitätsklinik Münster
„Das Operations-Folge-Karzinom des Magens nach resezierenden und nicht resezierenden Verfahren im Tierexperiment"

1981: Dr. *J. Tonak*, Chirurgische Universitätsklinik Erlangen
„Die hypertherme Zytostatikaperfusion beim malignen Melanom"

30

1983: Dr. *B. Landsleitner*, Chirurgische Universitätsklinik Erlangen
„Klinische Replantationschirurgie und tierexperimentelle Untersuchungen über mikrovaskuläre Interponate zum Ersatz traumatisierter Gefäße"

1984: Dr. *H.F. Weiser*, Chirurgische Klinik rechts der Isar der TU München
„Quantifizierung des gastroösophagealen Refluxes unter physiologischen und pathologischen Bedingungen mit Hilfe einer neu entwickelten Festspeicher-Langzeit-pH-Metrie"

1985: Dr. *Werner Hohenberger*, Chirurgische Universitätsklinik Erlangen
„Postsplenektomie-Infektionen"

1986: Dr. *Peter Alexander Hild*, Klinikum d. Justus-Liebig-Universität, Gießen
„Tierexperimentelle Untersuchungen zur Eignung von Blutersatzstoffen als alleinige Sauerstoffträger in der isolierten Extremitätenperfusion"

1987: PD Dr. *Heiner Welter*, Chirurgische Klinik Nußbaumstraße, München
„Untersuchungen zur Pathophysiologie und Pathobiochemie der experimentellen Sepsis und deren Beeinflußbarkeit durch CI-Inaktivator, Superoxyddismutase und den klonierten Elastase-Hemmstoff Eglin"

1988: Dr. *J. Scheele*, Chirurgische Universitätsklinik Erlangen
„Die segmentorientierte Leberresektion – Grundlagen und Technik"

1989: PD Dr. *A.-M. Hölscher*, Klinikum r.d. Isar, München
„Intragastrale Langzeit-ph-Metrie als Vollständigkeitstest nach proximal gastrischer Vagotomie bei der Ulcus duodeni-Krankheit"

1990: PD Dr. *Michael Kahle*, Landshut
"Effects of positive endexspiratory pressure (peep) ventilation on the exocrine pancreas in minipigs"

1991: PD Dr. *J.R. Izbicki*, Chirurgische Universitätsklinik Nußbaumstraße, München
„Splenektomie – Infektionsrisiko (experimentelle Pneumococceninfektion)"

1992: Dr. *H. Fürst*, Klinikum Großhadern
"Color-flow-Doppler imaging: a new method for identification of ulcerative plaques in patients with high-grade carotid artery stenosis"

1993: Dr. *Elfriede Ring-Mrozik*, München
„Tierexperimentelle Untersuchung zur Dünndarmneomucosa"

1994: PD Dr. *Wolfgang Ertel*, Klinikum Großhadern
"Downregulation of proinflammatory cytokine release in whole blood from septic patients"

1995: Dr. *Markus M. Heiss*, Klinikum Großhadern
"Blood transfusion-modulated tumor recurrence: First results of a randomized study of autologous versus allogenic blood transfusion in colorectal cancer surgery"

1996: Dr. *B. Passlick*, Chirurgische Klinik Innenstadt, München
„Tumorzelldisseminierung bei Bronchialcarcinomen: Tumorbiologische Aspekte, klinische Relevanz und Bedeutung für das chirurgische Vorgehen"

1997: PD *Dr. Stephan M. Freys*, Chirurgische Abteilung, Universitäts-Poliklinik Würzburg
„Differenzierte chirurgische Therapie der gastro-oesophagealen Refluxkrankheit – Ein neues Behandlungskonzept"

1998: *Wolfgang H. Hartl*, Chirurgische Klinik, Klinikum Großhadern
"Effect of glucon protein synthesis in human rectal cancer in situ"

Erläuterungen zum **Otto-Goetze-Preis**:

Otto Goetze, 1886–1955, Erlangen. Nach Studium in Göttingen, Berlin und Greifswald und der klinischen Ausbildung in Duisburg, Stettin und Hamburg ging er 1919 als Oberarzt an die Chirurgische Universitätsklinik in Frankfurt a.M. 1921 wurde er Extraordinarius und mit der stellvertretenden Leitung der Klinik betreut. 1929 folgte er dem Ruf als Ordinarius nach Erlangen und befaßte sich intensiv mit pathologisch-anatomischen und operativen Studien zum Rektumkarzinom. Er schuf die sog. radikale sakrale Amputation, die seinen Namen trägt.

Seit 1971 verleiht die Bayerische Chirurgenvereinigung jährlich diesen Preis und möchte ähnlich wie durch den Johann-Nepomuk-von-Nußbaum-Preis damit den chirurgischen Nachwuchs zu vermehrter wissenschaftlicher Tätigkeit anspornen. Dieser Preis geht auf eine Dotierung des seinerzeitigen Chefarztes des Krankenhauses in Krumbach, Herrn OMD Dr. Ernst Oettle zurück.

Bestimmungen zur Verleihung des Otto-Goetze-Preises:

Das aus den Bayerischen Ordinarien für Chirurgie und dem jeweils letztjährigen Chefarztvorsitzenden, dem Preisstifter (oder Vertreter) und dem Schriftführer bestehende Preisrichterkollegium spricht diesen Preis dem nicht habilitierten chirurgischen Nachwuchs für seine wissenschaftliche Tüchtigkeit und Bemühungen um rednerisch gutes Auftreten zu. Die Verleihung des Otto-Goetze-Preises, einer Urkunde zusammen mit einem Geldbetrag von erstmals im Jahr 1998 DM 4.000,00, bisher DM 2.000,00, erfolgt am Schluß der Jahrestagung der Bayerischen Chirurgenvereinigung.

Preisträger des Otto-Goetze-Preises:

1971: Dr. *Gernot Feifel*, Chirurgische Universitätsklinik München
„Indikation zu Vagotomie oder Resektion beim Ulcus duodeni"

1972: Dr. *Theodor Junginger*, Chirurgische Universitätsklinik München
„Die Resektionsmöglichkeiten beim Bronchialkarzinom und ihre Indikation"
Dr. *Michael Fischer*, Chirurgische Universitätsklinik der TU München
„Struma-Rezidiv und Schilddrüsenhormon-Substitution"

1973: Dr. Frank Höpner, Kinderchirurgische Universitätsklinik München
„Beitrag zur Pathogenese und Klinik der Nebenlungen"

1974: Dr. *Heiko Denecke*, Chirurgische Universitätsklinik München
„Erfahrungen mit selteneren Shuntformen zur Hämodialyse"

1975: Dr. *Hartwig Bauer*, Chirurgische Universitätsklinik München
„Ulcusrezidiv nach Vagotomie: Komplettierung der Vagotomie oder Resektion?"

1976: Dr. *Matthias Schweiger*, Chirurgische Universitätsklinik Erlangen
„Ulcus simplex und Rektumprolaps"

1977: Dr. *Siegfried von Bary*, Chirurgische Universitätsklinik München
„Die Wundheilung des Dickdarms – klinische und experimentelle Ergebnisse"

1978: Dr. *Günter Lob*, Chirurgische Universitätsklinik Ulm
„Indikation zum Fixateur externe bei Unterschenkel- und Sprunggelenksfrakturen"
Dr. *Hermann Weber*, I. Chirurgische Klinik Augsburg
„Arteriomesenteriale Duodenalkompression"

1979: Dr. *O. Hellerer*, Universitäts-Poliklinik München
„Experimentelles Staseulcus nach SPV-Langzeituntersuchungen am Rattenmagen"
Dr. *R. Baumeister*, Klinikum Großhadern München
„Methoden der Brustrekonstruktion nach Mamma-Amputationen"
1980: Dr. *Teichmann*, Klinikum Großhadern München
„Intraoperative Lokalisation von Insulinomen mit einem Insulin-schnelltest"
1981: Dr. *Schwering*, Universitätsklinik Münster
„Tierexperimentelle Untersuchungen zur Ätiologie des colorekta-len Karzinoms"
1982: Dr. *S. Reiser*, Chirurgische Universitätsklinik München
„Motorische und elektrische Aktivität der Gastroduodenalen Über-gangszone vor und nach offener Pyloroplastik"
1983: Dr. *Walter Jauch*, Klinikum Großhadern München
„Untersuchungen zur postoperativen Insulinsensivität von Lipo-lyse und Ketogenese mit Hilfe der Glucose-Clamp-Technik"
1984: Dr. *Pratschke*, Klinikum Großhadern München
„Beeinflußt der Nervus vagus immunologisch gesteigerte Vor-gänge im Magen?"
1985: Dr. *R. Ascherl*, Klinikum rechts der Isar München
„Theoretische und experimentelle Grundlagen zur Konservierung von Spongiosa"
1986: Dr. *G.O. Hofmann*, Klinikum Großhadern München
„Experimentelle Pathomechanik der Patella"
1987: Dr. *A.E. Goetz*, Klinikum Großhadern München
„Mikrozirkulationsstörungen bei der akuten, experimentellen Pan-kreatitis"
1988: Dr. *A. Hölscher*, Klinikum rechts der Isar der TU München
„Chirurgische Therapie der Oesophagusperforation"
1989: Dr. *H. Keßler*, Chirurgische Universitätsklinik Erlangen
„Palliative operative Behandlung gelenknaher pathologischer Frakturen"
1990: Dr. *M. Heiss*, Klinikum Großhadern München
„Nachweis disseminierter Tumoreinzelzellen beim Magencar-cinom – Eine neue Perspektive zur stadiengerechten Therapiepla-nung"

1991: Dr. *E. Wiedemann*, Chirurgische Klinik, Nußbaumstraße, München
„Grenzen der kopferhaltenden Operation bei der Humeruskopffraktur des alten Menschen"

1992: Dr. *Martin Schilling*, Chirurgische Universitätsklinik Ulm
„Fundamentale metabolische Unterschiede in der Lungen-, Leber- und Nierenkonservierung"

1993: *U. Brunner*, München
„Segmenttransport am Marknagel: Analyse des Knochenregenerates aus der späten Heilungsphase"

1994: Dr. *Brigitte Vollmar*, München
„Initiale Leukozyten-Aktivierung als Trigger-Mechanismus des endotoxin-induzierten Leberzellschadens"

1995: Dr. *Bernhard Passlick*, Klinikum Innenstadt, München
„Bedeutung der Expression von MHC-Molekülen und ICAM-1 für die Tumorzelldisseminierung bei nicht-kleinzelligen Brochialcarcinomen"

1996: *T.P. Szymula von Richter*, Klinikum Großhadern München
„Längere Überlebenszeit allogener Transplantate nach mikrochirurgischer Rekonstruktion des lymphatischen Systems bei orthotopen Dünndarmtransplantationen"

1997: *P. Rittler*, cand.med., Chirurgische Universitätsklinik Großhadern München
„Vergleich der Wachstumsraten normaler Mucosa zwischen Patienten mit und ohne Rectumcarcinom: Einfluß einer prolongierten Nahrungskarrenz"

1998: Dr. *R. Beisse*, BG-Unfallklinik Murnau
„Die thorakoskopische Behandlung instabiler Frakturen der Brust- und Lendenwirbelsäule – Operationstechnik und Frühergebnisse von 75 Fällen"

Max-Lebsche-Medaille

In ihrer Sitzung vom 21.4.1986 haben sich der Vorstand und der Ausschuß für die Stiftung einer „Ehrenmedaille der Vereinigung Bayerischer Chirurgen" ausgesprochen.

Aus Anlaß des 100. Todestages von Max Lebsche sollte sie als Lebsche-Medaille an Personen verliehen werden, die sich um die Vereinigung bzw. um die Chirurgie in Bayern verdient gemacht haben. Mit ihr sollten vor allem auch Nicht-Chirurgen ausgezeichnet werden.

Max Lebsche, 1886–1957, München.

Max Lebsche war langjähriger Oberarzt von F. Sauerbruch, dessen vielseitige wissenschaftliche Anregungen er aufgriff und selbständig weiterentwickelte. In erster Linie galt Lebsches Interesse der Entwicklung und Verbesserung neuer und bestehender chirurgischer Methoden und im Nachweis von deren praktischer Brauchbarkeit. Ab dem Ersten Weltkrieg galt seine besondere Fürsorge den Kriegsopfern und deren Wiederherstellung. Durch die Habilitationsarbeit (1925) profilierte sich Lebsche als ein Pionier der kardio-vasculären Chirurgie. Es gelang ihm, den Aortenbogen durch direkten Bypass aus dem linken Ventrikel in die Aorta descendens auszuschalten. Für die Chirurgie an den großen Gefäßen experimentierte er mit Gefäßprothesen. Im Zusammenhang mit seiner Habilitation spekulierte er über künftige Möglichkeiten des Katheterismus der Herzhöhlen, über den intraoperativen Herzstillstand und über Curare als Relaxans. Er zählte zu den Vorläufern der modernen Herz-Gefäßchirurgie.

Träger der Max-Lebsche-Medaille

1986: Staatsminister a.D., Prof. Dr. *Hans Maier*, München

1987: Prof. Dr. med. Dr. jur. h.c. *Werner Wachsmuth*, Würzburg

1988: Prof. Dr. med. *Gerd Hegemann*, München

1989: Prof. Dr. med. *Fritz Holle*, München

1991: Prof. Dr. med. *Hans Joachim* Sewering, Dachau

1992: Prof. Dr. Dr. h.c. *Georg Heberer*, München

1993: Prof. Dr. med. *P. Hermanek*, Erlangen

1994: Prof. Dr. *W. Weißauer*, Hamburg

1995: Prof. Dr. *K. Hempel*, Hamburg

1996: Prof. Dr. med. *Wolfgang Spann*, München

1997: Prof. Dr. med. *W. Grill*, Starnberg

Posterpreis

Die Vereinigung der Bayerischen Chirurgen vergibt anläßlich ihrer Tagung einen Preis für das nach Inhalt und Darstellung beste Poster. Jedes Mitglied der Vereinigung der Bayerischen Chirurgen oder Mitarbeiter von Mitgliedern können diesen Preis erhalten.

Der Posterpreis ist mit DM 3.000,00 dotiert. Die Preisverleihung erfolgt in der Schlußfeier.

Posterpreis-Träger:

1992: PD Dr. *R. Fasol*, Freiburg
„In vitro-Kultur 'neuer' Koronararterien durch den gentechnisch gewonnenen angiogenetischen Wachstumsfaktor HBGF-I"

1993: Dr. *H.R. Zurbrügg*, Regensburg
„Kontinuierliche Flußmessung mit implantierbaren Ultraschall-sonden"

1994: Dr. *L. Lampl*, Augsburg
„Konservative Therapie von tracheobronchialen Verletzungen"

1995: Dr. *Karl-Heinz Orend*, Ulm
„Die experimentelle endoluminale Rekonstruktion der Aorta descendens im Tiermodell"

1996: Dr. *V. Eckstein*, Chirurgische Universitätsklinik Würzburg
„Die Bedeutung des porzinen MHC und akzessorischer Moleküle für die Aktivierung humaner T-Zellen"
Dr. *J. Sklarek*, Thoraxchirurgie, Gauting
„Die Lungenvolumenreduktion beim schweren Lungenemphysem"

1997: PD Dr. *K.E. Matzel*, Chirurgische Universitätsklinik Erlangen
„Funktionelle Langzeitergebnisse nach ileoanaler Pouchanlage"

1998: PD Dr. med. *W. Timmermann*, Chirurgische Universitätsklinik Würzburg
„Tumortherapie durch 'negative signaling' mit einem humanen monoklonalen Antikörper beim Magencarcinom. Konzept und erste klinische Ergebnisse"

Stipendien:

Die Vereinigung Bayerischer Chirurgen vergibt an jüngere Mitglieder Studienreisen zur Fortbildung an Chirurgische Kliniken oder wissenschaftliche Institute des In- und Auslandes. In Frage kommen Bewerber, die spätestens bis 31. März des Kalenderjahres einen Antrag an die Vereinigung (Schriftführer) richten, in welchem der Aufenthalt ausführlich begründet wird.

Der Antrag wird von einer Auswahlkommission begutachtet und in der Jahresausschußsitzung entschieden. In der Regel sollten die Zuschüsse, die bisher DM 5.000,00 betrugen, diesen Betrag nicht überschreiten. Das Finanzierungsvolumen für Stipendien kann ab 1999 durch einen neu geschaffenen Stipendien-Fond deutlich aufgestockt werden.

Gerd-Hegemann-Reisestipendium

Prof. Dr. Gerd Hegemann hatte von 1955–1977 der Lehrstuhl für Chirurgie der Friedrich-Alexander-Universität Erlangen-Nürnberg inne. Er förderte besonders die Fortbildung seiner Mitarbeiter durch Aufenthalte, vor allem an ausländischen Kliniken. Hierzu stellte er erhebliche Mittel zur Verfügung.

Aus Anlaß seines 85. Geburtstages im September 1997 schufen seine Schüler einen Fond in Höhe von DM 100.000,00, welchen sie der Vereinigung Bayerischer Chirurgen e.V. zur jährlichen Auslobung eines „Gerd-Hegemann-Reisestipendiums" übergaben.

Anforderungen an den Stipendiaten:

- Mitglied der Bayerischen Chirurgenvereingung,
- jünger als 40 Jahre,
- bereits Facharzt für Chirurgie,
- Fortbildungsreise in bedeutende Zentren des nicht deutschen Auslandes, wobei nicht mehr als drei Zentren besucht werden sollten.
- Mit dem Antrag muß auch eine Kostenauflistung eingereicht werden.
- Nach Beendigung der Reise muß innerhalb eines Vierteljahres ein Reisebericht erstellt werden, der in den Mitteilungen der Bayerischen Chirurgenvereinigung veröffentlicht werden kann. Der Stipendiat muß außerdem eine Kopie des Berichtes an alle lebenden Stiftungsmitglieder schicken.

Literatur:

Vereinigung der Bayerischen Chirurgen – Gründungsversammlung
    Münchner Medizinische Wochenschrift (1911)

Maurer G., Schmid H. und E.K. und Wiesner W.:
    Bayerische Chirurgen-Vereinigung 1911–1969, Geschichte, Satzungen, Mitglieder. Medizinhistorische Schriftenreihe
    Boehringer-Mannheim (1969)

Siewert J.R., Theisinger W.:
    Bayerische Chirurgen-Vereinigung 1911–1986, Geschichte, Satzungen, Mitglieder
    Demeter Verlag Gräfelfing (ergänzte Neuauflage 1986)

Berliner Chirurgische Gesellschaft
Vereinigung der Chirurgen Berlins und Brandenburgs

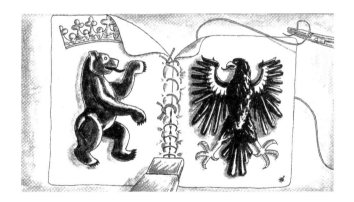

Vorstand (gültig ab April 1999)

1. Vorsitzender

Prof. Dr. med. Joachim M. Müller
Universitätsklinikum – Med. Fakultät der
Humboldt-Universität zu Berlin
Campus Charité
Klinik und Poliklinik für Chirurgie
Schumanntraße 20/21
10117 Berlin

2. Vorsitzender

Dr. med. Eckhard Bärlehner
Klinikum Buch
Chirurgische Klinik
Chausseestraße 100
13122 Berlin

3. Vorsitzender

(Wahl erst zur Wintertagung 25.–27.2.1999)

Prof. Dr. med. Uwe Baer
Wenckebach-Krankenhazs
Chirurgische Abteilung
Wenckebachstraße 23
12099 Berlin

OMR Dr. Klaus Welz (Leiter der Sommertagung 1999)
CArl-Thiem-Klinikum Cottbus
Klinik für Unfall-, Wiederherstellungs- und
Handchirurgie
Thiemstraße 111
03048 Cottbus

Schriftführer

Prof. Dr. med. E. Kraas[*]
Krankenhaus Moabit
1. Chirugische Abteilung
Turmstraße 21
10559 Berlin

[*] ständiger Ansprechpartner

Schatzmeister

Herr Wolfgang Deutz[*]
Chirurg und Durchgangsarzt
Karl-Marx-Straße 109–113
12043 Berlin

Prof. Dr. med. Harald Gögler
Landesvorsitzender des Berufsverbandes der
Deutschen Chirurgen
DRK-Kliniken Westend
Chirurgische Klinik
Spandauer Damm 130
14050 Berlin

[*] ständiger Ansprechpartner

Namen der Gesellschaft

Gegründet wurde die Gesellschaft 1886 unter dem Namen „Freie Vereinigung der Chirurgen Berlins", 1912 wurde auf Anregung des damaligen Vorsitzenden Eduard Sonnenburg, der schon zu den Gründern gehörte, und in Angleichung an die Deutsche Gesellschaft für Chirurgie die erste Umbenennung in „Berliner Gesellschaft für Chirurgie" beschlossen. 1945 wurde unsere Gesellschaft wie alle anderen Gesellschaften, Vereinigungen und Vereine einem Neugenehmigungsverfahren unterworfen und nach eingehenden Verhandlungen, besonders mit der sowjetischen Besatzungsmacht, 1948 unter der vorgeschriebenen Bezeichnung „Chirurgische Gesellschaft an der Universität Berlin" wieder zugelassen. Ein Abdruck der Aufzeichnungen von der Eröffnungssitzung am 27. Januar 1948 findet sich auf den nächsten Seiten. Ohne protokollierten Beschluß nannte sich die Gesellschaft gewissermaßen stillschweigend seit 1953 „Berliner Chirurgische Gesellschaft". Überraschenderweise, wahrscheinlich aus Versehen, behielten nach der Errichtung der Mauer beide Teile der Gesellschaft unverändert diesen Namen bis zur Wiedervereinigung nach dem Mauerfall. Nach der Wiedervereinigung wurde die Gesellschaft, ihrem seit jeher bestehenden Einzugs- und Mitgliedergebiet entsprechend, also aus rein formalen Gründen nochmals umbenannt in „Berliner Chirurgische Gesellschaft – Vereinigung der Chirurgen Berlins und Brandenburgs".

Die Gesellschaft ist vom Finanzamt für Körperschaftssteuern als gemeinnützig anerkannt. Sie ist kein eingetragener Verein (e.V.). Die Satzung findet sich auf Seite 336 f.

Titel der Vorträge und Demonstrationen
der Berliner Chirurgischen Gesellschaft 1886—1961

1886

v. Adelmann: Ziele der neuen Vereinigung

1887

Bramann: Über die Behandlung der Wunden mit Jodoformtamponade und nachfolgender secundärer Naht
Bramann: 2 Fälle von Amputatio interthorako-scapularis
Brogs: Fall von doppeltem Os cuneiforme primum an beiden Füßen
Langenbuch: Sectio alta subpubica
Langenbuch: Der erste Fall von Leberresektion beim Menschen
Langenbuch: Nephrorraphie nach Hahn
Martin: Maligne Degeneration von Uterusmyomen
Bauerhahn: Osteoplastische Fußgelenksresektion nach Wladimiroff Mikulicz
Rosenstein: Zwei Schwestern mit multiplen Exostosen
Flohrschütz: Multilokuläre Dermoidcyste des Ovars
Fehleisen: Beitrag zur Lithotomia subpubica (Schnitte von gefrorenen Leichen)
Rose: Obliteratio vulvae rectalis

1888

v. Adelmann: Operative Entfernung des knöchernen Schultergürtels
Bardeleben: Geheilte Schädelwunde
Fehleisen: Echinococcus der Milz
v. Bergmann: Fibrom der Zunge
v. Bergmann: Fall von Darmkrebs
v. Bergmann: Hydromeningocele am Kreuzbein
Heidenheim: Aufbewahrung frischer anatomischer Präparate in Chloroformwasser
Bardeleben: Beckenschuß
Bardeleben: Complicierter Schädelbruch
Bardeleben: Luxatio sub talo.
Bardeleben: Elephantiasis penis
Bardeleben: Echinococcus des linken Leberlappens
Bardeleben: Echinococcus des rechten Oberschenkels
A. Köhler: Luxatio cubiti complicata
A. Köhler: Pseudomyxoedem
A. Köhler: Urethrotomie als Blutstillungsmittel
A. Köhler: Bandage für Wanderniere
Stenzel: Beitrag zur Radikaloperation großer Hernien
Stenzel: Befund bei einer eingeklemmten Hernie
Stenzel: 4 Fälle von Verletzung des Nerv. ulnaris
Stenzel: Apparat zur Aufbewahrung chirurgischer Nadeln
A. Köhler: Operation einer Pylorusstenose
Nicolai: Mehrfache schwere Verletzungen durch eine Lokomotive
Bramann: Doppelseitige Serratus-Lähmung
Bramann: Psoriasis linguae mit Carcinom
Bramann: Luxatio humeri retroglenoidea
v. Bergmann: Subluxation beider Hände
Gurlt: Antike chirurgische Instrumente
R. Köhler: Präparat von Handgelenksluxation
R. Köhler: Traumatische Lungenkaverne
Sonnenburg: Totalnekrose der Femurdiaphyse nach Osteomyelitis
Sonnenburg: Frühzeitig aufgetretene Arthropathia tabidorum
v. Bergmann: Ursachen der schrägen Gesichtsspalten
Hahn: Osteotomie bei Genu valgum
Wolff: Gesichtsmißbildung
Frank: Resultate der Nephrorrhaphie
Küster: Recidivierende Osteomyelitis
Cohn: Fall von Hydronephrose

1889

Israel: Ein Verfahren zur Heilung der Incontinenz bei Blasenscheidenfisteln mit Verlust der Sphincter Vesicae
Israel: Über Pyonephrosis acuta
Israel: Zwei Fälle von Arthrectomia synovialis des Kniegelenkes mit erhaltener Beweglichkeit
Israel: Ein komplizierter Fall von Leberechinococcus
Sonnenburg: Fall von partieller Resection der Symphyse wegen tiefliegender Blasenfistel
Karewski: Zur paralytischen Luxation des Hüftgelenks
Israel: Ein Fall von Bauchaktinomykose
Barth: Geheilte Aktinomykose des Unterleibs
Schlange: Multiple Neurome
Bidder: Arthrectomia synovialis genu
Küster: Über Resectio recti
Barth: Spina bifida
Barth: Rhachischisis posterior partialis
Küster: Trepanatio cranii
Küster: Bemerkungen über Hernia inguino-superficialis
Langenbuch: Trepanation bei einer Jackson'schen Epilepsie
Sonnenburg: Pneumatocele cranii supramastoidea
Langenbuch: Operative Behandlung einer Wanderniere und Wanderleber
Langenbuch: Sectio subpubica
Langenbuch: Urethroplastik
Martin: Lappendammfistel
Martin: Ovarialexstirpation
Stenzel: Hohe Teilung der Art. brachialis
Stenzel: Radikaloperation von Hernien mittels aufgerollten Bruchsackstreifen
G. Lewin: Über Keloid bei einem Neger
Rose: Heilbarkeit der Pyämie
Rose: „Ein deutscher Operationssaal im 15. Jahrhundert"
Rose: Lipomatosis congenita
Rose: Haematocele retrouterina
Rose: Wirbelschnitt bei Wirbelverengung
Sonnenburg: Pneumatocele cranii supramastoidea
O. v. Büngner: Ausgedehnte Hornwarzengeschwulst der oberen Nasenhöhle
A. Köhler: Vorstellung eines Falles von traumatischer Rindenepilepsie
Sonnenburg: Zweizeitige Operation bei Perityphlitis
Sonnenburg: Ein operativ behandelter Fall von Wirbel-Carcinom
J. Wolff: Über die Überdachung von großen Hautdefekten und granulierenden Flächen mittels Hautverziehung
F. Krause: Echinococcen der Bauchhöhle
J. Wolff: Nasen- und Gaumenplastik
P. Gueterbock: Kleinere urologische Mitteilungen
  a) Notizen zur Katheterfabrikation in früherer und jetziger Zeit
  b) Behandlung von Harnröhrenverengungen durch die Verweilbougies
Sauer: Demonstration eines Notverbandes bei Kieferbrüchen
Köhler: Myxoedemfrage
Wolff: Vorstellung geheilter Kropffälle
Wolff: Flughaut nach geschehener operativer Beseitigung der Mißbildung
Wirz: Arthrodese im Acromio-Claviculargelenk
Joachimsthal: Congenitale Luxation im Kniegelenk
  a) Praefemorale Luxation der Tibia
  b) Angeborene habituelle Luxation der Patella nach außen
J. Wolff: Behandlung der Ellenbogengelenkscontracturen
Salzwedel: Fälle von Exarticulation im Hüftgelenk
Köhler: Großes Axillar-Aneurysma durch einen Echinococcus der Gefäßscheide verursacht
Köhler: Myxoedem
Köhler: Schwere Schädelwunde, Stirnschuß
v. Volkmann: Resektion von Rippenstücken aus deren Continuität, oder einfache Rippenosteotomien

Abb. 1
Titel der Vorträge und Demonstrationen der Berliner Chirurgischen Gesellschaft

Am

27. Januar 1948

fand im

Hörsaal der chirurg. Klinik der Charité

in Anwesenheit

von

Herrn Prof. Dr. Linser,

dem Präsidenten der Zentralverwaltung für das Gesundheitswesen

die

Neugründung

der

Berliner Gesellschaft für Chirurgie

unter dem Namen

„Chirurgische Gesellschaft

an der

Universität Berlin"

statt.

Abb. 2
Mitteilung der Gründung am 27. Januar 1948

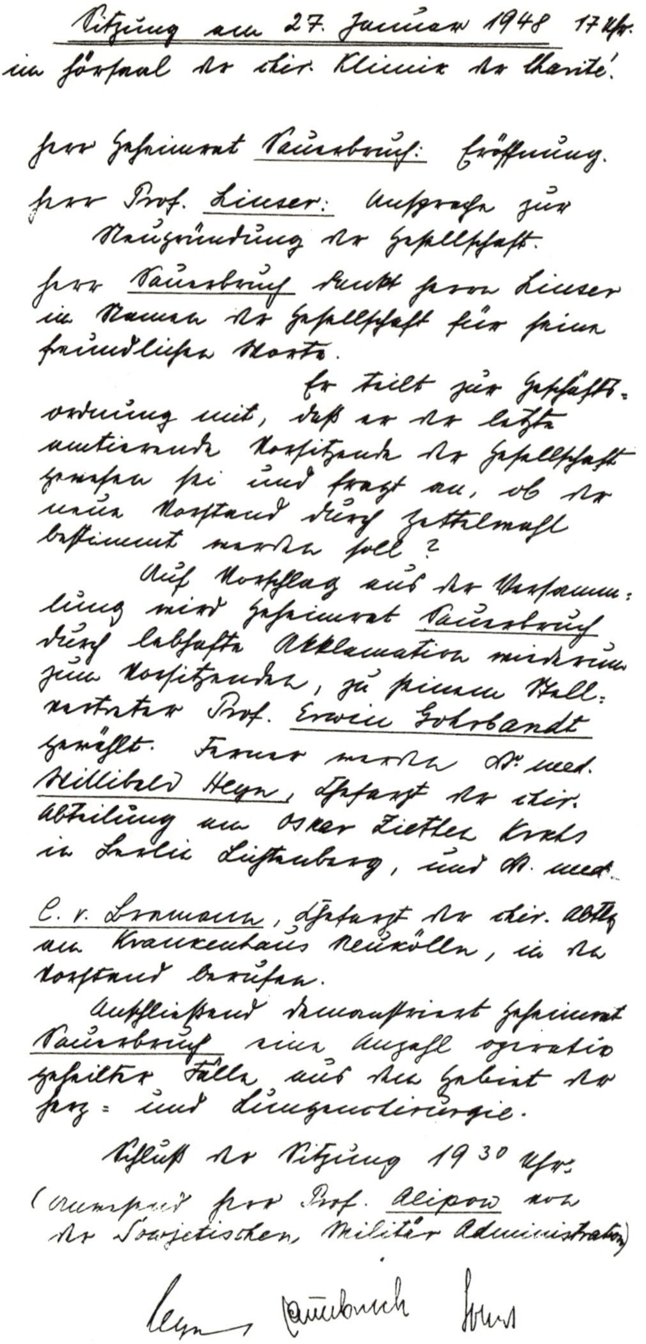

Sitzung am 27. Januar 1948 17 Uhr.
im Hörsaal der chir. Klinik der Charité.

Herr Geheimrat *Sauerbruch*: Eröffnung.
Herr Prof. *Lieser*: Ansprache zur
Neugründung der Gesellschaft.
Herr *Sauerbruch* dankt Herrn Lieser
im Namen der Gesellschaft für seine
freundlichen Worte.
          Er teilt zur Geschäfts-
ordnung mit, daß er der letzte
amtierende Vorsitzende der Gesellschaft
gewesen sei und fragt an, ob der
neue Vorstand durch Zettelwahl
bestimmt werden soll?
          Auf Vorschlag aus der Versamm-
lung wird Geheimrat *Sauerbruch*
durch lebhafte Akklamation wiederum
zum Vorsitzenden, zu seinem Stellvertreter Prof. *Erwin Gohrbandt*
gewählt. Ferner werden Dr. med.
Willibald Heyn, Chefarzt der chir.
Abteilung am Oskar Ziethen Krhs.
in Berlin Lichtenberg, und Dr. med.
C. v. Sommann, Chefarzt der chir. Abtlg.
am Krankenhaus Neukölln, in den
Vorstand berufen.
          Anschließend demonstriert Geheimrat
Sauerbruch eine Anzahl operativ
geheilter Fälle aus dem Gebiet der
Herz- und Lungenchirurgie.
          Schluß der Sitzung 19³⁰ Uhr.
(anwesend Herr Prof. *Alipow* von
der Sowjetischen Militär Administration)

Abb. 3
Aufzeichnung der Eröffnungssitzung am 27. Januar 1948

Gründung und Gründer

Obwohl die Kongresse der Deutschen Gesellschaft für Chirurgie seit ihrer Gründung 1872 bis zum Zweiten Weltkrieg in Berlin stattfanden, erkannten die führenden Chirurgen vor Ort bald die Notwendigkeit, häufigere Veranstaltungen durchzuführen, um wissenschaftliche Forschungsergebnisse sowie operative Techniken und klinische Erfahrungen miteinander zu diskutieren, aber auch gelegentlich Kranke, neuere medizintechnische Apparate und Instrumente vorzustellen. Gerade die Diskussionen waren in regionalen Bereichen intensiver und somit fruchtbarer zu erwarten als beim nur alljährlichen nationalen Kongreß.

Dreizehn kompetente Chirurgen ergriffen daher die Initiative und luden zur ersten Sitzung in den Hörsaal des Königlichen Klinikums an der Ziegelstraße am 22. November 1886 ein. Diese Gründungssitzung mit Erörterung der Ziele wurde von Georg Franz *Blasius v. Adelmann*, dem ehemaligen Ordinarius für Chirurgie in Dorpat, geleitet. Er war nach seiner dortigen Emeritierung nach Berlin, einem damaligen Mekka der Chirurgie, gezogen. Hier nahm er lebhaft und fördernd an der wissenschaftlichen und klinischen Entwicklung unseres Faches teil. Zu den Gründern gehörte auch sein Schwiegersohn Ernst v. Bergmann, der offensichtlich die prägende Persönlichkeit dieser ersten regionalen chirurgischen Gesellschaft in Deutschland war. Er leitete seit 1882 das Königliche Klinikum an der Ziegelstraße und war vorher schon Ordinarius für Chirurgie in Dorpat und Würzburg gewesen. Er war in den folgenden Jahren fünfmal Präsident der Tagungen der Deutschen Gesellschaft für Chirurgie. Für die Bedeutung der Gesellschaft spricht auch die hohe Zahl (über 30) ihrer Mitglieder, die Präsidenten der Tagungen der Deutschen Gesellschaft für Chirurgie waren. Langfristig wurde auch deren Schriftführung (heute Generalsekretariat) von unseren einstigen Mitgliedern Werner Körte und Werner Block wahrgenommen.

Die anderen elf Mitgründer waren auf verschiedene Weise anerkannte Vertreter der Chirurgie. In alphabetischer Reihenfolge seien sie genannt: *Maximilian Karl August Bartels*, ein praktisch tätiger Chirurg mit besonderen wissenschaftlichen Interessen, z.B. auf dem Gebiet der Anthropologie; *Heinrich Adolf v. Bardeleben*, Ordinarius seit 1868 an der Charité, vorher schon in Greifswald; *Ernst Gurlt*, Mitgründer schon der Deutschen Gesellschaft für Chirurgie und deren langjähriger Schriftführer; *Eugen Hahn*, seit 1880 Chefarzt der Chirurgischen Klinik am Krankenhaus im Friedrichshain; *James Israel*, seit 1880 Chefarzt des Jüdischen Krankenhauses; *Rudolf Köhler*, Oberstabsarzt und dirigierender

Arzt der Chirurgischen Nebenabteilung an der Charité; *Ernst Küster*, Direktor der Chirurgischen Abteilung des Kaiserin-Augusta-Hospitals, ab 1890 Ordinarius in Marburg; *Carl Langenbuch*, seit 1873 Chefarzt des Lazarus-Krankenhauses, wo er 1882 erstmals eine Cholezystektomie durchführte; *Edmund Rose*, seit 1881 dirigierender Arzt des Diakonissenkrankenhauses Bethanien, vorher schon Ordinarius in Zürich; *Eduard Sonnenburg*, Direktor der Chirurgischen Klinik im Krankenhaus Moabit; *Julius Wolff*, befaßte sich innerhalb der Chirurgischen Klinik der Charité mit Skeletterkrankungen und -verletzungen, wurde 1890 der erste Direktor einer Universitätspoliklinik für orthopädische Chirurgie an der Charité und wurde allgemein nur „Knochen-Wolff" genannt.

Leider sind kriegsbedingt alle Unterlagen, die sich sämtlich im Langenbeck-Virchow-Haus befunden haben sollen, verloren gegangen. Wir haben bei unseren Bemühungen, die Geschichte der Gesellschaft noch mehr aufzuhellen, z.B. keine Mitgliederlisten aus den Jahren zwischen 1886 und dem Zweiten Weltkrieg gefunden. Eine kurz nach dem letzten Kriege von der Vorkriegssekretärin unserer Gesellschaft als von ihr gerettet erwähnte Mitgliederliste aus dem Jahre 1938/39 ist leider ebenfalls verschollen. Horst Bertram (s. S. 51) hat in mühevoller Arbeit alle veröffentlichten Sitzungsprotokolle aus der Deutschen Medizinischen Wochenschrift, aus dem Zentralblatt für Chirurgie und – nach 1948 – auch aus der Zeitschrift „Das Deutsche Gesundheitswesen" ausgewertet, so daß wir auf diese Unterlagen zurückgreifen konnten. Ein Abdruck der ersten Seite der von ihm veröffentlichten lückenlosen Auflistung aller Vorträge von 1886 bis 1961 findet sich in Abb. 1.

Mitgliederzahlen

Bereits vier Jahre nach der Gründung, also 1890, hatte die Gesellschaft 150 Mitglieder. Die Zahl stieg weiter an, eine Mitgliedsliste von 1908 enthielt 310 Namen (nur diese Zahlenangabe ist bekannt, leider nicht mehr die Auflistung der Namen). Zur Zeit der Wiedervereinigung und auch jetzt schwanken die Mitgliederzahlen zwischen etwa 1000 und 1100.

Sitzungsrhythmen und Sitzungsberichte

Die Sitzungen fanden in den ersten 75 Jahren des Bestehens nicht in Kongreßform und also größeren zeitlichen Abständen, sondern sinnvollerweise in Form von Abendveranstaltungen an jedem zweiten Montag im Monat statt. An den Sitzungen nahmen nicht nur Berliner, sondern auch Chirurgen aus dem Umland, vorwiegend aus Brandenburg, gelegentlich aber auch von weiter her teil. Eine nicht geringe Zahl internationaler Kapazitäten ließ sich für Vorträge gewinnen, auch nach dem Kriege. Die Zusammenkünfte fanden ursprünglich im Hörsaal des Königlichen Klinikums, ab 1892 im dort errichteten Langenbeck--Haus an der Ziegelstraße statt, später im Langenbeck-Virchow-Haus in der Luisenstraße und ab der Ära Sauerbruch im alten chirurgischen Hörsaal der Charité.

Nach dem Neuaufleben ab 1948 kam es bald zu jeweils abwechselnden Sitzungen mal im östlichen, mal im westlichen Berlin, mal also in der Charité, mal zunächst im Krankenhaus Moabit, später im Westend-Krankenhaus. Im Langenbeck-Virchow-Haus, das zwischenzeitlich erster Sitz der DDR-Volkskammer, dann ein Teil der Akademie der Künste geworden war, fanden auch die ersten Kongresse nach der Wiedervereinigung statt. Leider war das Umfeld um den sehr gut erhaltenen alten Hörsaal so reparaturbedürftig, daß die Gesellschaft sich gezwungen sah, in andere universitäre Hörsäle auszuweichen, seit mehreren Jahren nunmehr in den großen Hörsaal des Neubaues der Charité. Die Rückkehr in den Hörsaal des Langenbeck-Virchow-Hauses wünschen wir sehnlichst herbei.

Die obigen Sitzungsrhythmen konnten nach 1961 im Ostteil wegen des dort erhaltenen Umlandes noch bis zum Mauerfall 1989 beibehalten werden. Die Sitzungen waren stets gut bis sehr gut besucht, zumal Probleme, wie sie sich im Westteil der Stadt entwickelten, hier praktisch keine Rolle spielten. Im Westteil wurde zwar die Zahl der Montagssitzungen reduziert, man hielt jedoch noch bis 1976 an dieser gewohnten Form fest. Immer mehr machten sich hier aber „Konkurrenzveranstaltungen" breit in Form aller möglichen Symposien, Workshops, anderer wissenschaftlicher und Fortbildungs-Veranstaltungen und natürlich auch der Möglichkeit, solche in Westdeutschland zu besuchen, so daß die Chirurgischen Abende keine genügende Resonanz mehr fanden. So kam es 1976 zum Bruch mit der Sitzungstradition. Von nun an wurde aus dem Westteil unserer Gesellschaft heraus versucht, sich den anderen regionalen Vereinigungen anzugleichen und ebenfalls Kongresse zu veranstalten. Sie wurden „Berliner Chirurgentreffen" genannt, das erste fand im Oktober 1976 statt, der Hörsaal im Klinikum Steglitz der Freien Universität (heute Klinikum Benjamin Franklin) wurde von mehreren hundert Teilnehmern gefüllt, vielen auch aus Westdeutschland. Unter anderem kamen erstmals auf diesem Kongreß Deutschlands Replantationschirurgen für Gliedmaßen zusammen. Stundenlange Diskussionen unter ihnen waren davon gezeichnet, voneinander zu lernen und herauszufinden, warum die Ergebnisse des einen bessere Resultate erbrachten als die des anderen. Selten blieb ein Kongreß über viele Stunden so spannend – keiner verließ den Saal, man erlebte eine neue Dimension der Chirurgie. Eine zweite Veranstaltung wurde im wesentlichen mit zahlreichen Demonstrationen und Fallvorstellungen betrieben, vorgetragen fast ausschließlich von jungen Chirurgen oder Facharztanwärtern. Frühzeitig wurden auch berufspolitische Themen eingestreut gemeinsam mit dem Berufsverband der Deutschen Chirurgen. Die neuen Rhythmen bewährten sich von Anfang an über die Erwartungen hinaus.

Nach der Wiedervereinigung war klar, daß sich in rasantem Tempo nun auch im Ostteil der Stadt „Konkurrenzveranstaltungen" obiger Art einbürgern würden. So war es dann auch tatsächlich. Aus diesem Grunde wurde der Kongreßcharakter unserer Veranstaltungen in der nun wieder vereinigten Gesellschaft beibehalten. Es hat sich unterdessen eingespielt, daß der Winterkongreß möglichst am letzten Wochenende im Februar als „Berliner Chirurgentreffen" stets in Berlin, eine Sommertagung, ebenfalls im Kongreßstil an wechselnden Orten des Landes Brandenburg möglichst am ersten Wochenende im September durchgeführt werden. Die erste Sommertagung fand 1992 in Brandenburg/Havel statt. Von dieser Tagung an hat sich ein besonderer Brauch eingespielt: Nach Kongreßschluß am Samstagmittag kommen die Teilnehmer mit ihren Partnern stets zu mehrstündigen „Ausklängen" zusammen, die je nach landschaftlichen Gegebenheiten des Tagungsortes, auf jeden Fall aber sehr gesellig und erlebnisreich gestaltet sind. Ob auf einer Kahnfahrt durch den Spreewald, einer Einkehr in einem alten Wasserschloß, ob mit einer intimen Führung durch erhabene Klostergewölbe oder auf einer Dampferfahrt über brandenburgische Seen – die Erlebnisse sind immer besonders eindrucksvoll und sehr persönlich von den Vorsitzenden gestaltet. Natürlich fehlt es zuletzt nie an einer gemütlichen Mahlzeit und vor allem während der ganzen Unternehmung nicht an Gelegenheiten zu meist sehr lebhaften Kontakte, von denen manche dauerhaft bleiben.

Publikationsorgan

Die Sitzungsberichte sind seit der Gründungszeit und bis zum Beginn des Zweiten Weltkrieges in der Deutschen Medizinischen Wochenschrift bzw. im Zentralblatt für Chirurgie erschienen und weisen in ihrer Thematik ein breites Spektrum von Forschung und chirurgischem Alltag aus. Seit der Wiederzulassung 1948 – dieses Ereignis wurde bereits handschriftlich eingetragen und auch von Sauerbruch unterschrieben (s. S. 46) – wurden alle Sitzungen meist handschriftlich protokolliert. Aus dieser Zeit bis 1961 und für den Ostteil der Gesellschaft weiter bis 1981 liegen die vollständigen vier Protokollbände vor. Leider wurden sie ab 1981 ohne erkennbare Gründe auch im Ostteil nicht mehr fortgeführt, im Westteil schon seit dem Mauerbau 1961 nicht mehr. Seit jüngster Zeit erscheinen die Kurzberichte über unsere Kongresse wieder im Zentralblatt für Chirurgie.

Die schwere Zeit für alle Berliner Chirurgen von 1961 bis 1989

Anläßlich des 75jährigen Bestehens unserer Gesellschaft 1961 hatte *Felix*, Nachfolger von Sauerbruch, begonnen, die Geschichte unserer Gesellschaft durch Suche und Sammlung von Unterlagen zu dokumentieren. Auch andere Vorbereitungen für das Jubiläum im November 1961 wurden am 13. August abrupt durch den Mauerbau unterbrochen. 1962 starb *Felix*. So übernahm *Horst Bertram*, ein Schüler von ihm, der die Anaesthesieabteilung in der Charité gegründet hatte, diese Arbeit. Die Festschrift konnte jedoch erst 1963, also zwei Jahre nach dem Jubiläum, und zwar im VEB Verlag Volk und Gesundheit, Berlin, erscheinen. Unsere Gesellschaft wurde von den zeitgeschichtlichen Verhältnissen unseres Landes nach dem Zweiten Weltkrieg hart betroffen, besonders durch den Bau der Mauer mitten durch die Stadt, mitten durch unsere Gesellschaft. Welches Schicksal sie ereilt hatte und wie ohnmächtig sie diesem gegenüber stand, läßt sich angedeutet – mehr konnte nicht dokumentiert werden – aus den Protokollbüchern und den wenigen erhaltenen Schriftstücken aus dieser Zeit erahnen.

Den veränderten politischen Gegebenheiten fiel nicht nur die gemeinsame Feier unseres 75jährigen Jubiläums zum Opfer, sondern in kurzer Zeit jeglicher persönliche Kontakt. Im Protokollbuch von 1961 können wir nachlesen, daß die letzte Sitzung vor der planmäßigen dreimonatigen Sommerpause am 19. Juni 1961 stattfand. Sie wurde vom seinerzeitigen ersten Vorsitzenden v. Bramann (Westberlin) geleitet und von der Robert-Rössle-Klinik (Ostberlin) gestaltet. Zur Diskussion sprachen *Felix*, *Bücherl*, *Linder* und *v. Bramann* – ein letztes bleibendes Dokument der Sektorengrenzen-überschreitenden Gemeinsamkeit der Berliner Chirurgen. Als nächstes Dokument ist eingeklebt eine Karte in der Druckform der üblichen monatlichen Einladungen/Programmangaben, nunmehr mit folgendem Text:

„Der für Montag, den 16. Oktober 1961,
vorgesehene Vortragsabend fällt aus."

Was würde wohl im November 1961 folgen? Tatsächlich finden wir eine mit Datum vom 10. November versehene Einladungskarte eingeklebt für eine besondere Sitzung anläßlich des 100. Geburtstages von August Bier, der von 1930 bis 1932 Erster Vorsitzender der Gesellschaft gewesen war. Die Sitzung wurde für den 24. November im Krankenhaus Westend angekündigt, dieser Tagungsort wäre gemäß der jahrelang praktizierten Abmachungen an der Reihe gewesen. Unterschrift Matthes, 1. Schriftführer. Auf der Gegenseite im Protokollbuch ist eine Benachrichtigung in Schreibmaschinenschrift vom 15. November 1961, also nur fünf Tage später, eingeklebt mit einer Einladung aus gleichem Anlaß, aber schon für einen Tag früher, zum 23. November, und nicht nach Westberlin, sondern in die Charité, „Festvortrag Prof. Dr. W. Felix". Unterschrift ebenfalls *Matthes*, 1. Schriftführer. Dann blieb eine Doppelseite im Protokollbuch frei. Das findet man an keiner weiteren Stelle aller vier Bände.

Wer ermißt, was in diesen Tagen geschehen ist? Man wird es nie mehr erfahren können Dennoch ist diese leere Doppelseite ein bedeutendes Zeitdokument, nicht nur für unsere Gesellschaft. Sie läutete auch den Ablauf des 75jährigen Jubiläums ein, das in Ost und West zu erheblich verzögerten Zeiten doch noch begangen wurde, am 26. November 1962 in der Charité, also ein Jahr verspätet, am 8. Oktober 1963 in der Kongreßhalle Westberlins, also fast zwei Jahre verspätet. In der Charité hatte der inzwischen zum 1. Vorsitzenden im Ostteil gewählte Theodor Matthes den Mut, Briefgrüße von Linder, der mittlerweile dem Ruf nach Heidelberg gefolgt war, und von der „Westberliner (!) Chirurgischen Gesellschaft" zu verlesen. Anläßlich der Feier im westlichen Berlin gelang ein taktisches Meisterstück, das letzte zwischen den zerrissenen Teilen unserer Gesellschaft: An jenem 8. Oktober 1963 sprach nämlich als Festredner *Rudolf Nissen*. Für nur einen Tag später war ein Vortrag von ihm in der Charité arrangiert. Der Hörsaal war „überfüllt". So wurde uns durch ihn, ein Altmitglied unserer Gesellschaft, einen längst eingebürgerten Schweizer, noch einmal ein „Bindeglied" geschenkt.

Noch hofften viele, daß irgendein Zusammenhalt weiterhin möglich sei. Ansprechpartner für irgendwelche organisatorischen Fragen mußte der 1. Schriftführer, *Theodor Matthes*, Ostberlin, sein. Von ihm wurden alle Unterlagen verwaltet, er besorgte die Druckaufträge, er hatte die Mitgliedslisten bei sich. Besonders der 2. Schriftführer, *Max Johannsen*, Westberlin, hatte noch bis 1963 einzelne Briefwechsel mit Matthes, dessen Bemühen um Erhaltung einer Minimalkommunikation nicht zu übersehen ist. 1964 hörte auch die Zusendung gelegentlicher Einladungskarten ganz auf. Zwischenzeitlich mußten zwangsläufig in beiden Teilen der Gesellschaft neue Vorstände gewählt werden, man beschritt endgültig getrennte Wege. Eine chronologische Liste der jeweiligen Vorsitzenden seit Gründung 1886, später bezeichnet als 1. Vorsitzende, findet sich im Anhang. Gleiches gilt für die Ehrenmitglieder und die drei Ehrenvorsitzenden.

In die Trennungszeit fiel leider auch noch das 100jährige Jubiläum 1986. Mit mehrwöchigem Abstand wurde es in beiden Teilen Berlins feierlich begangen. Im Ostteil fand die Feier am 20./21. November 1986 im Langenbeck-Virchow-Haus statt, zu dieser Zeit weiterhin noch genutzt von der Akademie der Künste. Über das aus diesem Anlaß veranstaltete großartige Symposium mit internationaler Beteiligung wurde von *Helmut Wolff* ein würdiger Buchband 1992 herausgegeben Eine Besonderheit im Westteil war die gelungene Einladung von zahlreichen Familienangehörigen dreier herausragender Persönlichkeiten unserer Gesellschaft, die zu ihren Zeiten deren eigentliche Motoren waren: *Ernst v. Bergmann*, *Werner Körte* und *Ferdinand Sauerbruch*. Aus ihren Arbeitsgebieten leitete sich auch ein umfangreiches Kongreßprogramm ab. Die beiden Autoren dieses Artikels verfaßten damals für die getrennten Teile der Gesellschaft und unabhängig voneinander jeweils Rückblicke auf die vergangenen 100 Jahre. Der ausführlichere Artikel von *Taubert* wurde im Zentralblatt für Chirurgie, der mehr orientierende von *Specht* im Berliner Ärzteblatt veröffentlicht.

Die Wiedervereinigung der Gesellschaft nach mehr als 28 Jahren

Unmittelbar nach dem Fall der Mauer begannen die Bemühungen um zunächst wieder gemeinsame Veranstaltungen, dann um die Wiedervereinigung der beiden Gesellschaftsteile. Bereits am 15. Januar 1990 kam es infolge der Initiativen der beiden damaligen Vorsitzenden, *Helmut*

Wolff im Ostteil und *Ulf Stockmann* im Westteil, und unter Teilnahme von Mitgliedern der Präsidien der beiden deutschen Chirurgengesellschaften zu einer unvergeßlichen Abendveranstaltung im völlig überfüllten Hörsaal der Charité. Es war ein Ereignis, ein Erlebnis ohnegleichen. Natürlich wurden aus jeweils kompetentem Mund aus beiden getrennt gewesenen Gesellschaftsteilen Rückblicke gehalten, sogar ein hervorragendes wissenschaftliches Referat wurde noch eingefügt, das Überwältigende aber war, daß wir wieder zusammensaßen, uns wiedersahen oder neu kennen lernen konnten. Es war wie eine Erlösung, von der wenige Wochen vorher noch keiner hätte träumen können.

Nach konstruktiven Zusammenkünften zunächst der Vorstände beider Gesellschaftsteile, nach dort beschlossenen nächsten Schritten und nach einer an dieser historischen Schwelle einmalig durchgeführter Briefwahl – um möglichst viele Mitgliedermeinungen zu erfassen – erfolgte noch im Jahre 1990 die vollständige Wiedervereinigung der Gesellschaft, 1991 die neue Namenswahl.

Den über tausend Mitgliedern der Berliner Chirurgischen Gesellschaft – Vereinigung der Chirurgen Berlins und Brandenburgs ist es erfreulich schnell gelungen, im Dienste für die Chirurgie und für die kranken Menschen den Schulterschluß zu erzielen. Das kommt auch im Emblem der Gesellschaft seit 1993 zum Ausdruck:

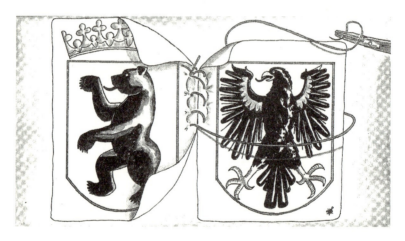

Fassung zur 1. Sommertagung 1992: „Nahtinsuffizienzen"

Im Jahre davor entwarf der Vorsitzende der ersten Sommertagung, *Wilfried Seifart*, selbst für die Einladung und das endgültige Programmheft seines Kongresses mit dem Hauptthema „Nahtinsuffizienzen" ein doppeldeutiges Logo: Es zeigte nebeneinander das Berliner Wappen mit dem schwarzen Bär, der ebenso wie der rote Adler im Brandenburgischen Wappen nach rechts schaut. Die beiden Wappen waren teilweise miteinander vernäht, doch war die Naht (noch) insuffizient, Symbole für das Kongreßthema und zugleich für die Menschen in den beiden Lebensbereichen Berlin und Brandenburg. Er wurde gebeten und war sofort dazu bereit, aus diesem ersten Emblem ein zweites endgültiges zu entwickeln, auf dem sich nun unter Umkehrung des Bären die Wappentiere anschauen und die Naht dicht ist (s. Deckblatt zum Kapitel). Dieses Emblem wurde zum dauernden Kennzeichen unserer Gesellschaft und sollte, soweit die Schritte noch nicht genug vollzogen sind, für immer daran erinnern, daß die Möglichkeit, wieder und mit ganzem Willen eng zusammenzustehen, von den Menschen und also auch von den Mitgliedern unserer Gesellschaft herbeigeführt worden ist und bewahrt werden muß.

Wissenschaftlicher Preis der Gesellschaft

1991 wurde von der Berliner Chirurgischen Gesellschaft – Vereinigung der Chirurgen Berlins und Brandenburgs zusammen mit einem von der Gesellschaft unabhängigen Förderkreis Ferdinand Sauerbruch e.V., dessen erste Vorsitzende ursprünglich die Witwe von Sauerbruch gewesen war, der Ferdinand-Sauerbruch-Forschungspreis gestiftet. Er wird jährlich im Rahmen der Berliner Chirurgentreffen vergeben und ist z.Zt. dotiert mit DM 20.000,00. Die bisherigen Preisträger waren:

1993 Priv.-Doz. Dr. *Heinrich Fürst*, Chir. Univ.-klinik München-Großhadern

1994 Dr. *Josef Stadler*, Chir. Univ.-klinik München rechts der Isar

1995 Keine preiswürdige Arbeit, Preisrichterurteil 4 : 1

1996 Dr. *Christoph Andree*, Chir.Univ.-klinik, Sektion Plastische u. Handchir. Freiburg

1997 Dr. med. Dr. med. dent. *Norbert Kübler*, Univ.-klin. f. Mund-, Kiefer- u. Gesichtschir., Würzburg

1998 Dr. *Hans Hoffmann*, Chir. Univ.-klinik München-Großhadern

Die Richtlinien für den Ferdinand-Sauerbruch-Forschungspreis sind im Anhang abgedruckt.

Stipendien der Gesellschaft für Gastarzttätigkeiten von Chirurgen aus den osteuropäischen Ländern

Da die Berliner Chirurgische Gesellschaft – Vereinigung der Chirurgen Berlins und Brandenburgs sich in besonderem Maße als Schaltstelle zu den Ländern Osteuropas versteht, hat der Vorstand 1995 beschlossen, jährlich mehrere (bis zu 10) Stipendien für Chirurgen aus den osteuropäischen Ländern zwecks etwa vierwöchiger Gastarzttätigkeit an Berliner oder Brandenburger Krankenhäusern zu vergeben. Das Stipendium ist jeweils mit DM 2.000,00 dotiert, dazu werden Unterkunft und Verpflegung von der gastgebenden Klinik oder dem gastgebenden chirurgischen Team getragen. Bisher hospitierten auf diese Weise vorwiegend junge Chirurgen aus Litauen, Rußland, der Slowakei, aus der Ukraine, aus Ungarn und Weißrußland in unserem Bereich. Die stets überaus dankbaren Schreiben der Stipendiaten zeigen, daß diese Aktion hervorragend zum Ausgleich zwischen den Völkern beiträgt.

Literatur

Bertram, H.: 75 Jahre Berliner Chirurgische Gesellschaft, VEB Verlag Volk und Gesundheit, Berlin (1963), V–XIII und XVII–XLIV

Specht G.: Das Schicksal der Berliner Chirurgischen Gesellschaft, Berliner Ärzteblatt 100 (1987), 422–423

Taubert, E.: 100 Jahre Berliner Chirurgische Gesellschaft, Zbl.Chir. 111 (1986), 1361–1384

Ungeheuer, E.: 15. Januar 1990 – Ein bemerkenswertes Datum für die Deutsche Chirurgie – Eine historische Begegnung an historischem Ort - Berlin, Deutsche Gesellschaft für Chirurgie Mitteilungen (April 1993), DEMETER VERLAG

Wolff, H.: Wissenschaftliches Symposium mit internationaler Beteiligung anläßlich des 100. Jahrestages der Gründung der Berliner Chirurgischen Gesellschaft und des 150. Geburtstages von Ernst v. Bergmann, Verlag Gesundheit GmbH Berlin (1992)

Vorsitzende der Gesellschaft 1886 bis 1999

1886–1914	Die 13 Gründer abwechselnd, zuletzt Eduard Sonnenburg
1914–1929	Werner Körte
1930–1932	August Bier
1932–1950	Ferdinand Sauerbruch
1950–1951	Erwin Gohrbandt

1951–1952 Willi Felix
1952–1953 Willibald Heyn
1953–1955 Hans Wildegans
1955–1957 Werner Block
1957–1958 Willi Felix
1958–1959 Fritz Linder
1959–1960 Hans Gummel
1960–1961 Wilhelm Heim
1961–1962 Constantin v. Bramann, sein Vorsitz beschränkte sich ab Herbst 1961 nur noch auf den Westberliner Teil der Gesellschaft

Ostberliner Teil:

1962–1965 Theodor Matthes
1965–1967 Hans Joachim Serfling
1967–1969 Hans Gummel
1969–1971 Albert K. Schmauss
1971–1973 Rudolf Schäfer
1973–1975 Gunther Wittig
1975–1977 Friedrich Flemming
1977–1979 Willy Grohmann
1979–1981 Ernst Taubert
1981–1984 Helmut Wolff
1984–1986 Kurt Franke
1986–1990 Helmut Wolff
(bis Wiedervereinigung
im Dezember 1990)

Westberliner Teil:

1962–1965 Hermann Domrich
1965–1968 Hermann Franke
1968–1970 Richard Maatz
1970–1971 Rolf Dohrmann
1971–1976 Sebastian Bücherl
1976–1977 Gert Specht
1977–1978 Geert Rücker
1978–1979 Hans-Georg Weber
1979–1980 Rudolf Häring
1980–1981 Manfred Krüger
1981–1982 Sandor Kecskes
1982–1983 Siegfried Dreßler
1983–1984 Achim Gabler
1984–1985 Rahim Rahmanzadeh
1985–1986 Wolfgang Hasse
1986–1987 Gert Specht
1987–1988 Heinz Janusch
1988–1989 Ekkehard Vaubel
1989–1990 Ulf Stockmann
1990 Roland Hetzer (Februar bis Wiedervereinigung im Dezember)

Wiedervereinigt:

1990–1992 Gert Specht
1992–1993 Jochen Konradt
1993–1994 Klaus Bürger

1994–1995 Peter Neuhaus
1995–1996 Peter Hertel
1996–1997 Günter Kubo
1997–1998 Dirk Kaiser
1998–1999 Eckhard Bärlehner

Vorsitzende der Sommertagungen

1992 Wilfried Seifart
1993 Josef Horntrich
1994 Wolfgang Senst
1995 Bernhard Goetzke
1996 Jürgen Bohl
1997 Wolfgang Kurz
1998 Manfred Garlipp
1999 Klaus Welz

Ehrenmitglieder
1886 bis 1961

Ernst Küster[†]

Johannes Petermann[†]

Oskar Zeller[†]

Georg Axhausen[†]

Georg Schöne[†]

Hans Wildegans[†]

August Bier[†]

Günther Seefisch[†]

Ferdinand Sauerbruch[†]

Oskar Rumpel[†]

Erwin Gohrbandt[†]

1962 bis 1989

Ostberliner Teil:

Willi Felix[†]

Friedrich Löffler[†]

Wolfgang Rosenthal[†]

Rudolf Nissen[†]

Hans Gummel[†]

Theodor Matthes

Albert K. Schmauss

Ernst Taubert

Westberliner Teil:

Werner Block[†]

Arthur Israel[†]

Hermann Domrich[†]

Richard Maatz[†]

Wilhelm Heim[†]

Rolf Dohrmann[†]

Hermann Franke[†]

Fritz Linder[†]

Gert Specht

[†] verstorben

58

Ehrenvorsitzende der Gesellschaft 1886 bis 1999

Werner Körte[†]
Ferdinand Sauerbruch[†]
Gert Specht

Satzung

§ 1
Name und Geschäftsjahr der Gesellschaft

1. Die Bezeichnung „Berliner Chirurgische Gesellschaft – Vereinigung der Chirurgen Berlins und Brandenburgs" bedeutet eine formale Erweiterung der bisherigen „Berliner Chirurgischen Gesellschaft" auf das Land Brandenburg. Die „Berliner Chirurgische Gesellschaft" bestand seit 1952 als Nachfolgerin der 1886 gegründeten „Freien Vereinigung der Chirurgen Berlins", die 1912 in „Berliner Gesellschaft für Chirurgie" und 1948 in „Chirurgische Gesellschaft an der Universität Berlin" umbenannt wurde. Sie behielt ihre Bezeichnung „Berliner Chirurgische Gesellschaft" in beiden Teilen der Stadt nach deren Teilung 1961 und trug diesen Namen auch 1990 als wiedervereinigte Gesellschaft.

2. Geschäftsjahr ist das Kalenderjahr.

§ 2
Gemeinnützigkeit und Aufgaben der Gesellschaft

1. Die Berliner Chirurgische Gesellschaft – Vereinigung der Chirurgen Berlins und Brandenburgs ist gemeinnützig. Sie strebt keinen Gewinn an. Etwaige Überschüsse und Zuwendungen werden ausschließlich im Rahmen der satzungsmäßigen Zweckbestimmung der Gesellschaft verwendet. Keine Person wird durch Ausgaben, die dem Zweck der Gesellschaft widerstreben, oder durch unverhältnismäßig hohe Vergütungen begünstigt. Kein Mitglied hat Anspruch an das Vermögen der Gesellschaft.

2. Aufgaben der Gesellschaft sind:

   a) Die Förderung der wissenschaftlichen und praktischen Belange der Chirurgie.

   b) Die Pflege der Beziehungen zu anderen chirurgischen und medizinischen Gesellschaften.

c) Die Förderung der Weiterbildung des Nachwuchses sowie der chirurgischen Fortbildung.

3. Diesen Aufgaben der Gesellschaft soll dienen:

a) Als Jahrestagung an einem Wochenende im Februar in Berlin mit überregionaler Beteiligung das BERLINER CHIRURGENTREFFEN. Während der Jahrestagung findet auch die Mitgliederjahresversammlung statt.

b) Eine weitere wissenschaftliche SOMMERTAGUNG in einem Brandenburgischen Ort. Diese Tagung soll in der Regel von dem ortsansässigen Chirurgen gestaltet und geleitet werden. Auch während dieser Tagung findet eine kurze Mitgliederversammlung statt.

c) Außerordentliche Mitgliederversammlungen, wenn es derer mit Dringlichkeit bedarf. Sie können vom Vorstand beschlossen oder müssen auf schriftliches Verlangen (persönliche Unterschriften erforderlich) von mindestens 10 % der Mitglieder einberufen werden.

d) In den veranstaltungsfreien Monaten können weitere Veranstaltungen durchgeführt werden.

Die Tagungsleiter gestalten die Programme der Tagung rechtzeitig und in Absprache mit dem Vorstand.

§ 3
Organe der Gesellschaft

Die Berliner Chirurgische Gesellschaft – Vereinigung der Chirurgen Berlins und Brandenburgs besteht aus:

1. Der Mitgliederversammlung, der die ordentlichen, die beitragsfreien und die Ehrenmitglieder angehören.

2. Dem Vorstand. Diesem gehören an:

a) Der 1. Vorsitzende, der die Gesellschaft in der Regel für ein Jahr leitet.

b) Der 2. Vorsitzende, der im Vorjahr den 1. Vorsitz innehatte.

c) Der 3. Vorsitzende, der als nächster den 1. Vorsitz innehat.

d) Ein Chirurg aus dem Brandenburgischen Ort, der die Sommertagung leitet.

e) Der Schriftführer.

f) Der Schatzmeister.

g) Der Landesvorsitzende des Berufsverbandes der Deutschen Chirurgen.

§ 4
Wahlen

Die Wechsel vom 3. zum 1. Vorsitzenden und des 1. zum 2. Vorsitzenden erfolgen jährlich automatisch mit dem Ende der Jahrestagung. Zum gleichen Zeitpunkt scheidet der bisherige 2. Vorsitzende aus dem Vorstand aus.

Neu gewählt wird während der Mitgliederjahresversammlung der 3. Vorsitzende. Er rückt mit dem Ende der Jahrestagung in den Vorstand ein.

Der Leiter der Sommertagung wird während der Mitgliederversammlung der vorangehenden Sommertagung gewählt. Er rückt mit dem Ende dieser Tagung in den Vorstand ein und scheidet mit dem Ende der von ihm geleiteten Tagung automatisch aus.

Der Schriftführer und der Schatzmeister sollen möglichst längerfristig dem Vorstand angehören, werden aber jährlich erneut zur Wahl gestellt.

§ 5
Beschlüsse

Beschlüsse in den Mitgliederversammlungen oder im Vorstand bedürfen der einfachen Mehrheit (Ausnahme siehe § 8 Ziffer 4 und § 9). Beschlußfähigkeit liegt vor, wenn die Einladungen mit Tagesordnung zur Mitgliederversammlung mindestens vier Wochen vorher, zur Vorstandssitzung und zu einer etwaigen außerordentlichen Mitgliederversammlung mindestens zwei Wochen vorher schriftlich erfolgt sind und in der Mitgliederversammlung mindestens 30, im Vorstand mindestens fünf von sieben Mitgliedern anwesend sind.

Zu den Wahlen werden vom Vorstand Vorschläge mit der Einladung bekanntgegeben. Weitere Vorschläge können den Mitgliedern bis zum zehnten Tag (Posteingang) vor der Versammlung schriftlich an den Schriftführer eingereicht werden.

§ 6
Mitgliedschaft

1. Mitglied kann jeder durch Beitritt werden, der sich praktisch oder wissenschaftlich mit der Chirurgie beschäftigt oder sich für dieses Fachgebiet interessiert. Die Annahme der Mitgliedschaft muß von der Mitgliederversammlung bestätigt werden. Die Namen der neuen Mitglieder müssen mit der Einladung bekanntgegeben werden.

2. Langjährige Mitglieder, die ihr Ausscheiden aus dem Amt oder die Aufgabe ihrer Praxis an den Schriftführer der Gesellschaft mitgeteilt haben, werden von der Beitragspflicht befreit.

3. Die Ehrenmitgliedschaft kann an Persönlichkeiten verliehen werden, die sich besonders um die Chirurgie im Raum Berlin-Brandenburg verdient gemacht haben. Vorschläge können von jedem Mitglied mit Begründung an den Vorstand eingereicht werden. Dieser entscheidet über die Vorschläge. Der 1. Vorsitzende verständigt den Antragsteller und lädt das künftige Ehrenmitglied zur Jahrestagung ein, in dessen Rahmen die Ernennung und Überreichung der Urkunde erfolgen.

§ 7
Beiträge

1. Die Höhe des Beitrages wird auf Vorschlag des Vorstandes jährlich von der Mitgliederjahresversammlung für das folgende Jahr festgesetzt.

2. Der Schatzmeister versendet die Mitgliedskarten und sorgt für den Eingang der Beiträge.

§ 8
Austritt und Ausschluß

1. Der Austritt aus der Gesellschaft kann nur zum Ende des Geschäftsjahres unter Einhaltung einer dreimonatigen Kündigungsfrist erfolgen.

2. Mitglieder, die trotz wiederholter Mahnungen mit ihren Beiträgen länger als ein Jahr im Rückstand bleiben, können vom Vorstand ausgeschlossen werden.

3. Ferner verlieren Mitglieder, die das Ansehen der Gesellschaft schädigen, die die bürgerlichen Ehrenrechte rechtskräftig verlieren oder denen die Approbation als Arzt entzogen wird, die Mitgliedschaft.

4. Über Ausschlüsse entscheidet der Vorstand mit 2/3-Mehrheit.

§ 9
Änderung der Satzung

Änderungen der Satzung können von der Mitgliederjahresversammlung oder einer außerordentlichen Mitgliederversammlung mit 2/3-Mehrheiten beschlossen werden, wenn der Änderungsvorschlag mit der Einladung zu diesen Versammlungen fristgerecht vorher schriftlich bekanntgegeben worden ist.

§ 10
Auflösung der Gesellschaft

1. Für die Auflösung der Gesellschaft gelten die gesetzlichen Vorschriften.

2. Das Vermögen der Gesellschaft wird nach Begleichung etwaiger Verbindlichkeiten einem gemeinnützigen Verein, möglichst im Rahmen der Chirurgie, zugeführt. Beschlüsse über die Verwendung des Vermögens faßt die Mitgliederversammlung oder, wenn deren Einberufung nicht mehr möglich ist, der Vorstand.

3. Beschlüsse über die Verwendung des Vermögens bedürfen zu ihrer Wirksamkeit der Einwilligung des Finanzamtes.

4. Ziffer 2 und 3 gelten auch im Falle des Wegfalles steuerbegünstigter Zwecke.

§ 11
Inkrafttreten

Die neue Form der Satzung wurde in der Mitgliederjahresversammlung am 23.2.1996 beschlossen und tritt mit dem gleichen Tage anstelle der bisherigen Satzung der Berliner Chirurgischen Gesellschaft – Vereinigung der Chirurgen Berlins und Brandenburgs in Kraft.

Prof. Dr. P. Hertel   Prof. Dr. P. Neuhaus
1. Vorsitzender   2. Vorsitzender

OMR Priv.-Doz. Dr. G. Kubo   Prof. Dr. E. Kraas
3. Vorsitzender   Schriftführer

W. Deutz
Schatzmeister

Richtlinien für den
FERDINAND-SAUERBRUCH-FORSCHUNGSPREIS

§ 1

Die Vorstände des Vereins Förderkreis Ferdinand Sauerbruch und der Berliner Chirurgischen Gesellschaft – Vereinigung der Chirurgen Berlins und Brandenburgs – beschlossen am 11.10.1991, den 1984 gestifteten „Ferdinand-Sauerbruch-Preis" der Berliner Chirurgischen Gesellschaft und das 1987 gestiftete „Forschungsstipendium des Förderkreises Ferdinand Sauerbruch" zu vereinen zum

FERDINAND-SAUERBRUCH-FORSCHUNGSPREIS.

Die Mitgliederversammlung der Berliner Chirurgischen Gesellschaft hat diesen Beschluß am 14.6.1991 einstimmig bestätigt. In einer weiteren Mitgliederversammlung am 11.10.1991 wurde der Name erweitert zur Bezeichnung: Berliner Chirurgische Gesellschaft – Vereinigung der Chirurgen Berlins und Brandenburgs.

§ 2

Der FERDINAND-SAUERBRUCH-FORSCHUNGSPREIS soll jüngere Ärzte anspornen, auszeichnen und in ihrer Forschungstätigkeit unterstützen. Er wird daher nur an Assistenten und Oberärzte, die chirurgisch tätig sind, verliehen. Die Verleihung gilt einerseits der Anerkennung einer herausragenden wissenschaftlichen Arbeit über Probleme der Chirurgie einschließlich der operativen Intensivmedizin und andererseits der Förderung geplanter weiterführender wissenschaftlicher Forschung. Ausländische Bewerber werden ebenfalls anerkannt.

§ 3

Die Mitgliedschaft der Preisbewerber in einer deutschen oder ausländischen chirurgischen Gesellschaft ist erwünscht.

§ 4

Der FERDINAND-SAUERBRUCH-FORSCHUNGSPREIS wird jährlich vergeben und ist mit DM 20.000,00 dotiert. Die Preissumme wird zu 80 % vom Förderkreis Ferdinand Sauerbruch, zu 20 % von der Berliner Chirurgischen Gesellschaft – Vereinigung der Chirurgen Berlins und Brandenburgs – aufgebracht.

§ 5

Der Preisträger erhält eine Urkunde. Die Urkunde wird vom Vorsitzenden des Förderkreises Ferdinand Sauerbruch sowie vom 1. Vorsitzenden der Berliner Chirurgischen Gesellschaft – Vereinigung der Chirurgen Berlins und Brandenburgs – unterzeichnet.

§ 6

Die Ausschreibung erfolgt in den Mitteilungen der Deutschen Gesellschaft für Chirurgie sowie in weiteren Fachzeitschriften.

§ 7

Eingereicht werden können Arbeiten in deutscher oder englischer Sprache, auch in Buchform, die im Bewerbungsjahr oder dem Jahr davor oder noch nicht veröffentlicht worden sind. Beigelegt werden muß ein Verzeichnis bisheriger wissenschaftlicher Veröffentlichungen und Forschungstätigkeiten sowie eine kurze Ausführung hinsichtlich geplanter weiterführender Forschungstätigkeit (für letztere höchstens eine Schreibmaschinenseite).

§ 8

Die Arbeiten der Preisbewerber sowie die erbetenen weiteren Unterlagen nach § 7 müssen in fünffacher Ausfertigung jeweils bis zum 15. August des Jahres vor der Verleihung beim Schriftführer der Berliner Chirurgischen Gesellschaft – Vereinigung der Chirurgen Berlins und Brandenburgs – eingegangen sein. Beigefügt werden muß eine Erklärung, daß diese Arbeit noch nicht für einen anderen Preis eingereicht war und bis zum Abschluß der Bewerbung auch nicht eingereicht wird. Die Arbeiten dürfen ferner für den FERDINAND-SAUERBRUCH-FORSCHUNGSPREIS nur einmal eingereicht werden.

§ 9

Das Preisrichterkollegium setzt sich zusammen aus fünf wissenschaftlich hervorragenden Chirurgen aus dem deutschsprachigen Raum, die von den Vorständen des Förderkreises Ferdinand Sauerbruch und der Berliner Chirurgischen Gesellschaft – Vereinigung der Chirurgen Berlins und Brandenburgs – gewählt werden. Für jede dieser fünf Persönlichkeiten wird auch ein Stellvertreter gewählt. Wiederwahlen sind möglich. Ein

Koordinator für das Preisrichterkollegium wird ebenfalls von den Vorständen bestimmt.

Bewirbt sich um den FERDINAND-SAUERBRUCH-FORSCHUNGSPREIS ein Mitarbeiter eines Preisrichters, so scheidet dieser aus dem Kollegium aus, für ihn wird einer der Vertreter berufen. Für spezielle Beurteilungen können den Vorständen vom Preisrichterkollegium weitere Fachleute vorgeschlagen werden, deren schriftliche Beurteilungen archiviert werden.

Erreicht keine der eingereichten Arbeiten die geforderten Qualifikationen, kann kein Vorschlag erfolgen.

§ 10

Die Preisrichter bewerten die eingereichten Arbeiten ohne Absprache untereinander in der Rangfolge zu dem vom Koordinator festgesetzten Termin und schlagen die Preisträger den Vorständen des Förderkreises Ferdinand Sauerbruch sowie der Berliner Chirurgischen Gesellschaft – Vereinigung der Chirurgen Berlins und Brandenburgs – vor. Diese beiden Vorstände entscheiden gemeinsam über die Preisträger aufgrund der Vorschläge des Preisrichterkollegiums. Die Entscheidung fällt mit einfacher Mehrheit und unter Ausschluß des Rechtsweges.

§ 11

Die Verleihung erfolgt im Rahmen eines feierlichen akademischen Aktes anläßlich der wissenschaftlichen Jahrestagung, des Berliner Chirurgentreffens der Berliner Chirurgischen Gesellschaft – Vereinigung der Chirurgen Berlins und Brandenburgs. Die Urkunde wird vom 1. Vorsitzenden der Berliner Chirurgischen Gesellschaft – Vereinigung der Chirurgen Berlins und Brandenburgs – verlesen und überreicht. Der Preisträger wird rechtzeitig verständigt und berichtet nach der Verleihung in kurzer Form über die Ziele, die Durchführung und die Ergebnisse der Preisarbeit sowie die Ansätze für weitere Forschungen auf seinem Arbeitsgebiet.

Die Namen der anderen Bewerber werden nicht genannt.

§ 12

Je ein Exemplar der eingereichten Arbeiten und alle Beurteilungen werden für die Archive des Förderkreises Ferdinand Sauerbruch sowie der

Berliner Chirurgischen Gesellschaft – Vereinigung der Chirurgen Berlins und Brandenburgs – einbehalten.

§ 13

Mit der Annahme dieser Richtlinien durch die Mitgliederversammlung der Berliner Chirurgischen Gesellschaft – Vereinigung der Chirurgen Berlins und Brandenburgs – entfallen sowohl die Richtlinien über die Vergabe des Forschungsstipendiums des Förderkreises Ferdinand Sauerbruch als auch die Bestimmungen für die Verleihung des Ferdinand-Sauerbruch-Preises der bisherigen Berliner Chirurgischen Gesellschaft.

Änderungen dieser Richtlinien können nur von den Vorständen des Förderkreises Ferdinand Sauerbruch und der Berliner Chirurgischen Gesellschaft – Vereinigung der Chirurgen Berlins und Brandenburgs – vorgeschlagen und müssen von der Mitgliederversammlung der Berliner Chirurgischen Gesellschaft – Vereinigung der Chirurgen Berlins und Brandenburgs – mit einfacher Mehrheit beschlossen werden.

Für den Vorstand des Vereins Förderkreis Ferdinand Sauerbruch, Berlin	Für die Berliner Chirurgische Gesellschaft – Vereinigung der Chirurgen Berlins und Brandenburgs –
Wolfgang Böttger Generalkonsul 2. Vorsitzender	Prof. Dr. J. Konradt 1. Vorsitzender

Mittelrheinische Chirurgenvereinigung

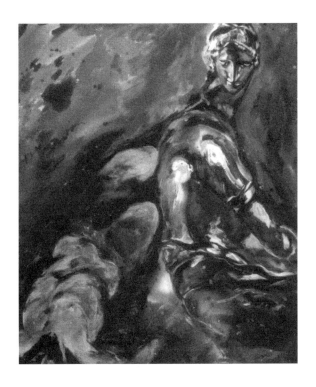

Vorstand 1999

Vorsitzender:

Prof. Dr. H.G. Beger
Chir. Universitätsklinik Ulm
Chirurgische Klinik I,
Abt. für Allgemein- und Viszeralchirurgie
Steinhovel-Straße 9
89075 Ulm

Schriftführer:

Prof. Dr. R. Bähr[*]
Allgemein- und Thoraxchirurgie
Städt. Klinikum Karlsruhe GmbH
Miltke-Straße 90
76133 Karlsruhe
☎ 0721 97 42 100
Fax 0721 97 42 109

Anstelle eines Logos:
Horst Kohlem   ALLEGORIE 1982
Titelblatt 81. Jahrestagung, Karlsruhe 1993

[*] ständiger Ansprechpartner

Die Gründung[1]

Originalunterlagen, die zur Gründung der Mittelrheinischen Chirurgengesellschaft führten oder Hinweise auf die damalige Satzung, existieren nicht mehr. Alles, was im Frankfurter Archiv gesammelt worden war, ist verbrannt. Nachweislich fand die erste Sitzung Mittelrheinischer Chirurgen am 16.11.1912 in Frankfurt statt. Den Vorsitz hatte Ludwig Rehn, Schriftführer war *Fritz König*, er hatte das Ordinariat in Marburg inne. Die Berichte über diese und die nachfolgenden Tagungen sind im Zentralblatt für Chirurgie nachzulesen. Aus einem Brief von F. König an den Jahresvorsitzenden 1948, Prof. *Kleinschmidt*, Wiesbaden, kann folgendes zitiert werden:

> „Nun ein paar Worte zur Gründungsgeschichte der Gesellschaft. Als ich nach Marburg berufen wurde, bat mich Ludwig Rehn, da es mir gelungen sei, mit Kümmel die Nordwestdeutsche Vereinigung zu organisieren, einmal zu ihm zu kommen, um auch dort eine solche Vereinigung ins Leben zu rufen. Zum ersten Mal waren im Sommer 1912 eine Anzahl von Herren in der Rehn'schen Wohnung mit uns zusammen. Wir steckten die Grenzen fest und beschlossen, im Dezember noch die 1. Sitzung einzuberufen. Anwesend waren noch *Heidenheim, Popert, Jeck* aus Kassel und einige andere. Die 1. Sitzung fand in Frankfurt unter Rehn, die 2. im Sommer 1913 in Marburg unter meiner Leitung statt. Weder *Klapp* noch *Gulecke* waren Mitbegründer, sondern kamen erst viel später dazu. Ich habe das seinerzeit einmal in Frankfurt genau vorgelesen. Das 1. Ehrenmitglied war *Ludwig Rehn*, später bin ich ernannt und zum 70. Geburtstag Schmieden. Das mag für heute genügen."

Daß wir über die Geburtsstunde der Mittelrheinischen Chirurgenvereinigung, ihre Ziele und Aufgaben sowie über die Jahre danach wenigstens etwas wissen, verdanken wir *V. Schmieden*, Ordinarius in Frankfurt, der anläßlich des Jahreskongresses der Mittelrheinischen Chirurgenvereinigung 1938 in Marburg den Festvortrag hielt mit dem Titel: „25 Jahre Mittelrheinische Chirurgenvereinigung". Er ist im Zentralblatt für Chirurgie 1939 Nr. 1 (2–4) publiziert. Aus dieser Publikation ist verkürzt folgendes zu entnehmen:

Die erste protokollierte Tagung hatte im Jahre 1912 in Frankfurt stattgefunden. F. König war von Altona nach einem kurzen Gastspiel in Greifswald nach Marburg übergesiedelt und hatte die Erfahrungen mitgebracht, die er bei der Gründung der Nordwestdeutschen Chirurgen-

---

[1] Eine ausführliche Darstellung ist in Vorbereitung und wird hoffentlich bei einer der nächsten Mitteldeutschen Chirurgentagungen vorliegen.

vereinigung in Hamburg gesammelt hatte; die Gründer dieser Vereinigung waren *H. Kümmell* und *F. König*, und nun gründete König gemeinsam mit *L. Rehn* in Frankfurt am Main unsere seitdem in regelmäßiger Folge tagende Vereinigung; nur unterbrochen durch den großen Krieg.

Fritz König darf als eigentlicher Träger der Idee bezeichnet werden, daß neben dem großen alljährlichen Chirurgenkongreß in Berlin, der seit dem Jahre 1872 in seinem viertägigen Ablauf tagt und schon damals gewaltig überlastet war, regionäre Vereinigungen zu begründen seien, die einen engeren nach Ländern umgrenzten Kreis in Form von WANDERVERSAMMLUNGEN zusammenschließen sollte; von vornherein lag die Idee zugrunde, die lokalen Vereinigungen sollten mehr der PRAKTISCHEN ARBEIT und vor allem der AUSSPRACHE gewidmet sein, gleichzeitig sollten sie eine Stätte sein für die Übung der jüngeren Chirurgen in der Vortragskunst und Aussprache.

„Der Charakter als Wanderversammlung gab die Gelegenheit, jeweils eine ganze geschlossene chirurgische Werkstätte unter der Leitung eines führenden Mannes arbeiten zu sehen und in der praktischen Arbeit zu belehrenden Vergleichen mit den eigenen Methoden anzuregen. So ist heute unser deutsches Vaterland in eine Reihe solcher Vereinigungen aufgeteilt, die an Königs fruchtbarer Anregung mit Freuden festhalten. Die Vereinigungen sind uns unentbehrlich geworden, sie haben alle Erwartungen in reichstem Maße erfüllt.

Wenn wir heute auf die ersten 25 Jahre der „Mittelrheinischen" zurückblicken, so tun wir das mit berechtigtem Stolze; sie ist eine der festgefügtesten, erfolgreichsten.

Gehen wir ihrer Geschichtsschreibung nach, so finden wir dank A. Borchards Entgegenkommen sämtliche Sitzungsberichte im Zbl. Chir.; sie wurden bis zum Jahre 1923 von Königs Hand selbst redigiert, seit diesem Jahr von Seifert (Würzburg). Zu Anfang tagte der noch kleine Kreis im Übereifer viel zu häufig! (Sechs Tagungen in dem Jahre vor dem Kriege!) Erst mit zunehmender Erfahrung, zugleich aber auch mit der regionären Erweiterung unseres Wirkungskreises, ergab sich eine heilsame Einschränkung.

So besteht heute die Gewohnheit, dem großem Frühjahrskongreß der Deutschen Gesellschaft für Chirurgie in Berlin im Herbst nur eine einzige Jahrestagung der 'Vereinigung' hinzuzufügen. Der Tagungsort wird jeweils bei der vorjährigen Sitzung und damit die Wahl des jeweiligen Vorsitzenden vereinbart.

Während des Krieges selbst hat *Wilms* ein einziges Mal in Heidelberg eine Kriegstagung veranstaltet (darüber gibt es keine Aufzeichnungen).

Erst Lexer war es, der in der Nachkriegszeit die Wiederbelebung unserer Vereinigung vornahm und nach Freiburg einlud (1920).

Bei der Wahl des Vorsitzenden und des nächsten Tagungsortes nimmt man Rücksicht auf die willkommene Gelegenheit, neuerbaute Kliniken kennenzulernen oder neu in unserem Kreise erscheinende Chefchirurgen in ihrer eigenen Werkstatt wirken zu sehen. So ist bei unseren Tagungen der Charakter als WANDERVERSAMMLUNG besonders wertvoll, während dem Berliner Chirurgenkongreß der traditionelle Tagungsort in der Reichshauptstadt zukommt.

Wir kennen uns in der Mittelrheinischen Chirurgenvereinigung untereinander besser als es in der großen Deutschen Gesellschaft für Chirurgie möglich ist; wir bilden einen Freundeskreis, eine Familie, die sich jedesmal wieder von neuem auf Ihr Wiedersehen freut.

Nach Abschluß der geographischen Entwicklung erstreckt sich unser Bezirk nunmehr auf folgende deutsche Gaue: Kurhessen, Hessen-Nassau, Koblenz-Trier, Saarpfalz, Baden, Württemberg-Hohenzollern; dazu kommt die Nordschweiz.

Die Tagungsleiter haben den einzelnen Sitzungen den Stempel ihrer Persönlichkeit gegeben; sie haben die individuelle Prägung, Vielgestaltigkeit, das aktuelle Interesse unserer Tagungen geformt und gewährleistet. So pulsierte immer neues Leben in unseren Reihen; die Person des Vorsitzenden gab einen betonten Mittelpunkt; IN EINZELNEN FÄLLEN TEILTE SICH DER VORSITZ IN JE ZWEI GLEICHBERECHTIGTE. MANCHMAL FÜHRTE EIN WÜRDIGER EMERITUS DEN EHRENVORSITZ.

Die schöne Marburger Tagung leitete uns mit guten Auspizien in das zweite Vierteljahrhundert unseres Bestehens hinüber.“

Die Gründer

Aus dem Bericht von Schmieden und dem Brief von F. König an Kleinschmidt, Wiesbaden, geht hervor, daß Rehn der Initiator war, eine neue regionale Mittelrheinische Chirurgenvereinigung zu gründen und daß ihm dabei König dank seiner Erfahrung behilflich war. Da *Rehn* bei vielen Tagungen Vorsitzender und König über viele Jahre hinaus Schriftführer war, waren beide für die Entwicklung der jungen Gesellschaft wohl gleich wichtig. Dennoch verbinden die meisten Chirurgen die Mittelrheinische Chirurgenvereinigung ausschließlich oder fast ausschließlich mit dem Namen von Ludwig Rehn. Dies könnte darauf zurückzuführen sein, daß Ludwig Rehn der Begründer der gleichnamigen, noch heute bekannten Chirurgenfamilie ist, dessen Sohn *Eduard Rehn*, ein Schüler von *Erich Lexer*, nach Professuren in Düsseldorf und Bonn den Freiburger Lehrstuhl für Chirurgie von 1928 bis 1952 innehatte und 1932 selbst Präsident der Mittelrheinischen Chirurgenvereinigung war. Der Enkel von L. Rehn, *Jörg Rehn*, war Chefchirurg am Krankenhaus

Bergmannsheil in Bochum und ab 1977 ordentlicher Professor für Chirurgie an der neu gegründeten Ruhr-Universität in Bochum.

Hinzu kommt, daß *L. Rehn* 1896, also vor etwas mehr als 100 Jahren, die erste erfolgreiche Naht einer perforierenden Messerstichverletzung des Herzens gelang. Schließlich wurde anläßlich der Mittelrheinischen Chirurgenvereinigung 1973 in Frankfurt am Main auf Initiative von Prof. *Edgar Ungeheuer* ein Jahrespreis, der Ludwig-Rehn-Preis, für die beste wissenschaftliche Leistung gestiftet.

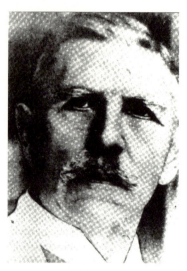

Abb. 1
Ludwig Rehn

Das Leben von Ludwig Rehn ist uns gut bekannt, vor allem aufgrund seiner Biographie, erschienen in „Die Medizin der Gegenwart in Selbstdarstellungen" (Verlag Felix Meiner, Leipzig, 1924). Rehn schreibt darin:

> „Ich bin geboren am 13.4.1849 in Allendorf an der Werra, in der Stadt, von der das Lied klingt: 'Am Brunnen vor dem Tore'. Mein Vater war Physikus eben da. Die Veranlagung ist mir vom Vater überkommen."

Die folgende Tabelle gibt die wichtigsten biographischen Daten aus dem Leben von Ludwig (Lui) Rehn wieder.

1849:   13. April geboren in Allendorf an der Werra als jüngstes von vier Geschwistern eines Arztes.

1861:   Besuch des Gymnasiums zu Hersfeld (Klosterschule).

1869–1874: Medizinstudium in Marburg (Lahn), unterbrochen durch freiwillige Kriegsteilnahme

1870/71:	im 13. Husaren-Rgt. Lehrer: Anatom Lieberkühn und Chirurg Roser, Gynäkologe Dohrn, Internist Mannkopff (letzterem widmet er später seine Promotionsarbeit).
1874:	Nach Approbation Assistent im Bürgerhospital zu Frankfurt am Main (damaliger Chefchirurg von 1847–1885 Gustav Passavant (1815–1893)). Dort entstand seine Promotionsarbeit.
1875:	Promotion, danach Niederlassung als Arzt in Griesheim am Main. Gleichzeitig Werksarzt für das Werk Griesheim der Farbwerke Hoechst.
1882:	Übersiedlung nach Rödelheim, um ein kleines Krankenhaus als Belegarzt nutzen zu können.
um 1885:	Studienreise nach Göttingen (Franz König), Berlin (Operationskurs in der Charité bei Bernhard von Langenbeck), Berlin-Friedrichshain (Max Schede (1844–1902)), Halle (Richard von Volkmann (1830–1889).
um 1885:	Operiert mit dem Gynäkologen Carl Stahl (Hegar-Schüler) in einer Privatklinik der Methodistenschwestern in Frankfurt am Main.
1886:	Chirurg am Städtischen Krankenhaus, seit 1.10.1887 Leitender Chirurg am neugebauten Städtischen Krankenhaus („Oberarzt der Chirurgischen Abteilung des Städtischen Krankenhauses") in Frankfurt am Main (16 Betten).
1892–1900:	Neubau der Chirurgischen Klinik (insgesamt 280 Betten) mit Unterstützung des Oberbürgermeisters Adickes (Hörsaal wurde erst 1913 gebaut) und Errichtung eines Instituts für experimentelle Chirurgie.
1901:	Oberstabsarzt 1. Klasse der Landwehr (Preußisches Sanitätskorps).
1905:	Vorsitzender des Ärztlichen Vereins in Frankfurt.
1906:	Rehn wird die Dienstbezeichnung „Direktor" der Chirurgischen Klinik verliehen mit einem jährlichen Gehalt von 9.500 Mark.
1911:	Vorsitzender der „Deutschen Gesellschaft für Chirurgie".
1914:	Ordentl. Professor an der neugegründeten Frankfurter Universität und Direktor der Chirurgischen Universitätsklinik; Rehn ist mit 65 Jahren der Älteste unter den Neuberufenen und ohne Habilitation.

1914:	Zu Beginn des Ersten Weltkrieges als beratender Chirurg (konsultierender Generalarzt) mit dem XVIII. Korps in Frankreich tätig, bis ihn eine schwere Wundinfektion zur Rückkehr zwang.
1919:	1. Mai nach seinem 70. Geburtstag wird Rehn von der Lehrtätigkeit befreit.
1919:	30. September Emeritierung im Alter von 70 Jahren. Als Nachfolger wird Ferdinand Sauerbruch berufen, der den Ruf jedoch ablehnt und in München bleibt. Daraufhin erhält Viktor Schmieden (1874–1945) den Ruf nach Frankfurt.
1922:	Rehn wird Ehrenmitglied der „Deutschen Gesellschaft für Chirurgie".
1930:	29. Mai, Ludwig Rehn stirbt in Frankfurt am Main.

Ludwig Rehn war chirurgischer Autodidakt, seine Assistentenzeit bei W. Roser an der Universität Marburg und bei Gustav Passavant im Frankfurter Bürgerhospital war viel zu kurz, um ihm eine chirurgische Prägung durch eine Schule zu geben. Seine ungewöhnliche berufliche Entwicklung führte ihn vom niedergelassenen Arzt in Griesheim bis zur Berufung als 1. Ordinarius für Chirurgie an die 1914 neugegründete Frankfurter Universität. Seine Berufung erfolgte im Alter von 65 Jahren ohne Habilitation an die selbe städtische Klinik, an der er bereits viele Jahre erfolgreich tätig war. Die Publikationen von Rehn umfassen das gesamte Spektrum des damals noch ungeteilten Faches Chirurgie. Unter den Arbeiten und Erfahrungsberichten ragen Publikationen hervor, die Ludwig Rehn einen festen Platz in der Geschichte der Chirurgie zu sichern.

1884 beschrieb er bereits Heilungen von Patienten mit M. Basedow durch subtotale Strumaresektion. 1895 berichtete er über das gehäufte Auftreten von Blasentumoren bei Anilinarbeitern. 1896 gelang ihm die erste erfolgreiche Herznaht nach Stichverletzung des rechten Ventrikels. 1897 führte er bereits Operationen am thorakalen Oesophagus über einen Zugang durch das hintere Mediastinum aus. Um 1920 berichtete er über die operative Behandlung (Perikardektomie) bei verkalkter Pericarditis.

Von F. König gibt es eine Autobiographie, sie lautet: Fritz König: Erinnerungen, geschrieben 1947 bis 1952, Erlebnisse, Beobachtungen und Gedanken eines Arztes, Chirurgen und Menschen. Außerdem liegt über F. König eine Doktorarbeit von H. Körner vor, die auf Veranlassung des Institutes für Geschichte der Medizin und Medizinische Soziologie (Direktor Prof. Dr. Gerhard Pfohl) 1980 in Würzburg erstellt wurde.

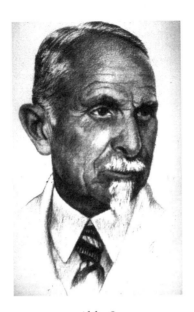

Abb. 2
Fritz König

Fritz König wurde am 30. Mai 1866 in Hanau geboren. Sein Vater war Chirurg und Universitätsprofessor in Rostock, danach in Göttingen. Fritz König legte im Jahre 1890 das Medizinische Staatsexamen mit der Note „sehr gut" ab. Selbstkritisch schrieb er dieses Ergebnis den guten Beziehungen zu den Professoren zu. Er promovierte mit einer Arbeit: „Der zystische Echinokokkus der Bauchhöhle und seine Eigentümlichkeit vor, bei und nach der Operation".

Er arbeitete danach zwei Jahre in der Pathologischen Anatomie bei Orth in Göttingen. Im Jahre 1892 begann er seine chirurgische Ausbildung unter dem berühmten Chirurgen Ernst von Bergmann. Bei ihm lernte er neun Jahre und wurde im Jahre 1900 nach Erhalt des Professorentitels zum Leiter der Chirurgischen Abteilung in Hamburg/Altona gewählt. 1910 erhielt er den Ruf als „Ordentlicher Professor für Chirurgie" und „Direktor der Chirurgischen Klinik" an der Universität Greifswald. In dieser verträumt abgelegenen Kleinstadtidylle hielt es ihn nicht lange, im Jahre 1911 wurde er auf den Lehrstuhl für Chirurgie an der Universität Marburg berufen. In Marburg lehrte er von 1911 bis 1918, in dieser Zeit initiierte Fritz König wichtige Fortschritte auf dem Gebiet der Anästhesie und er vervollkommnete seine Arbeit auf dem Gebiet der Osteosynthese. Auch für sein Lieblingsgebiet, die Plastische Chirurgie, ergab sich hier ein weites Betätigungsfeld. In die Marburger Zeit fiel auch die Gründung der Mittelrheinischen Chirurgenvereinigung.

In Marburg blieb Fritz König sieben Jahre, diese Zeit wurde durch den Ausbruch des Ersten Weltkrieges unterbrochen. Er war Generalfeldarzt im 2. Preußischen Armeekorps und war an verschiedenen Fronten als beratender Chirurg tätig.

Im Jahre 1918 erhielt König einen Ruf als Ordinarius für Chirurgie an die Chirurgische Universitätsklinik in Würzburg. 1922 tagte dort unter seinem Vorsitz die Mittelrheinische Chirurgenvereinigung. Darüber schreibt König in seinen Erinnerungen:

> „Wir Chirurgen hatten nun auch in der Mittelrheinischen Chirurgenvereinigung eine sehr fruchtbare Gesellschaft, die ich am 21.2.1922 begrüßen und in das soeben eröffnete Luidpold-Krankenhaus führen durfte."

Im Jahre 1934 mußte *Fritz König* seine amtliche Tätigkeit aufgeben, es traf ihn unter entwürdigenden Umständen durch die neuen Machthaber. Der bittere Abgang wurde ihm nur teilweise versüßt durch die vielen Ehrungen und die Gelegenheit, seine Büste im Garten seiner Klinik aufstellen zu lassen. Er konnte noch als Mitglied des Reichsausschusses für Krebsbekämpfung seiner ärztlichen Pflicht genügen und auf diesem Gebiet Fortbildungskurse halten. *Fritz König* starb am 16. August 1952 im Alter von 86 Jahren. Das wissenschaftliche Werk von Fritz König war außerordentlich vielfältig und umfaßte über 260 Veröffentlichungen.

Ehrenmitglieder

Die Mittelrheinische Chirurgenvereinigung ist kein eingetragener Verein, sie besitzt keine festgeschriebene Satzung und somit auch keine verbindlichen Regeln für eine Ehrenmitgliedschaft. Im VADEMECUM des früheren Schriftführers, *Leo Koslowski*, steht folgende Empfehlung:

> „Die Vereinigung kann verdiente Chirurgen zu Ehrenmitgliedern ernennen. Vorschlagsberechtigt ist jedes Mitglied. Der Vorschlag ist an den Jahresvorsitzenden zu richten, der eine Meinungsbildung im Kreise der früheren Vorsitzenden herbeiführt. Deren einstimmiges Einverständnis ist Voraussetzung für die Ernennung zum Ehrenmitglied.
>
> In der Regel soll pro Jahr nur eine Ehrenmitgliedschaft verliehen werden. Der Jahresvorsitzende veranlaßt den Druck der entsprechenden Urkunde, die während der Eröffnungssitzung überreicht wird."

Durch sehr ausführliche Recherchen in sämtlichen, dem Schriftführer zur Verfügung stehenden Unterlagen, konnten die folgenden Ehrenmitglieder eruiert werden.

Allgöwer, Basel	Linder, Heidelberg[†]
Bauer, Heidelberg[†]	Messer, Frankfurt[†]
Bürkle de la Camp, Bochum[†]	Neff, Schaffhausen[†]
Dick, Tübingen[†]	Rehn, E., Freiburg[†]
Geissendörfer, Frankfurt[†]	Rehn, L., Frankfurt[†]
Guleke, Jena[†]	Spohn, Karlsruhe[†]
Hamelmann, Kiel	Schmieden, Frankfurt[†]
Hartel, Ulm	Schriefers, Koblenz
Hollender, Straßburg	Schwaiger, Freiburg[†]
Junghanns, Frankfurt[†]	Trede, Mannheim
Kern, Würzburg	Ungeheuer, Frankfurt[†]
König, Würzburg[†]	Vossschulte, Gießen
Koslowski, Tübingen	Weller, Tübingen
Kümmerle, Mainz	Willenegger, Pratteln
Largiader, Zürich	Zenker, München[†]

(Die Vollständigkeit dieser Liste kann nicht garantiert werden.)

Die Jahreskongresse und Jahresvorsitzenden

Die Tabelle auf Seite 89 zeigt in ununterbrochener Folge die Tagungsorte, den Jahresvorsitzenden sowie den Schriftführer und teilweise auch das Tagungsthema aller Kongresse seit dem 1. Kongreß im November 1912.

Auf den Festvortrag, der von Schmieden anläßlich des 25jährigen Bestehens der Mittelrheinischen Chirurgenvereinigung 1938 in Marburg gehalten wurde, wurde schon hingewiesen.

Über die Tagung 1939 in Heidelberg unter Kirschner gibt es keine Unterlagen.

Am 11. und 12. April 1947 fand die 1. Tagung Mittelrheinischer Chirurgen nach dem Zweiten Weltkrieg in Heidelberg unter der Präsidentschaft von *K.H. Bauer* statt. Bauer hatte am 1. Januar 1943 die neue, von Martin Kirschner auf den modernsten Stand gebrachte chirurgische Klinik übernommen (s. S. 245). Am Tag des Einzugs der Amerikanischen Truppen in Heidelberg wurde die Universität geschlossen. *K.H. Bauer* gelang es bereits wenige Monate später durch wiederholte Appelle an die Humanität der Sieger, die Universität im August 1945 wieder zu eröffnen, K.H. Bauer wurde ihr erster Rektor. Es spricht für die ungeheuere Arbeitskraft von K.H. Bauer, daß er neben dem Rektorat und dem Ordinariat die Mittelrheinische Chirurgenvereinigung wieder ins Leben rief und zur 1. Tagung nach dem Zweiten Weltkrieg nach Heidelberg eingeladen hatte. Im großen Hörsaal der Chirurgischen Klinik begrüßte *K.H. Bauer* als Gastgeber die nahezu 200 Gäste, darunter den Senior der Mittelrheinischen Chirurgen, Geheimrat Fritz König, und den Hauptreferenten, Prof. *Brunner*, aus Zürich, dessen Kommen ein erfreuliches Zeichen des wiederbeginnenden wissenschaftlichen Kontaktes mit dem Ausland darstellte. *K.H. Bauer* beendete seine Eröffnungsansprache mit folgenden Worten:

> „Wir haben viel, ja es scheint, wir hätten alles verloren. Geblieben aber ist das Reich des Geistes, das Reich der Kunst und Wissenschaft. Schlimm ist auch hier, die Ernte des Todes. Aber lebendig unser Wissen um die Geschichte deutscher Wissenschaft und unerschütterlich unser Glaube an ihre Wiedergeburt! Wir tagen um der Jugend willen!"

Die Schriftführer

Über die Aufgabenbereiche der früheren Schriftführer, die in der Tabelle auf Seite 89 aufgezeichnet sind, ist nichts genaueres bekannt, auch nicht über deren Wahl. Von 1912 bis 1922 (Ausnahme 1916) war *König* Schriftführer, auf ihn folgte von 1923 bis 1938 *Seifert* aus Würzburg, danach war *K.H. Bauer* von 1947 bis 1955 Schriftführer. 1956 übernahm dieses Amt *Brandt* aus Mainz, der es 1969 an *F. Linder* in Heidelberg übergab. Linder übte dieses Amt bis 1976 aus, danach kam 1977 *L. Koslowski* aus Tübingen. Er berichtete mir vor einigen Jahren, daß Linder ohne „demokratische Umwege" zu ihm gesagt habe: „Leo, jetzt übernimmst du dieses Amt." Er hatte es mit großer Umsicht und Fairneß bis 1993 innegehabt.

Auf dem Mittelrheinischen Chirurgenkongreß 1993 in Karlsruhe wurde bei der Mitgliederversammlung *R. Bähr*, Karlsruhe, als sein Nachfolger gewählt.

Heute ist der Schriftführer gleichzeitig auch Kassenwart der Vereinigung. Er stellt die Mitgliederliste zusammen und berät die Jahresvorsitzenden bei ihren Tagungen. Er ist für die Vergabe des Ludwig-Rehn-Preises mitverantwortlich.

Der Ludwig-Rehn-Preis und die Ludwig-Rehn-Preis-Träger

1973 fand der Mittelrheinische Chirurgenkongreß unter der Präsidentschaft von Prof. Dr. *E. Ungeheuer* in Frankfurt am Main statt. Auf Initiative von E. Ungeheuer stiftete die Industrie- und Handelskammer Frankfurt den Ludwig-Rehn-Preis. In einem Schreiben der Industrie- und Handelskammer Frankfurt am Main heißt es:

> „Das Präsidium der Industrie- und Handelskammer Frankfurt am Main hat im Jahre 1973 anläßlich der Tagung der Vereinigung der Mittelrheinischen Chirurgen vom 25. bis 27. Oktober 1973 in Frankfurt am Main zu Ehren von Prof. Dr. Ludwig Rehn, dem 1. Ordinarius für Chirurgie an der Wolfgang-von-Goethe-Universität Frankfurt am Main, die Stiftung eines Preises für eine hervorragende wissenschaftliche Arbeit auf dem Gebiet der Allgemeinchirurgie, und zwar speziell aus dem klinischen Bereich, beschlossen. Der Preis erhielt den Namen ‘Ludwig-Rehn-Preis’. Er ist mit 3.000,00 DM dotiert und mit einer Urkunde verbunden. Die Verleihung des Ludwig-Rehn-Preises erfolgt alljährlich auf der Tagung der Mittelrheinischen Chirurgenvereinigung und wird erstmals im Jahre 1974 vorgenommen."

Am 13.12.1984 beschloß das Präsidium der Industrie- und Handelskammer die Dotierung des Ludwig-Rehn-Preises auf 5.000,00 DM zu erhöhen.

Die folgende Liste zeigt die Preisträger des Ludwig-Rehn-Preises von 1974 bis 1998.

1974 *Mühe*, Erich, Chir. Universitätsklinik, Erlangen

1975 *Kieninger*, Günther, Chir. Universitätsklinik, Tübingen
Bokelmann, Dieter, Chir. Universitätsklinik, Heidelberg

1976 *Werner*, Bernd, de Heer, Kofi, Chir. Universitätsklinik, Hamburg
Mitschke, Hartmut, Pathologisches Institut, Universitätsklinik Hamburg

1977 *Bähr*, Rainer, Chir. Universitätsklinik, Tübingen

1978 *Mangold*, Günther, Chir. Universitätsklinik, Mainz

1979 *Heitland*, Wolf, Chir. Universitätsklinik, Tübingen

1980 *Wacha*, Hannes, Chir. Klinik, Krankenhaus Nordwest, Frankfurt am Main

1981 *Wendling*, Peter, Chir. Universitätsklinik, Mainz

1982 *Breucha*, Georg, Chir. Universitätsklinik, Tübingen

1983 *Waninger*, Jörg, Chir. Universitätsklinik, Freiburg i. Br.

1984 *Hopt*, Ulrich, Chir. Universitätsklinik, Tübingen

1985 *Kienzle*, Hans-Friedrich, Chir. Klinik, Städt. Klinikum, Karlsruhe

1986 *Feller*, Axel-Mario, Chir. Universitätsklinik, Tübingen

1987 *Büchler*, Markus, Chir. Universitätsklinik, Ulm

1988 *Henneking*, Klaus Wilhelm, Chir. Universitätsklinik, Gießen

1989 *Padberg*, Winfried M., Chir. Universitätsklinik, Gießen
     Weidringer, Johann Wilhelm, Bundeswehrkrankenhaus, Ulm

1990 *Böttger*, Thomas Carsten, Chir. Universitätsklinik, Mainz
     Petermann, Christian, Chir. Universitätsklinik, Mannheim

1991 *Stöhr*, Christoph, Chirurgische Abteilung, St. Josephs-Krankenhaus, Losheim/Saar

1992 *Lamesch*, Peter, Klinik für Abdominal- u. Transplantationschirurgie, Medizinische Hochschule, Hannover

1993 Kein Preisträger

1994 *Büsing*, Martin, Chir. Universitätsklinik, Knappschaftskrankenhaus, Bochum

1995 Kein Preisträger

1996 *Heintz*, Achim, Klinik und Poliklinik für Allgemein- und Abdominalchirurgie, Johannes-Gutenberg-Universität, Mainz

1997 *Fritz*, Thomas, Chir. Universitätsklinik, Heidelberg

1998 *Mellert*, Joachim, Chir. Universitätsklinik, Rostock

Status der Vereinigung

Da die Vereinigung Mittelrheinischer Chirurgen kein eingetragener Verein ist und keine festgeschriebene Satzung besitzt, ist der Verein als juristische Person nicht existent. Um so erstaunlicher ist es, daß sich zu den Mittelrheinischen Chirurgenkongressen Jahr für Jahr ca. 400 Chirurgen zusammenfinden und im Geiste der Gründer die wissenschaftlichen Sitzungen besuchen, die chirurgische Wirkungsstätte des Tagungsvorsitzenden kennenlernen und auch das Gesellschaftliche nicht zu kurz kommen lassen. Um dem Jahresvorsitzenden eine Richtschnur für alles traditionell überlieferte, aber nicht festgeschriebene zu geben, hat der frühere Schriftführer, *Leo Koslowski*, das folgende Vademecum herausgegeben.

Vademecum für die Jahresvorsitzenden

Die Vereinigung Mittelrheinischer Chirurgen ist ein freier Zusammenschluß der Chirurgen in der deutschsprachigen Schweiz, dem Elsaß, in Baden-Württemberg, Saarland, Rheinland-Pfalz und Hessen sowie rheinabwärts bis Bonn einschließlich, ferner mainaufwärts bis Würzburg, Nürnberg und Erlangen.

Die Vereinigung ist kein eingetragener Verein und besitzt keine geschriebene Satzung.

Das Mitgliedsverzeichnis wird vom ständigen Schriftführer geführt und ergänzt.

Für die Beitrittserklärung genügt ein formloser Antrag ohne Bürgen, der an den ständigen Schriftführer zu richten ist.

Aufgabe des Jahresvorsitzenden ist die Vorbereitung und Durchführung der Jahrestagung. Sie findet in der Regel am ersten Wochenende im Oktober statt. Der Zeitpunkt sollte mit anderen regionalen Vereinigungen (Bayerische Chirurgenvereinigung, Niederrheinisch-Westfälische Chirurgenvereinigung, Nordwestdeutsche Chirurgenvereinigung, Berliner Chirurgen-Gesellschaft) abgestimmt werden, um Überschneidungen zu vermeiden. Das gleiche gilt für die Hauptthemen der Tagungen.

Die Tagung sollte in erster Linie der praktischen Fortbildung der Chirurgen gewidmet sein, weniger der Erörterung neuer wissenschaftlicher Probleme.

Allgemein ist zu beachten, daß nicht zu viel Hauptthemen (nicht mehr als fünf) in das Programm aufgenommen werden sollen. Dabei ist Ausgewogenheit zwischen sogenannten Hauptreferaten und Kurzvorträgen anzustreben. Der Diskussion sollte genügend Zeit vorbehalten bleiben. Auch das Bedürfnis des chirurgischen Nachwuchses, sich zu präsentieren, ist zu berücksichtigen, da der Nachwuchs beim Deutschen Chirurgenkongreß in München meist zu kurz kommt.

Die Zahl der Vorträge sollte 50 bis 60 nicht überschreiten. Empfehlenswert: sechs Minuten Redezeit + vier Minuten Diskussion = zehn Minuten pro Vortrag. Bei den Zusagen an Vortragsanmelder ist darauf hinzuweisen, daß Diapositive in deutscher Sprache zu beschriften sind.

Zum Zeitablauf der Tagung:

Traditionell beginnt sie am Donnerstag nachmittag um 15.30 Uhr oder 16.00 Uhr mit klinischen Demonstrationen der Klinik des Vorsitzenden oder mehrerer Kliniken aus dem Tagungsort.

Am Donnerstagabend kann ein Kammerkonzert oder Orgelkonzert die Teilnehmer einstimmen.

Am Donnerstagabend um 19.30 Uhr oder 20.00 Uhr veranstaltet der Vorsitzende ein Essen mit Damen, zu dem er persönlich einlädt. Der Kreis der Eingeladenen bleibt ihm freigestellt. Obligatorisch ist eine Einladung an die ehemaligen Vorsitzenden und an die Ehrenmitglieder. Es empfiehlt sich, die Ordinarien aus dem Bereich der Vereinigung und die Chefärzte großer städtischer Kliniken dazu einzuladen. Darüber hinaus kann der Vorsitzende auch Kollegen aus seinem persönlichen Freundeskreis oder aus seiner Chirurgen-Schule nach Belieben einladen. Die Gesamtzahl der Gäste sollte 60 bis 80 nicht überschreiten. Anzugsordnung: Smoking.

Bei diesem Essen hält der Vorsitzende eine kurze Ansprache, der Vorgänger eine Damenrede.

Die festliche Eröffnung des Kongresses kann bereits am Donnerstagabend stattfinden. Damit wird am Freitag vormittag Zeit für die wissenschaftliche Sitzung gewonnen. Die Eröffnung beginnt mit einer kurzen Ansprache des Vorsitzenden. Programmatische Erklärungen werden von ihm nicht erwartet. Zahl und Dauer von Begrüßungsansprachen der eingeladenen Gäste sind möglichst zu begrenzen. Es folgt die Verleihung des Ludwig-Rehn-Preises.

Am Freitagvormittag beginnt die wissenschaftliche Sitzung um 8.30 Uhr oder 9.00 Uhr. Mittags sollte ein Imbiß möglichst im Tagungsgebäude vorbereitet werden, da die Mittagspause nur kurz ist. Der Nachmittag beginnt um 14.15 Uhr oder 14.30 Uhr mit der Mitgliederversammlung. Einziger Tagesordnungspunkt ist die Wahl des nächstjährigen Vorsitzenden und damit auch die Festlegung des Tagungsortes. Rechenschaftsberichte – auch über die Kassenlage – werden dabei nicht vorgelegt. Für die Mitgliederversammlung sind 10 bis 15 Minuten ausreichend. Anschließend wird das wissenschaftliche Programm fortgesetzt. Am Freitag findet ein Festabend für die Mitglieder mit ihren Damen und erwachsenen Kindern, auch mit Freunden statt. Es empfiehlt sich, die Kosten des Essens, wie auch der Getränke beim Preis der Eintrittskarten einzukalkulieren. Dabei hat es sich als zweckmäßig erwiesen, zwei bis drei Weine anzubieten, die im Preis enthalten sind. Hier ergibt sich die Möglichkeit, einen gewissen Anteil der Gesamtkosten der Tagung zu decken. Der Festabend sollte dem Genius Loci des Tagungsortes Rechnung tragen. Traditionell ist das Tragen des Smokings üblich. Der Vorsitzende begrüßt kurz. Eine Damen- oder Herrenrede wird erwartet. Am Samstag beginnt die Vormittagstagung um 8.30 Uhr und dauert bis 13.00 Uhr. Am Schluß der Vormittagssitzung kann ein Vortragsthema von allgemeinem Interesse eingeplant werden. Das letzte Hauptthema der wissenschaftlichen Tagung sollte so viel Interesse erwecken, daß die Teilnehmer bis zum Schluß aushalten.

Die Gestaltung des Rahmenprogramms bleibt dem Vorsitzenden und seiner Frau überlassen. Es sollte, wie auch die Eröffnung, musischen Charakter tragen.

Die Gesamtkosten der Tagung werden vom Vorsitzenden in eigener Verantwortung finanziert. Hauptquelle der Einnahmen sind die Ausstellergebühren. Überschüsse stehen dem Vorsitzenden zur freien Verfügung. Zuschüsse vom Postgirokonto der Vereinigung sind bei dem niedrigen Jahresbeitrag nur begrenzt möglich.

Die schriftliche Einladung zur Tagung mit Ankündigung der Hauptthemen soll Ende März ausgesandt werden, das endgültige Programm Ende Juli/Anfang August.

Bei der Wahl des Vorsitzenden hat sich folgendes Vorgehen eingebürgert: Chirurgen, die daran interessiert sind, den Vorsitz der Mittelrheinischen Chirurgenvereinigung und damit die Ausrichtung der Jahrestagung zu übernehmen, wenden sich mit einer schriftlichen Einladung an den ständigen Schriftführer. Meist liegen zwei bis drei Einladungen vor. In der Regel soll ein Universitätschirurg mit einem Krankenhauschirurgen im Vorsitz der Vereinigung wechseln, doch sind Ausnahmen möglich. Der ständige Schriftführer setzt sich mit den Alt-Vorsitzenden der Vereinigung in Verbindung und führt eine Meinungsbildung über den nächstjährigen Vorsitz herbei. Auch der Vorsitzende des übernächsten Jahres sollte in Vorschlag gebracht werden. Dieser wird der Mitgliederversammlung unterbreitet. Dabei sollen alle Regionen, die zur Mittelrheinischen Chirurgenvereinigung gehören, möglichst gleichmäßig berücksichtigt werden.

In der Einladung zur Tagung ist auf den Ludwig-Rehn-Preis hinzuweisen, der von der Industrie- und Handelskammer Frankfurt gestiftet und von ihr gemeinsam mit der Mittelrheinischen Chirurgenvereinigung jährlich vergeben wird.

Die Verleihung des Ludwig-Rehn-Preises erfolgt auf der Tagung der Mittelrheinischen Chirurgen durch deren Jahresvorsitzenden gemeinsam mit dem Präsidenten der IHK Frankfurt.

Der Preis wird einem Arzt oder einer Gruppe von Ärzten vorzugsweise aus dem Kreis der Vereinigung Mittelrheinischer Chirurgen verliehen. Über die Vergabe des Preises entscheidet ein Kuratorium. Die Mitglieder der Vereinigung können Mitarbeiter zur Verleihung des Ludwig-Rehn-Preises vorschlagen. Dem jeweiligen Vorschlag muß eine wissenschaftliche Arbeit, die zuvor noch nicht veröffentlicht wurde, beigefügt sein. Die Einsendung erfolgt an den ständigen Schriftführer. Die Arbeiten müssen bis zum 1. Juni d.J. in drei Exemplaren vorliegen. Der ständige Schriftführer übersendet je ein Exemplar an den Jahresvorsitzenden und an Herrn Ungeheuer. Nach dem Tod von Herrn Ungeheuer ist Herr Encke, ebenfalls Frankfurt, der Mittelsmann zur Industrie- und Handelskammer Frankfurt. Die Preisrichter stimmen sich bis Anfang September telefonisch oder schriftlich ab. Der Jahresvorsitzende teilt dem Mittelsmann sodann mit, wer den Preis erhalten soll und spricht mit ihm den Text der Urkunde ab, die von der Industrie- und Handelskammer Frankfurt gedruckt und von deren Präsidenten und dem Jahresvorsitzenden unterzeichnet wird. Es ist notwendig, die Industrie- und Handelskammer Frankfurt rechtzeitig zu informieren, damit keine Verstimmung entsteht und die Urkunde rechtzeitig fertiggestellt werden kann. Der Preisträger ist vom Jahresvorsitzenden rechtzeitig zur Eröffnung einzuladen.

Nachtrag VADEMECUM (1990):

Der Jahresvorsitzende erhält vom Schriftführer zur Finanzierung der Tagung einen Zuschuß von DM 5.000,00 aus dem Postgirokonto der Vereinigung. Es ist zu empfehlen, ein Sonderkonto einzurichten, das der Vorsitzende zu Beginn seines Amtsjahres dem Schriftführer mitteilt.

Ehrenmitglieder:

Die Vereinigung kann verdiente Chirurgen zu Ehrenmitgliedern ernennen. Vorschlagsberechtigt ist jedes Mitglied. Der Vorschlag ist an den Jahresvorsitzenden zu richten, der eine Meinungsbildung im Kreise der früheren Vorsitzenden herbeiführt. Deren einstimmiges Einverständnis ist Voraussetzung für die Ernennung zum Ehrenmitglied.

In der Regel soll pro Jahr nur eine Ehrenmitgliedschaft verliehen werden. Der Jahresvorsitzende veranlaßt den Druck der entsprechenden
Urkunde, die während der Eröffnungssitzung überreicht wird.

Der Text der Urkunde lautet:

„Die VEREINIGUNG MITTELRHEINISCHER CHIRURGEN
ernennt anläßlich ihrer

.... Jahrestagung in ....

Herrn

zu ihrem Ehrenmitglied“.

Ort und Datum

....

                   Vorsitzender der Vereinigung
                   Mittelrheinischer Chirurgen 19..

Tagungsführer:

Der Tagungsführer bzw. das endgültige Programm wird vom Vorsitzenden nach seinem Ermessen gestaltet. Eine Liste der Tagungen der Vereinigung mit der Jahreszahl, den Namen des Tagungsortes und des Vorsitzenden seit 1947 sowie eine Liste mit den Namen der lebenden
Ehrenmitglieder soll jeweils im Tagungsführer abgedruckt werden.

Mitgliederverzeichnis:

Das vom Schriftführer auf dem aktuellen Stand gehaltene Mitgliederverzeichnis wird alle drei Jahre vom Demeter-Verlag neu gedruckt und an
die Mitglieder versandt.

Nachtrag VADEMECUM (1996):

Im Verlauf der vergangenen Tagung hatte sich gezeigt, daß nicht immer
und nicht überall das von Herrn Prof. *Koslowski* herausgegebene Vademecum befolgt werden kann. Ich erlaube mir daher einige Ergänzungen und Abänderungsvorschläge den zukünftigen Tagungsvorsitzenden
zu unterbreiten.

1. Die klinische Demonstration soll zwei Stunden nicht überschreiten.
   Es soll eine klinische Atmosphäre vorherrschen, das heißt die Demonstration soll möglichst in einem Hörsaal stattfinden, sofern dies

nicht möglich ist, sollen die vortragenden Assistenten der gastgebenden Klinik einheitlich in weißer Dienstkleidung erscheinen. Die klinische Demonstration soll möglichst nicht vor 15.00 Uhr beginnen, damit die Chirurgen der Region den Donnerstag noch im eigenen Operationssaal verbringen können.

2. Die traditionelle Eröffnung des Kongresses fand in den vergangenen Jahren überwiegend am Donnerstagabend statt, um am Freitagvormittag gleich mit dem wissenschaftlichen Programm beginnen zu können.

3. Zwischen dem Ende der klinischen Demonstration und dem Beginn der Eröffnungsveranstaltung sollte ein genügend großer zeitlicher Abstand liegen, um pünktlich – unter Umständen nach einer kleinen Ruhepause im Hotel – an der Kongreßeröffnung teilnehmen zu können. Die Dauer der Eröffnungsveranstaltung soll 1 ½ Std. in keinem Fall überschreiten. Im Anschluß an die Kongreßeröffnung fand früher auf Einladung des Tagungsvorsitzenden ein Essen im kleineren Kreise statt (siehe 2. Seite des Vademecums von Koslowski). Dadurch ist gelegentlich der Eindruck einer Zweiklassengesellschaft aufgetreten. Einige Tagungsvorsitzende sind dem aus dem Wege gegangen, indem bereits am Donnerstagabend ein Buffet und/oder ein Theaterstück für alle Kongreßteilnehmer organisiert wurde. Es obliegt dem Tagungspräsidenten ein offizielles Essen für einen kleineren Kreis geladener Gäste zu geben oder, wie oben beschrieben zu, verfahren.

Der Festvortrag, der im allgemeinen am Samstag die Tagung beschloß, kann auch schon hier gehalten werden. Bei den Tagungen seit 1994 wurde bei der Kongreßeröffnung ein erster Festvortrag, am Ende der Tagung ein zweiter gehalten, deren Thematik korrespondierten und die Tagung umschlossen. Dies hat sich auch bei den darauffolgenden Tagungen sehr bewährt.

4. Da die Zahl der Vortragenden durch die Zeitdauer der Tagung begrenzt ist, wurden in den vergangenen Jahren Posterausstellungen abgehalten, das beste Poster wurde mit einem Preis bedacht. Die Höhe des Preises war in den vergangenen Jahren willkürlich 3.000,00 DM, es obliegt dem Tagungspräsidenten einen Geldpreis und die Höhe des Geldpreises zu bestimmen. Ein Zuschuß der Mittelrheinischen Chirurgenvereinigung kann hierfür nicht gegeben werden.

5. Allgemein- (viszeralchirurgische) und unfallchirurgische Themen sollen sich in etwa die Waage halten, ebenso die Zahl der Vorträge. Wenn möglich soll der Tagungspräsident, der bislang immer Allge-

mein- bzw. Viszeralchirurg war, die Tagung in Kooperation mit einem Unfallchirurgen durchführen. Wird ein Unfallchirurg Tagungspräsident soll dies in umgekehrter Weise erfolgen.

6. Im Preisrichterkollegium für den Ludwig-Rehn-Preis nimmt Prof. Encke nach dem Tod von Prof. Ungeheuer dessen Aufgaben wahr.

Synopse der Tagungen und Vorstände

Nr.	Datum	Ort	Vorsitz	Schrift-führer	Thema	referiert in
1.	16. Nov. 1912	Frankfurt/M	Rehn sen.	König	Verschiedenes	Zbl. Chir. 40 (1913) 89-99
2.	15. Feb. 1913	Frankfurt/M	Rehn sen.	König	Verschiedenes	Zbl. Chir. 40 (1013) 554–561 600–606
3.	7. Juni 1913	Marburg/L.	König	König	Oesophagus; Verschiedenes	Zbl. Chir. 40 (1913) 1175–1188
4.	22. Nov. 1913	Frankfurt/M	Rehn sen.	König	Appendicitis, Fascientransplantation, Peritonitis	Zbl. Chir. 41 (1914) 322–344
5.	28. Feb. 1914	Frankfurt/M	Rehn sen.	König	Kniegelenkstransplant., Ulcus, Nierenehir. u.a.	Zbl. Chir. 41 (1914) 1022–1036
6.	25. Juli 1914	Heidelberg	Wilms	König		nicht referiert, angekündigt Zbl. Chir. 41 (1914) 1208
7.	8./9. Jan. 1916	Heidelberg	Wilms	M. Strauss	Schußwunden, Tetanus, kompl. Frakturen u.a.	Zbl. Chir. 43 (1916) 143–148, 167–173
8.	30./31. Juli 1920	Freiburg	Lexer	König	Verschiedenes	Zbl. Chir. 47 (1920) 1439
9.	27. Nov. 1920	Frankfurt/M	Schmieden	König	Verschiedenes	Zbl. Chir. 48 (1921) 657–682
10.	30. Juli 1921	Heidelberg	Enderlen	Seifert	OP in bestrahltem Gebiet u.a.	Zbl. Chir. 48 (1921) 1853–1886
11.	21. Jan. 1922	Würzburg	König	König	Verschiedenes	Zbl. Chir. 49 (1922) 786–811

Nr.	Datum	Ort	Vorsitz	Schrift-führer	Thema	referiert in
12.	12. Juni 1922	Tübingen	Perthes	König	Verschiedenes	Zbl. Chir. 49 (1922) 1508–1543
13.	6. Jan. 1923	Frankfurt/M	Schmieden	Seifert	Pylorusstenose, Abdominalchirurgie, Urologie u.a.	Zbl. Chir. 50 (1923) 751–782 Hinweis auf eine nicht gedr. Eröffnungsrede v. L. Rehn „Zum 10-jährigen Bestehen der Vereinigung"
14.	9. Juni 1923	Gießen	A.W. Fischer	Seifert	Verschiedenes	Zbl. Chir. 50 (1923) 1443–1460
15.	12. Jan. 1924	Frankfurt/M	Schmiden	Seifert	Verschiedenes	Zbl. Chir. 51 (1924) 843–868
16.	12. Jan. 1924	Marburg/L.	Läwen	Seifert	Verschiedenes	Zbl. Chir. 51 (1924) 2249-2270
17.	10. Jan. 1925	Stuttgart	Hofmeister Steinthal	Seifert	Verschiedenes	Zbl. Chir. 52 (1925) 582-606
18.	4. Juli 1925	Jena	Guleke	Seifert	Schädelplastik, Gallensteine u.a. Zbl. Chir. 52 (1925) 2062–2087	
19.	23. Jan. 1926	Wiesbaden	Landow Heile	Seifert	Urologie, Diabetes und Chirurgie u.a.	Zbl. Chir. 53 (1926) 1000–1022
20.	30./31. Juli 1926	Freiburg	Lexer/ Kraske	Seifert	Verschiedenes	Zbl. Chir. 53 (1926) 2593–2607
21.	28./29. Jan. 1927	Frankfurt/M	Schmieden	Seifert	Neben versch. Themen: Caspari: Das Problem der Entstehung des Krebses m. gr. Ausspr.)	Zb. Chir. 54 (1927) 984–1018
22.	28. Jan. 1928	Heidelberg	Enderlen	Seifert	Verschiedenes	Zbl. Chir. 55 (1928) 927–953
23.	26/27. Okt. 1928	Frankfurt/M	Schmieden	Seifert	Neben versch. Themen: Liniger: Die Technik in der Begutachtung der Unfallverletzungen, über Zusammenhangsfragen, bes. Tuberkulose und Osteomyelitis (m. gr. Aussprache)	Zbl. Chir. 56 (1929) 1885–1914

Nr.	Datum	Ort	Vorsitz	Schrift-führer	Thema	referiert in
24.	7./8. Juni 1929	Tübingen	Kirschner	Seifert	Neben versch. Themen: Gaupp: Die „traumatische Neurose" bei der Bewertung von Unfallfolgen und die Rechtsprechung	Zbl. Chir. 56 (1929) 1885–1914
25.	18./19. Okt. 1929	Marburg/L.	Klapp	Seifert	Oszillometrie, Wirbelsäule u.a.	Zbl. Chir. 57 (1930) 34–61
26.	27/28. Juni 1930	Basel	Henschen	Seifert	Neben versch. Themen: Linser: 20jährige Erfahrung über die Infektionsbehandlung der Varicen, Ileus, Niere	Zbl. Chir. 57 (1930) 2189–2222
27.	31. Jan. 1931	Wiesbaden	Heile/Klein-sehmidt	Seifert	Verschiedenes	Zbl. Chir. 59 (1931) 1449–1471
28.	10. Okt. 1931	Mainz	Jehn	Seifert	Verschiedenes	Zbl. Chir. 59 (1932) 48-63, 102–120
29.	29/30. Juli 1932	Freiburg	Rehn jun.	Seifert	Neben versch. Themen: Büchner: Die Erkrankung des Herzens in ihrer Bedeutung für die Chirurgie	Zbl. Chir. 59 (1932) 2820–2856
30.	27./28. Okt. 1934	Frankfurt/M	Schmieden	Seifert	Pankreas: Rectum-CA u.a.	Zbl. Chir. 62 (1935) 454–470, 531–543, 571–582
31.	28./29. Sept. 1935	Gießen	A.W. Fischer	Seifert	Wirbelsäulenerkrankung, Rückenschmerzen u.a.	Zbl. Chir. 62 (1935) 2967–3002
32.	10./11. Juli 1936	Jena	Guleke	Seifert	Verschiedenes	Zbl. Chir. 63 (1936) 2506–2522, 2555–2570
33.	1./2. Okt. 1937	Tübingen	Usadel	Seifert	Magen- und Zwölffingerdarmgeschwür u.a.	Zbl. Chir. 65 (1938) 26–54
34.	4./5. Nov. 1938	Marburg/L.	Klapp	Seifert	Verschiedenes	Zbl. Chir. 66 (1939) 808–829

(Übersicht über die ersten 34 Tagungen der Mittelrheinischen Chirurgen im Laufe einer 25jährigen Vereinsgeschichte)

Nr.	Datum	Ort	Vorsitz	Schrift-führer	Thema	referiert in
35.	1939	Heidelberg	Kirschner			
36.	11./12. April 1947	Heidelberg	Bauer	Bauer	Hauptref.: Brunner, A. Bronchial-Carcinom	Chirurg 17/18 (1947) 423-29

Nr.	Datum	Ort	Vorsitz	Schrift-führer	Thema	referiert in
37.	Herbst 1947	Tagung fällt wegen Erkrankung von Herrn Prof. Kleinschmidt, Wiesbaden, aus.				
38.	16./17. April 1948	Wiesbaden	Klein-schmidt	Bauer	Thoraxchirurgie, Magenchir., Galle, Sulfonamide, Knochen-chir., Alteschir.	Chirurg 20 (1949) 85–93
39.	15./16. Okt. 1948	Freiburg	Rehn	Bauer	Chir. Behandl. d. Tuberkulose Thoraxchir, Knochenchir.	
40.	1949	keine Tagung mit Rücksicht auf die Wiedereröffnung der Deutschen Chir-urgenkongresse (lt. Brief von Herrn PD Dr. Linder, Heidelberg an Dr. Pirn, Homberg)				
41.	1950	Tübingen	Naegeli	Bauer	Hormone und Krebs, Wasser u. Elektrolythaushalt i.d. Chir., Radioaktive Isotope	
42.	1951	Würzburg	Wachsmuth	Bauer	Überlastungsschäden der Kno-chen, Genese der hämatogenen Osteomyelitis und weitere The-men	
43.	17./18. Okt. 1952	Stuttgart	Reichle	Bauer	Hypophyse, Oesophagus- und Magenchir., Lungenchir., Tuber-kulose	Chirurg 24 (1953) 278–278
44.	16./17. Okt. 1953	Marburg	Zenker	Bauer	Gallenchirurgie, Magenchir, prae- und postop Behandl., en-dokrine Chir, Unfallchir., Bla-sentumor, Lungenchir.	Chirurg 25 (1954) 87
45.	15./16. Okt. 1954	Basel	Nissen	Bauer	Schädel-Hirn-Verletzung, Anurie, Nierenchir., Chir. d. Lungentu-berkulose, Antibiotika i.d. Chir-urgie, Gallenchir., Verbrennun-gen, Anaesthesie, Melanom	Chirurg 26 (1955) 323
46.	7./8. Okt . 1955	Mainz	Brandt	Bauer	Lungenchir., Pleuraempysem Bronchial-CA, angeb. Mißbildun-gen des Magen-Darmtraktes, Neugeborenenchir., Handchir., Knochenchir. Themen aus der Bauch- und Nierenchirurgie	Chirurg 27 (1956) 32
47.	5./6. Okt. 1956	Gießen	Vossschulte	Brandt	Schock, intestinale Blutung, Ge-riatr. Chir., arterielle Durchblu-tungsstörungen	Zbl. Chir. 82 (1957) 1, Eröff-nungsrede in München med. Wschr. 99 (1957) 84–86

Nr.	Datum	Ort	Vorsitz	Schrift-führer	Thema	referiert in
48.	29./30. Nov. 1957	Frankfurt	Geißendör-fer	Brandt	Darmchir., Ileus, postop. Lungenkompl., Blasen- und Nierenchir., Anaesthesie, Hypothermie, portaler Hochdruck	
49.	3./4. Okt 1958	Freiburg	Krauss	Brandt	Chirurgie des Kniegelenkes, stumpfes Bauchtrauma	Chirurg 30, 374–378
50.	2./3. Okt 1959	Saarbrücken	Hesse	Brandt	Funktionserhaltende und gelenkversteifende Maßnahme an den Extremitäten, Kinder chir, Pankreatitis, Verschied.	Chirurg 31 (1960) 373
51.	30. Sept./1. Okt. 1960	Tübingen	Dick	Brandt	Perthes'sche Erkrankung, Knochenchir., Frakturen, Echinococcus alveolaris, Carcinoid, freie Themen aus der Bauch- und Thoraxchir.	Chirurg 32 (1961) 382
52.	6./7. Okt. 1961	Würzburg	Wachsmuth	Brandt	Postop. Nierenversagen, Dringl. Eingriffe bei Mißbildungen im Kindesalter, frische Handverletzungen, Freie Themen aus der Bauch- u. Thoraxchir., Arterienchir.	Chirurg 34 (1963) 128, Eröffnungsrede in München. med. Wschr. 104 (1962) 860–868
53.	20/22. Sept. 1962	Schaffhausen	Neff	Brandt	Osteosynthese n AO-Prinzip., Chir. d. Papilla Vateri, thermische und elektrische Verletzungen, parenterale und Sondenernährung	Chirurg 34 (1963) 470
54.	17./19. Okt. 1963	Mainz	Brandt	Brandt	Chirurgie der Prostata, Melanoblastom, Nebennieren, Gefäßchir.	Chirurg 35 Chir. d. (1964) 228
55.	1./3. Okt. 1964	Marburg	Schwaiger	Brandt	Hyperparathyreoidismus, Tumoren, gelenknahe Frakturen Antikoagulantienthe	Chirurg 37 (1966) 86
56.	1965	Bonn	Gütgemann	Brandt	Magen-CA, Pathophysiologie d. Restmagen, Sarkome, semimaligne Tumoren, Nephrektomie, Gelegenheitswunde, Wundinfektion, Tetanus, Gasbrand	
57.	6./8. Okt. 1966	Homburg/ Saar	Lüdeke	Brandt	Chirurgie des Dünndarms, Chron. Osteomyelitis	Referate nicht gedruckt (aus finanziellen Gründen mschr.-vervielf. Mskr. vorh.

Nr.	Datum	Ort	Vorsitz	Schrift-führer	Thema	referiert in
58.	5./7. Okt. 1967	Mannheim	Oberdalhoff	Brandt	Mamma-CA, semimaligne Knochentumore, kindliche Leistenbrüche, Fersenbeinbruch, postop. Harnentleerungsstörung	Bruns Beitr. klin. Chir. 216 (1968) 375–383
59.	17./18. Okt. 1968	Heidelberg	Linder	Brandt	Behandlung der Schilddrüsenerkrankungen, Antibiotika i. d. Chir., Respirationsbeh. i. d. Chir.	Bruns Beitr. klin. Chir. 217 (1969) 183–192
60.	9./11. Okt. 1969	Mainz	Kümmerle	Linder	Postop. Ileus, Dievertikulose des Colons, die offene Fraktur	Bruns Beitr. klin. Chir. 218 (1970/71) 81–94
61.	8./10. Okt. 1970	Ludwigshafen	Gelbke	Linder	Chir. d. Anus und Rectums, Leisten- u. Schenkelhernien Hautverpflanzung, Verl. Kniegelenk	Bruns Beitr. klin. Chir. 218 (1970/71) 657–672
62.	14./16. Okt. 1971	Karlsruhe	Spohn	Linder	Verschlußikterus, gefäßchir. Noteingriffe, hüftgelenksnahe Femurfrakturen, Handverletzung	Therapiewoche 44/72
63.	12./14. Okt. 1972	Freiburg	Sch...ger	Linder	Struma maligna. Chir., Naht-Material u. Technik, Beckenfrakturen, freie Vorträge	Bruns Beitr. klin. Chir. 220 (1973) 341
64.	25./27. Okt. 1973	Frankfurt/M	Ungeheuer	Linder	Gastrointestinale Blutung, Traumatischer Schock, Gefäßchirurgie, Ileus	Bruns Beitr. klin. Chir., Fortschritte der Medizin
65.	3./5. Okt. 1974	Konstanz	Weisschädel	Linder	Abdominalverletzungen, medikam. Behandlung maligner Tumoren, Verbrennungen, Kindl. Frakturen, Wirbelsäulenverletzungen, Proktologie	
66.	2./4. Okt. 1975	Tübingen	Koslowski	Linder	Magenersatz, kontinenzerhaltende Operationen am Rectum und Sigma, Prioritäten bei der Versorgung von Mehrfachverletzungen, Mamma-Carcinom, Grenzstrang-Resektionen	Therapiewoche
67.	30. Sept./2. Okt. 1976	Marburg/L.	Hamelmann	Linder/Koslowski	Chronisches Ulcus duodeni, Akute Galle, Akute intestinale Ischämie, Endoskopie in der Chir., Verletzungen des Sprunggelenkes, der Fußwurzel und des Mittelfußes Therapiewoche	

Nr.	Datum	Ort	Vorsitz	Schrift-führer	Thema	referiert in
68.	29. Sept. /1. Okt. 1977	Basel Schweiz	Allgöwer	Koslowski	Anorectale Chirurgie, Verbrennungen, Ellbogenverletzungen, Schulterverletzungen	Therapiewoche
69.	28./30 Sept. 1978	Koblenz	Schriefers	Koslowski	Eingriffe an der Papilla Vateri, Osteosynthese bei Unterschenkelfrakturen	Therapiewoche
70.	27./29. Sept. 1979	Strasbourg Frankreich	Hollender	Koslowski	Chir. Therapie der Colonperforation, postop. Ileus, Pro und Contra der tolalen Resektion bei Magenkarzinom, Akute Blutungen des oberen Gastrointestinaltraktes, Infektionen nach Osteosynthese	Therapiewoche
71.	./4. Okt. 1980	Würzburg	Kern	Koslowski	Verletzungen der Handwurzel, Chirurgie der Milz, Schmerzzustände i. Leiste und Hüfte Pleurakomplikationen, Freie autologe Transplantation von Geweben (außer Haut)	
72.	1./3. Okt. 1981	Fulda	Reitter	Koslowski	Methoden und Wandlungen i.d. Chir., des Magen-Zwölffingerdarmgeschwürs, Schilddrüsenkarzinom, Der besondere klinische Fall, präop. Vorbereitung des Patienten, Chirurgie der blanden Struma	
73.	7./9. Okt. 1982	Mannheim	Trede	Koslowski	Mamma-Carcinom, Semimaligne Knochengeschwülste, Kindliche Leistenbrüche, Fersenbeinfraktur	
74.	6./8. Okt. 1983	Kaiserslautern	Overbeck	Koslowski	Hauptthema: Hernien, Hiatushernien und Refluxkrankheiten der Speiseröhre, Leistenhernien bei Kindern, Erst-OP, Leistenhernien bei Erwachsenen, Das akute Schädel-Hirn-Trauma, Abdominalchirurgie, Chirurgische Infektionen	

Nr.	Datum	Ort	Vorsitz	Schrift-führer	Thema	referiert in
75.	11./13. Okt 1984	Gießen	Schwemmle	Koslowski	Chirurgie des Bronchialkarzinoms, Periop. Antibiotikaprophylaxe, Thoraxchirurgie im Kindesalter (ohne Speiseröhre und Mediastinum), cutane Fisteln in der gastrointest. Chir., gelenknahe Frakturen	
76.	3./5. Okt. 1985	Darmstadt	Staib	Koslowski	Wundheilungsstörung, Verletzung der Wirbelsäule, chir. Behandlung von Bestrahlungsfolgen an Organen (außer Haut), kombinierte Erkrankung des Dickdarmes: Divertikulose und Carcinom, Traumatisiertes Abdomen	
77.	25./27. Sept. 1986	Ulm	Hartel	Koslowski	Intraoperative Notzustände, Pathophysiologie des operativen Eingriffs, Sportverletzungen	
78.	22./24. Okt .1987	Freiburg	Farthmann	Koslowski	Verschlußikterus, diagnostisches u. therapeutisches Vorgehen, Mammakarzinom, Handverletzungen, der abwehrgeschwächte Patient, Probleme chir. Thoraxtrauma, OP u. konservativ Vorgehen	
79.	29. Sept./1. Okt. 1988	Frankfurt/M	Encke	Koslowski	Chirurgische Intensivmedizin, Früherkennung des Multiorganversagens, Leberchirurgie, portale Hypertension, Aortenaneurysma, Möglichkeiten und Grenzen der konservativen Behandlung der Unterschenkelfraktur, Welche Techniken haben sich in der Chirurgie bewährt?	
80.	28./30. Sept. 1989	Zürich/ Schweiz	Largiader	Koslowski	Varizen, Phlebothrombosen und Embolie, Zertrümmerung von Gallensteinen, Weiterentwicklung, Ergänzung oder Konkurrenz der Chirurgie? Schädel- und Hirnverletzungen im allgemeintraumatologischen Krankengut	

Nr.	Datum	Ort	Vorsitz	Schrift-führer	Thema	referiert in
81.	20./22. Sept. 1990	Heidelberg	Herfarth	Koslowski	Neues aus der Chirurgischen Onkologie, Der akute Gefäßverschluß, Entzündliche Darmerkrankungen, Komplexe Knieverletzungen, Laparoskopische Chirurgie am Beispiel der Cholecystektomie	
82.	1991	Luxemburg	Lamesch	Koslowski	Knochenbruch, Behandlung bei Jugendlichen, Minimalinvasive Chirurgie, Versorgung des Mehrfachverletzten, Peritonitis	
83.	1992	Stuttgart	Kieninger	Koslowski	Magen-Carcinom, Portale Hypertension, Leistenhernien, Beckenverletzungen, Chronische Pankreatitis	
84.	1993	Karlsruhe	Bähr	Koslowski	Leberchirurgie, Endovasauläre Chirurgie, biologische Osteosyntheseverfahren, Chirurgie des Bronchial-Carcinoms	
85.	1994	Friedrichshafen	Zehle	Bähr	Morbus Crohn, Minimalinvasive Chirurgie, Frakturen des proximalen Femur, Gefäßchirurgische Ergebnisse, Erweiterte Tumorchirurgie	
86.	1995	Mainz	Junginger	Bähr	Tumordiagnostik, Leistenhernie, Appendicitis, Choledocholithiasis, Struma maligna, Unterschenkelfrakturen, Rectum-Carcinom	Zentr.Blatt Chirurgie
87.	1996	Ludwigshafen	Schönleben	Bähr	Thoraxchirurgischer Notfall, Metastasenchirurgie, Speichenbruch, Kombinationsverletzungen der Extremitäten, Wundversorgung, Endovasculäre Versus offene Rekonstruktion, Gefäßchirurgie, Der diabetische Fuß, Laparoskopische Chirurgie	
88.	1997	Tübingen	Becker	Bähr	Hyperthyreose, Hernienchirurgie, Radikalitätsprinzipien der Gastrointestinale Tumorchirurgie, Organspende, Frühkomplikationen nach Osteosynthese, Shuntchirurgie	

97

Nr.	Datum	Ort	Vorsitz	Schrift-führer	Thema	referiert in
89.	1998	Homburg/Saar	Feifel	Bähr	Multiresistente Keime, MIC-Ausbildungskonzept und Training, Bandverletzungen, Pankreas-Carcinom, Zugangswege u. Nahttechnik i. d. Gefäßchir., Pro und Contra operativer Thrombektomie, Kindliche Frakturen	

Vereinigung
Niederrheinisch-Westfälischer Chirurgen

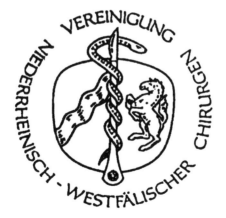

Vorstand 1998/1999

Vorsitzender:

Prof. Dr. B. Ulrich (Düsseldorf)

1. stellvertretender Vorsitzender:

Prof. Dr. A. Hirner (Bonn)

2. stellvertretender Vorsitzender:

Prof. Dr. G. Hohlbach (Herne)

1. Schriftführer:

Prof. Dr. W. Stock (Düsseldorf)

2. Schriftführer:

Dr. med. Dipl. biol. M. Frenken (Düsseldorf)

Schatzmeister:

Dr. H.-W. Schlösser (Oberhausen)

ständige Ansprechpartner:

1. Schriftführer
Prof. Dr. W. Stock
Marien-Hospital
Rochusstraße 2
40479 Düsseldorf
☎ 0211 - 44002400
Fax 0211 - 44002352

Schatzmeister
Dr. H.-W. Schlösser
Chirurgische Klinik
Krankenhaus St. Elisabeth
Josefstraße 3
46045 Oberhausen
☎ 0208 - 8508401
Fax 0208 - 8508405

Status der Vereinigung

Die Vereinigung Niederrheinisch-Westfälischer Chirurgen ist kein eingetragener Verein. Das verwundert um so mehr, als bei der Gründung bereits eine Satzung verabschiedet wurde. Tatsächlich haben intensive Nachforschungen in den 80er Jahren am Gründungsort Düsseldorf und an den Tätigkeitsorten der Gründungsväter *Erasmus* und *Heusner*, nämlich Krefeld und Wuppertal, keinen Hinweis auf Vereinseintragungen ergeben.

Damals durften wir von unserem Berater, Herrn Dr. jur. Baur, Düsseldorf, lernen, daß die Eintragung im Vereinsregister nichts mit der Gemeinnützigkeit eines Vereins zu tun hat. Maßgeblich dafür ist vielmehr der Satzungszweck und seine dauerhafte Befolgung. Ein eingetragener Verein hat zudem den Nachteil, daß jede Veränderung im Vorstand oder in der Satzung dem Registergericht vorgelegt werden muß.

So sind wir nun seit 100 Jahren eine **nicht** eingetragene aber sehr wohl als gemeinnützig anerkannte Vereinigung. Und das möge so bleiben!

Zur Geschichte der Vereinigung Niederrheinisch-Westfälischer Chirurgen

Die Gründung

Die Vereinigung Niederrheinisch-Westfälischer Chirurgen verdankt ihre Entstehung der Tatkraft zweier praktischer Chirurgen: Der Krefelder Krankenhaus-Chirurg *Erasmus* und der mit ihm befreundete, etwas ältere Kollege *Heusner* aus Barmen ergriffen die Initiative und verschickten eine Einladung zu einem Treffen in Düsseldorf. Ihrem Aufruf folgten 46 Kollegen, die am 8. Mai 1898 im Hotel Monopol in Düsseldorf eine vorbereitete Satzung annahmen. Als Motive für diese Gründung zählt Erasmus in seiner Geschichte der ersten 25 Jahre der Vereinigung auf:

> „Wer die Überfüllung des Berliner Kongresses selbst erfahren hatte und am eigenen Körper manchmal als unheimlich empfand, wird es verstehen, daß mancher Chirurg den Wunsch hegte, in kleinerem Kreise zusammenzukommen, um fachliche und wissenschaftliche Aussprache zu pflegen. Hinzu kam der Wunsch, das chirurgische Krankenmaterial, das in den Krankenhäusern oder in der Hauspraxis, manchmal in seltenen Einzelfällen, so wenig ergie-

big für die anderen Fachkollegen, zur Beobachtung kam, einander zu zeigen und zu besprechen. Es wurde weiterhin der Vorschlag begrüßt, den Versammlungsort gelegentlich zu wechseln und möglichst bequem zu erreichende Orte zu wählen, wo Kranke und Geheilte ohne Mühe vorgestellt werden konnten und Präparate o. ä. sich leicht demonstrieren ließen. Kurzum, man wollte einen Verkehr unter den Fachkollegen von Niederrhein und Westfalen anbahnen, der bisher als ungewöhnlich galt, und dessen weitere Gestaltung die Mitglieder auch persönlich einander nähern mußte."

Mit berechtigtem Stolz betont der Vorstand unserer Vereinigung im Geleitwort der Jubiläumsschrift zur 40-Jahr-Feier:

„Der Wunsch, die Geschicke der Vereinigung ... historisch festzuhalten, ... erschien um so berechtigter, als unsere Gesellschaft den Vorrang besitzt, die *erste* und mit Abstand älteste aller regionären Chirurgenvereinigungen zu sein, die in Deutschland neben der allumfassenden Deutschen Gesellschaft für Chirurgie gegründet wurden."

Nach der Gründung fand am 25.6.1898 die erste Sitzung ebenfalls im Hotel Monopol in Düsseldorf mit folgender Tagesordnung statt:

„**Vereinigung Niederrheinisch-Westfälischer Chirurgen**

Tagesordnung
für die
1. Sitzung (Sonnabend den 25. Juni 1898 Nachmittags 5 Uhr)
Hôtel Monopol, Düsseldorf.

1. Eröffnung der Sitzung durch den 1. Vorsitzenden.
2. Angemeldete Vorträge und Demonstrationen. *)
    a. Herr S c h u l t z e - B e r g e (Oberhausen). 'Über Ausfüllung von Knochenhöhlen' (mit Krankenvorstellung).
    b. Herr S t r ä t e r (Düsseldorf) Krankenvorstellung zur Frage 'Pylorusresection'.
    c. Herr M ü l l e r (Aachen) 'Demonstration zum Kapitel „Fingererkrankungen"'.
    d. Herr K r a b b e l (Aachen) 'Über einen seltenen Abdominaltumor' Demonstration.
    e. Herr H e u s n e r (Barmen) 'Über Ursachen und Behandlung des angeborenen Klumpfußes'.
    f. Herr E r a s m u s (Krefeld) 'Über geplatzte Ovarialgeschwulst'.
    g. Herr S t e r n (Düsseldorf) 'Über Bottini's Operation bei Prostatahypertrophie'.
3. Einfaches gemeinsames Abendessen.

*)Der Vorstand behält sich vor, bei Zeitmangel die zuletzt angesetzten Vorträge zu verschieben.

Der Vorstand:
I. A. Dr. C. Stern, Düsseldorf"

Folgende Mitglieder haben an dieser Sitzung teilgenommen:

Albers – Düsseldorf
Asthoever – Dortmund
von Bardeleben – Bochum
Bispinck – Mühlheim-Ruhr
Bommers – Krefeld
Budderath – Bottrop
Conrads – Essen
Cossmann – Duisburg
Eickenbusch – Hamm i.W.
Erasmus – Krefeld
Fackeldey – Emmerich
Fleischhauer – München-Gladbach
Geisthövel I – Bielefeld
Geisthövel II – Soest
Gerdeck – Elberfeld
Gerdes – Barmen
Goebel – Ruhrort
Hecker – Düsseldorf
Heilmann – Krefeld
Heusner – Barmen
Kempermann – Witten
Kirchner – Düsseldorf
Knoch – Essen

Krabbel – Aachen
Lindemann – Gelsenkirchen
Linkenheld – Aachen
Löbker – Bochum
Morian – Essen
Müller – Aachen
Pagenstecher – Elberfeld
Peters – Elberfeld
Robbers – Gelsenkirchen
Ruschhoff jun. – Altendorf bei Essen
Schimmel – Düsseldorf
Schulze-Berge – Oberhausen
Schultze – Duisburg
Seidel – Essen
C. Stern – Düsseldorf
Sträter – Düsseldorf
Stratmann – Solingen
Susewind – Barmen
Tenderich – Wesel
Thomas – M.-Gladbach
Wahl – Essen
Walzberg – Minden
Winkelmann – Barmen

Für die Region, in der sich diese Vereinigung bildete, war die Initiative von besonderer Bedeutung. In diesem Raum gab es mit Ausnahme von Bonn keine Universitäten, die sonst einen Kristallisationspunkt für Forschung und auch die Forbildung der jeweiligen Chirurgen darstellten. Das ist wohl auch der Grund, warum regionale Vereinigungen nach dem Vorbild der Niederrheinisch-Westfälischen erst allmählich sich entwikkelten, so 1910 in Hamburg die Nordwestdeutsche, 1911 in München die Bayerische, 1913 in Frankfurt am Main die Mittelrheinische, 1914 in Breslau die Südostdeutsche und schließlich 1922 die Vereinigung Mitteldeutscher Chirurgen in Braunschweig.

Wegen seiner zentralen Lage wurde zunächst vorwiegend Düsseldorf als Tagungsort gewählt. In sehr persönlicher Atmosphäre fand man sich zusammen und besprach vor allen Dingen die Probleme der Einrichtung chirurgischer Kliniken und besprach darüber hinaus, wie im Zitat bereits angekündigt, die Probleme seltener Krankheitsbilder.

Die Gründer

Wie es zu der Freundschaft zwischen den beiden Gründern kam – trotz des Altersunterschieds und der Distanz ihrer Arbeitsstätten – ist nicht überliefert. Jedenfalls spricht Erasmus in seiner historischen Darstellung von seinem „alten Freund Heusner". Beide zeichnete aber offensichtlich ein waches Interesse an der sich entwickelnden Chirurgie und ihrer Verbreitung in der Region aus.

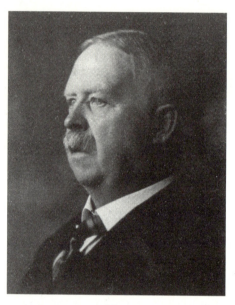

Abb. 1
Carl Maria Hubert Erasmus

Dr. *Carl Maria Hubert Erasmus* wurde am 17. März 1855 in Aachen geboren. 1875 begann er das Medizinstudium in Würzburg, das er dort 1880 mit der Note „Sehr gut" und einer Dissertation „Über die Temperaturverhältnisse bei Erysipelas" abschloß. Danach er hielt er eine für damalige Verhältnisse sehr umfassende Ausbildung in Aachen, Köln und Krefeld, bis er am 1. Oktober 1886 zum Leitenden Arzt des Allgemeinen Krankenhauses der Stadt Krefeld berufen wurde. Tatkräftig wirkte er an Ausbau und Modernisierung seines Krankenhauses mit. Bereits 1900 führte er die Röntgendiagnostik ein, darüber hinaus kümmerte er sich auch um die Modernisierung der Krankenhäuser in der Umgebung Krefelds. Für seine Verdienste wurde er 1900 zum Sanitätsrat und 1912 zum

Geheimrat ernennt. Nach seinem Ausscheiden aus der Klinik 1924 war er noch in eigener Praxis tätig. Er starb 1944 in Krefeld.

Über die besonderen Verdienste der Gründung unserer Vereinigung hinaus hat er sich auch als Chronist der ersten 25 Jahre der Vereinigung ein weiteres Verdienst erworben. In seiner Klinik wurde er durch Aufstellung einer Büste und später durch Professor Brünner mit einer eigenen Gedenktafel geehrt.

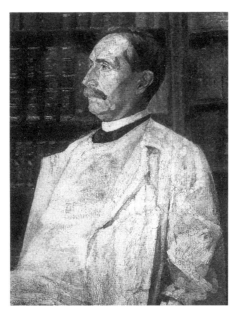

Abb. 2
Ludwig Heusner

Ludwig Heusner wurde am 26.11.1843 in Boppard geboren, und zwar als Sohn des Geheimen Sanitätsrats Dr. Carl Heusner. Nach dem Abitur studierte er in Berlin, Heidelberg, Würzburg, Bonn und Kiel Medizin. 1868 promovierte er und 1869 legte er das Staatsexamen ab. 1870/71 diente er als Assistenzarzt in Spandau, um später in Barmen das Physikats-Examen abzulegen. 1875 war er dort als Königlicher Kreiswundarzt anerkannt. Zunächst widmete er, angeregt durch eine Freundschaft mit dem dortigen Klinikchef Dr. Sander, hygienischen Fragestellungen seine Aufmerksamkeit. Als Dr. Sander nach Hamburg berufen wurde, empfahl er Heusner zu seinem Nachfolger als Chef der Barmener Klinik. Nach seiner tatsächlichen Ernennung zum Leitenden Arzt dort, widmete er sich vor allem der orthopädischen Chirurgie. Wahrscheinlich hat er aber als erster auch einen Patienten mit einer Magenperforation erfolgreich operiert, worüber ein praktischer Arzt 1892 in der Berliner Klinischen Wochenschrift berichtete.

Entsprechend seinen ersten intensiven wissenschaftlichen Bemühungen veranlaßte Heusner die Einführung und Verbesserung der Desinfektion im Krankenhaus. Auch erwarb er sich Verdienste um die Erweiterung des Krankenhauses. Nachdem die Operationszahlen erheblich angewachsen waren, gab er die Innere Abteilung ab und widmete sich fortan ganz der Chirurgie. Im Jahre 1903 wurde er anläßlich seines 25jährigen Dienstjubiläums zum Professor ernannt. Am 27. Januar 1916 verstarb er nach längerer Krankheit in Gießen. Posthum wurde er 1920 zum Ehrenbürger der Stadt Barmen ernannt.

Zu Ehren beider Gründer der Vereinigung wurde der zum 100jährigen Jubiläum ausgelobte Preis mit ihren Namen benannt.

Weitere Geschichte

In den ersten zwanzig Jahren waren Vorsitz der Vereinigung und Tagungsleitung nicht immer identisch.

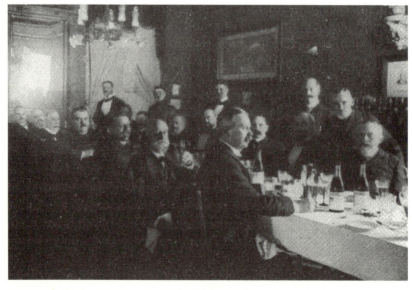

Abb. 3
Carl Erasmus unter Kollegen und Freunden im Hotel „Monopol", Düsseldorf, um 1910

Die Intentionen der Gründer wurden sehr gut aufgenommen, denn in den ersten dreißig Jahren traf man sich dreimal im Jahr. Die Treffen fanden offensichtlich in einer sehr freundschaftlichen Atmosphäre statt und darüber hinaus gaben sie Anlaß zu gutem Essen und Trinken und anregenden Gesprächen.

Dazu sei aus dem Beitrag Dr. Martin Friedemanns, des Chefchirurgen des Knappschaftskrankenhauses Bochum-Langendreer, zur 40-Jahr-Feier zitiert:

> „Die Vorstellung der Kranken macht einige Schwierigkeiten, namentlich, wenn es sich um weibliche handelt. Die Kellner müssen dann erst gebeten werden, das Lokal zu verlassen. Sie holen übrigens auch gern eine Wasch-schüssel, Seife und Handtuch, wenn einer der Herren der ein Operations-Präparat angefaßt hat, das Bedürfnis empfindet, sich die Hände zu waschen, bevor er sich ein neues Brötchen streicht.
>
> Bald umfängt Redner und Hörer der würzige Duft der Zigarren. Nun plaudert es sich behaglicher. Man hat den Eindruck, daß namentlich die freie Diskussion sehr gefördert wird. Der Redner füllt Pausen mit einem langen nachdenklichen Zug an der Zigarre, und, als sauge er Gedanken aus ihr, fährt er lebendiger fort."

Entsprechend der Prägung der Region durch Industrie und Bergwerke nahmen Themen der Unfallchirurgie in den Diskussionen von Beginn an einen großen Raum ein. Aber auch adominalchirurgische Themen, wie die Frühoperationen bei Appendizitis wurden aufgegriffen, und die Probleme der Chirurgie der Gallenblase wie des Gastro-Intestinaltraktes wurden diskutiert.

Schon recht früh bestanden gute Beziehungen zu den Niederlanden. Bereits 1908 und 1913 fanden gemeinsame Tagungen mit den Chirurgen der „Neederlandschen Vereenigung for Heelkunde" statt. Nach Unterbrechung durch den Ersten Weltkrieg kam es dann 1929 zu einer Einladung der niederländischen Vereinigung nach Amsterdam. Diese Tagung war offenbar von ganz besonderem wissenschaftlichen und gesellschaftlichen Reiz. Eine 1933 ausgesprochene Gegeneinladung unserer Vereinigung wurde allerdings abgelehnt, mit der Begründung, daß die Einladung zu spät erfolgt sei; es muß offen bleiben, ob damals bereits politische Gründe maßgeblich waren.

Nach 1945 nahmen die Kollegen *Kuijer*, Groningen, und *Lemmens*, Maastricht, sehr früh mit Kollegen unserer Vereinigung Verbindung auf. Zu gemeinsamen Tagungen beider Gesellschaften kam es allerdings nicht mehr, doch wurde zusammen mit dem letztgenannten niederländischen Kollegen, dem Belgier *Gruwez*, Löwen, und den Herren *Kremer*,

Düsseldorf, und *Reifferscheid*, Aachen, 1972 das Grenzland-Symposium gegründet, das seither in zweijährigen Abständen veranstaltet wird.

Die interdisziplinäre Zusammenarbeit wurde ebenfalls früh aufgenommen. So fand 1921 eine Tagung zusammen mit den Gynäkologen in der Aula der Düsseldorfer Akademie statt. Es wurde über die Entstehung, Verhütung und Behandlung der peritonealen Adhäsionen verhandelt.

Auch mit den Internisten wurde der Dialog gepflegt. Immer wieder hielten Internisten Hauptreferate. Eine besondere Sitzung fand 1932 zum Problem der Ulcera des Magens und des Zwölffingerdarms statt. Hier gab es sehr kontroverse Diskussionen über die chirurgische und konservative Behandlung.

Erfreulicherweise wird diese Tradition bei der bevorstehenden 166. Tagung in diesem Jahr (1999) durch den derzeitigen Vorsitzenden, Prof. *Ulrich*, in Düsseldorf wieder aufgenommen und eine gemeinsame chirurgisch-internistische Tagung vorbereitet.

Zu den benachbarten regionalen Chirurgenvereinigungen bestanden ebenfalls gute Beziehungen. Von der Mittelrheinischen Vereinigung holte man sich sogar Anregungen, nachdem in den Zwanziger Jahren eine gewisse Vereinsmüdigkeit zu bemerken war. Eine Delegation Bochumer Chirurgen besuchte jedenfalls eine von Schmieden in Frankfurt am Main geleitete Tagung. In Friedemanns Chronik heißt es dazu:

> „Die Bochumer Chirurgen kehrten heim mit dem Eindruck, daß hier etwas ganz Besonderes an wissenschaftlicher Höhe, straffer Organisation, Disziplin sowie geselliger Veranstaltung geleistet sei. Sie faßten den Entschluß, die eigene Vereinigung nach diesem Ideal umzugestalten, denn es war allzu ersichtlich, daß die Niederrheinisch-Westfälische Chirurgenvereinigung in allem hinter der 'Mittelrheinischen' zurückstand."

In den Jahren 1928 bis 1930 wurden dann tatsächlich entsprechende Reformen durchgeführt.

Die weitere Entwicklung wurde durch die Zeit des Nationalsozialismus unterbrochen. Wenngleich die Programme und die nüchternen Tagungsprotokolle wenig vom Zeitgeist erkennen lassen, gibt es doch einige Hinweise auf die Probleme dieser Jahre. So wurden auf der nachträglichen 40-Jahr-Feier der Vereinigung im Jahre 1939 Themen zu „chirurgische Fragen bei Durchführung des Gesetzes zur Verhütung erbkranken Nachwuchses" behandelt. Die Tagungsniederschrift gibt keine Hinweise auf eine ausführliche Diskussion, aber immerhin berichtete ein Gastredner über Operationen zur Sterilisation bei 800 Männern und 600 Frauen (!).

Im Archiv der Vereinigung findet sich darüber hinaus ein ausführlicher Schriftwechsel über eine aus heutiger Sicht eher banale Affäre aus dem Jahre 1936. Sie ist aber leider kennzeichnend für das, was sich anbahnte an schrittweiser politischer Gleichschaltung, wobei stellenweise das diplomatische Nachgeben hochangesehener chirurgischer Persönlichkeiten erschreckt. Aus der Behandlung dieses problematischen Zeitabschnittes in der Veröffentlichung zur 100-Jahr-Feier der Vereinigung sei hierzu zitiert:

> „Verurteilung einzelner Personen, ohne die näheren Umstände zu kennen, steht uns nicht zu, wohl aber tiefes Erschrecken vor vielen Vergehen und Verbrechen der damaligen Zeit, die vor dem medizinischen Bereich nicht haltgemacht haben. Sorgfältig sollte man aber mit der Frage umgehen, wer auch im Hinblick auf sein Arzttum aus dieser Zeit als Vorbild für die Jugend zu nennen ist."

1946 ernannte der Vorsitzende der Vereinigung, Prof. *Schloessmann*, Prof. Bürkle de la Camp zum Schriftführer; zusammen mit ihm bereitete er eine Tagung vor. Allerdings hatte zuvor *Ritter*, ehemals Düsseldorf, jetzt Hameln, seinerseits die Initiative ergriffen. Er veranstaltete in Büren unter Mithilfe des dortigen Krankenhauschirurgen Dr. *Schürholz* vom 27. bis 28.7.1946 den wohl ersten Chirurgenkongreß in Deutschland nach dem Krieg. Ihm schwebte eine Chirurgengesellschaft im Bereich der britischen Zone vor. Dies wurde aber im weiteren Verlauf von der Vereinigung Niederrheinisch-Westfälischer Chirurgen abgelehnt, und es kam wieder im ursprünglichen Bereich zur Fortsetzung der Tagungen.

Allerdings mußte für die Tagung 1947 ein Antrag an die britische Militärregierung auf Zulassung gestellt werden. Tatsächlich fand im Sitzungssaal des Bochumer Rathauses am 16. April 1947 eine Tagung unter den widrigsten Nachkriegsumständen statt. So war sowohl das Essen nur auf entsprechende Lebensmittelmarken erhältlich, als auch die Unterbringung auch sehr unkonventionell nur mit Angeboten im Bereich der Krankenhäuser abzudecken.

Offensichtlich unter der Notwendigkeit, möglichst rasch im Bereich der Krankenversorgung den Anschluß an die wissenschaftlichen Fortschritte im Ausland zu finden, kehrte bei den Tagungen sehr schnell eine Normalität im Sitzungsrhythmus ein. Seit 1948 fand außerdem nunmehr ein regelmäßiger Wechsel zwischen Universitäts- und Krankenhauschirurg im Vorsitz der Vereinigung statt.

1975 verminderte man allerdings die Häufigkeit der Tagungen, weil offensichtlich das Angebot anderer Veranstaltungen inzwischen sehr reichhaltig geworden war. Es fand von nun an nur eine Tagung jährlich statt.

Seit 1975 wird auch der Vorsitz jährlich gewechselt. Seit 1977 werden zusätzlich alle zwei Jahre Sitzungen mit experimentellen Vorträgen angeboten.

Viele Neuerungen in der Chirurgie haben zunächst im Bereich der Tagungen der Vereinigung Niederrheinisch-westfälischer Chirurgen ihr Forum gefunden. So wurde über die Entwicklung der Magenfistel von *Witzel* vorgetragen, die Behandlung der Pylorushypertrophie durch *Ramstedt*, die Überlegungen zur Schenkelhalsfraktur durch *Pauwels* und nach dem Krieg die Entwicklung der Neurochirurgie durch *Tönnis*, zunächst Bochum-Langendreer, später Köln, der 1955 und 1956 als Vorsitzender der Vereinigung vier Tagungen ausgerichtet hat. *Derra* gestaltete in Düsseldorf maßgeblich den Beginn der Offenen-Herz-Chirurgie in Deutschland und beeinflußte über seinen Vorsitz in der Vereinigung von 1951 bis 1952 hinaus die Geschicke der Vereinigung weiter maßgeblich. Die moderne Entwicklung der Unfallchirurgie ist untrennbar mit den Namen *Bürkle de la Camp* und *Jörg Rehn* verbunden. Der erste hat als Schriftführer nach 1945 den Wiederbeginn der Vereinstätigkeit, wie erwähnt, wesentlich gestaltet und als Vorsitzender 1949 und 1950 wichtige Tagungen durchgeführt. Seine Verdienste um das berufsgenossenschaftliche Krankenhaus Bergmannsheil in Bochum sind unvergessen. Sein Nachfolger *Jörg Rehn* hat 1978 den Vorsitz der Vereinigung übernommen und das gesamte Spektrum der Chirurgie unter dem Gesichtspunkt des Alters abhandeln lassen. *Schega*, Krefeld, hat sehr weitsichtig Fragen der Qualitätssicherung in der Chirurgie aufgegriffen. Zu diesem Thema hielt er das Einleitungsreferat bei der Rehnschen Tagung.

Gütgemann lieferte wichtige Beiträge zur Visceralchirurgie und führte mit seinen Mitarbeitern 1969 die erste Lebertransplantation in Deutschland durch.

Kremer und *Heberer* stehen u.a. für die Einführung der Gefäßchirurgie in großem Umfang im Bereich Nordrhein-Westfalens, *Reifferscheid* und *Stelzner* für die moderne Entwicklung der Dickdarm- und Enddarmchirurgie.

1982 brachte *Carstensen* erstmals Rechtsfragen in die Sitzungen ein, als Zeichen für die von nun an fortschreitende Verrechtlichung der Medizin.

Aus dem Bereich Niederrheinisch-Westfälischer Chirurgen sind im übrigen in den letzten fünfzig Jahren folgende Herren als Präsidenten der Deutschen Gesellschaft für Chirurgie hervorgegangen: *E. Rehn* (1949), *von Redwitz* (1950), *Borchers* (1953), *Bürkle de la Camp* (1955), *Derra*

(1963), *Gütgemann* (1971), *Carstensen* (1975), *Kremer* (1976), *Schega* (1977), *Reifferscheid* (1978), *Heberer* (1980), *Stelzner* (1985), *Streicher* (1986) und *Hierholzer* (1995). Die zeitliche Kollision mit ihrer Präsidentschaft war der Grund, warum die Herren *Schega, Reifferscheid* und *Hierholzer* den Vorsitz in unserer Vereinigung nicht übernommen haben. Sie alle wurden durch Verleihung der Ehrenmitgliedschaft für ihr Eintreten für die Ziele unserer Vereinigung und die Bereicherung der Chirurgie geehrt.

1987 fand erstmals das von Herrn *Eßer* inaugurierte Signum der Vereinigung Anwendung, und zwar auf der von ihm ausgerichteten Tagung in Mönchengladbach.

War schon früher der Versuch gemacht worden, die inzwischen eingeführten verschiedenen chirurgischen Schwerpunkte einzubeziehen, so geschah dies seit 1994 systematischer, sowohl mit der Wahl von Unfallchirurgen wie Gefäßchirurgen zu Vorsitzenden.

Die in repräsentativem Rahmen in Bonn unter Hirners Leitung gestaltete 100-Jahr-Feier gab Anlaß zu nicht nur dankbarer Rückschau, sondern auch kritischer Prognose für die eingeleiteten Änderungen in der Medizin. Eine historische Jubiläumsschrift wurde verfaßt, aus der z.T. auch die hier vorliegende Darstellung schöpft.

Wichtige Details der Satzung

§ 1
Name, Sitz, Geschäftsjahr

1. Die am 8. Mai 1898 gegründete Vereinigung Niederrheinisch-Westfälischer Chirurgen ist eine Vereinigung von natürlichen und juristischen Personen, die auf dem Gebiet der Chirurgie tätig sind oder sich wissenschaftlich oder praktisch mit diesem Fachgebiet beschäftigen oder dafür ein wissenschaftliches oder berufliches Interesse zeigen.

2. Die Vereinigung hat ihren Sitz in Düsseldorf. Der Sitz der Geschäftsstelle ist der Sitz des 1. Schriftführers, sofern der Vorstand (§ 6) nichts anderes beschließt.

3. Geschäftsjahr ist das Kalenderjahr.

§ 2
Gemeinnützigkeit, Zweck, Aufgaben

1. Die Vereinigung ist gemeinnützig. Sie verfolgt ausschließlich und unmittelbar wissenschaftliche Zwecke im Sinne der Gemeinnützigkeitsverordnung vom 24.12.1953.

2. Die Vereinigung bezweckt

   a) Die Förderung der wissenschaftlichen und praktischen Belange der Chirurgie in weitestem Umfang,

   b) eine Vertiefung der Verbindung mit den Nachbarfächern und mit ausländischen Fachgesellschaften,

   c) die Förderung wissenschaftlicher Arbeiten auf dem Fachgebiet,

   d) die Förderung der Fortbildung der Mitglieder und der Weiterbildung des Nachwuchses.

3. Der Erfüllung dieser Zwecke dienen

   a) die Veranstaltung mindestens einer jährlichen wissenschaftlichen Fachtagung, deren Durchführung vom Vorsitzenden bestimmt wird,

   b) die Veröffentlichung von wissenschaftlichen Referaten,

   c) die Auszeichnung von wissenschaftlichen oder praktisch wichtigen Arbeiten auf dem Gebiet der Chirurgie aufgrund von Preisausschreiben. Die Preise werden nach den vom Vorstand beschlossenen Verleihungsbestimmungen vergeben.

   d) die Mitwirkung bei Weiterbildungsveranstaltungen

   e) die Bildung von Arbeitsgemeinschaften für Themenschwerpunkte

   Die Sprecher der Arbeitsgemeinschaften berichten auf den jährlichen Tagungen der Gesellschaft. Über weitere Regularien entscheidet der amtierende Vorstand.

4. Die Vereinigung erstrebt keinen Gewinn. Etwaige Überschüsse und sonstige Zuwendungen werden ausschließlich dem Gesellschaftszweck zugeführt. Kein Mitglied hat einen persönlichen Anspruch an das Vermögen der Vereinigung, auch nicht bei seinem Ausscheiden oder bei Auflösung oder bei Aufhebung der Vereinigung. Die Vereinigung darf kein Personal durch Verwaltungsaufgaben, die dem Zweck der Körperschaft fremd sind oder durch unverhältnismäßig hohe Vergütungen begünstigen.

§ 4
Die Mitgliedergemeinschaft, ihre Rechte und Ihre Pflichten

1. Ordentliche Mitglieder

   a) Ordentliches Mitglied kann jeder Arzt werden, der sich mit Chirurgie beschäftigt.

   b) Ordentliche Mitglieder sind beitragspflichtig, stimmberechtigt und in den Vorstand wählbar.

   c) Neu aufzunehmende Ärzte müssen durch zwei Mitglieder der Vereinigung vorgeschlagen werden. Die Namen der Vorgeschlagenen und der Bürgen sind mit der Einladung zur Jahrestagung den Mitgliedern schriftlich bekanntzugeben.
   Die zum Eintritt Vorgeschlagenen gelten als aufgenommen, wenn bei der Mitgliederversammlung oder vorher sich kein Widerspruch gegen sie erhebt. Erfolgt Widerspruch, so muß Stimmzettelwahl vorgenommen werden, wobei Zwei-Drittel-Mehrheit der anwesenden Mitglieder zur Aufnahme erforderlich ist.
   Dem Vorstand steht das Recht zu, die Aufnahmeentscheidung um eine Sitzung zu vertagen.

2. Ehrenmitglieder
   Zu Ehrenmitgliedern können Ärzte gewählt werden, welche sich um die Vereinigung oder um die Chirurgie besonders verdient gemacht haben. Sie werden dem Vorstand vorgeschlagen und von diesem gewählt. Die Ernennung ist nur zulässig, wenn nicht mehr als ein Mitglied des Vorstandes der Ernennung widerspricht. Stimmenthaltungen werden nicht berücksichtigt. Die Ehrenmitglieder sind beitragsfrei.

3. Mitgliederversammlung
   Während jeder Tagung der Vereinigung findet eine Mitgliederversammlung statt.

§ 8
Wissenschaftliche Tagungen

Jährlich findet eine mehrtägige wissenschaftliche Tagung statt. Der Tagungsort wird jeweilig durch den Vorstand bestimmt.

Zu der Tagung ergeht ungefähr drei Monate vorher eine Voreinladung, etwa vier Wochen vorher eine endgültige Einladung mit Angabe der Tagesordnung.

Vorträge und Krankenvorstellungen sind dem Vorsitzenden bis zu dem in der Voreinladung festgesetzten Termin anzumelden.

Die Vorträge dürfen in der Regel nicht mehr als zwanzig Minuten in Anspruch nehmen. Der Vorsitzende ist berechtigt, diese Zeit zu verkürzen oder zu verlängern. In der Aussprache soll in der Regel eine Redezeit von drei Minuten nicht überschritten werden.

Der wissenschaftliche Teil der Verhandlungen soll als offizieller Sitzungsbericht vom Vorstand in einer chirurgischen Zeitschrift veröffentlicht werden. Hierzu sind die gehaltenen Vorträge dem 1. Schriftführer spätestens acht Tage nach der Sitzung als Selbstbericht (Kurzreferat) einzureichen.

§ 10
Änderungen der Satzungen

Wichtige, die Vereinigung betreffende Anträge, namentlich solche auf Änderung der bestehenden oder Einführung neuer Satzungen, müssen dem Vorstand schriftlich mindestens drei Monate vor der Jahrestagung zur Vorberatung eingereicht und den Mitgliedern mindestens vierzehn Tage vor der Sitzung schriftlich mitgeteilt werden. Sie werden durch Zwei-Drittel-Mehrheit der anwesenden Mitglieder entschieden.

Tagungsrhythmus und Tagungsdauer

Die Tagungen finden jährlich vor allem in Abstimmung mit der Vereinigung Mittelrheinischer Chirurgen und den Herbstferien in Nordrhein-Westfalen Ende September oder in der ersten Oktoberhälfte statt. Dabei wird versucht, den Tagungsort zwischen den Landesteilen Nordrhein und Westfalen-Lippe zu wechseln. Die Tagungen beginnen alle zwei Jahre am Donnerstagvormittag mit einer Sitzung für experimentelle Chirurgie und werden am Nachmittag mit klinischen Demonstrationen vor der feierlichen Eröffnung fortgesetzt. Wahlweise findet auch die Eröffnung erst am Freitagmorgen statt. Im übrigen ist der Freitagmorgen visceral- und oft auch gefäßchirurgischen Themen sowie übergeordneten Fragen der Allgemeinen Chirurgie vorbehalten. Traditionsgemäß wird der Samstagvormittag von der Unfallchirurgie gestaltet. In Parallelsitzungen werden entweder Spezialthemen behandelt oder Videofilme vorgeführt. Postersitzungen während der Mittagspausen runden das Programm ab, das in den letzten Jahren durch Fortbildungsveranstaltungen für den Pflegebereich ergänzt wird. Das Rahmenprogramm findet seinen Höhepunkt am Freitagabend mit einem Festabend unterschiedlicher Ausgestaltung.

Synopsis der Tagungen und Vorsitzenden

Nr.	Jahr	Tagungsort	Vorsitzender
1.	1898	Düsseldorf	Geh.-Rat Dr. Heusner (Barmen)
2.		Düsseldorf	
3.	1899	Düsseldorf	
4.		Düsseldorf	
5.		Düsseldorf	
6.	1900	Düsseldorf	Geh.-Rat Dr. Erasmus (Crefeld)
7.		Bochum	
8.		Düsseldorf	
9.	1901	Düsseldorf	
10.		Düsseldorf	
11.		Düsseldorf	
12.	1902	Düsseldorf	Geh.-Rat Dr. Heusner (Barmen)
13.		Düsseldorf	
14.		Düsseldorf	
15.	1903	Düsseldorf	
16.		Köln	
17.		Düsseldorf	
18.	1904	Düsseldorf	Geh.-Rat Dr. Krabbel (Aachen)
19.		Düsseldorf	
20.		Düsseldorf	
21.	1905	Crefeld	
22.		Düsseldorf	
23.		Düsseldorf	
24.	1906	Düsseldorf	Chefarzt Dr. Morian (Essen)
25.		Düsseldorf	
26.		Düsseldorf	
27.	1907	Duisburg	
28.		Düsseldorf	
29.	1906	Düsseldorf	
30.		Düsseldorf	Prof. Dr. Löbker (Bochum)
31.		Duisburg	
32.		Düsseldorf	
33.	1909	Düsseldorf	
34.		Köln	

Nr.	Jahr	Tagungsort	Vorsitzender
35.		Düsseldorf	
36.	1910	Düsseldorf	Prof. Dr. Bardenheuer (Köln)
37.		Düsseldorf	
38.		Düsseldorf	
39.	1911	Düsseldorf	
40.		Barmen	
41.		Düsseldorf	
42.	1912	Düsseldorf	Prof. Dr. Garrè (Bonn)
43.		Düsseldorf	
44.		Düsseldorf	
45.	1913	Düsseldorf	
46.		Düsseldorf	
	1914		Keine Tagungen
	1915		Keine Tagungen
47.	1916	Köln	Prof. Dr. Tilmann (Köln)
48.		Köln	
49.	1917	Düsseldorf	
	1918		Keine Tagungen
	1919		Keine Tagungen
50.	1920	Düsseldorf	Prof. Dr. Tilmann (Köln)
51.		Dortmund	
52.	1921	Düsseldorf	
53.		Düsseldorf	
54.		Düsseldorf	
55.	1922	Düsseldorf	
56.		Düsseldorf	
57.		Düsseldorf	
58.	1923	Düsseldorf	
59.	1924	Düsseldorf	
60.		Düsseldorf	Prof. Dr. Marwedel (Aachen)
61.		Düsseldorf	
62.	1925	Düsseldorf	
63,		Düsseldorf	
64.		Düsseldorf	
65.	1926	Düsseldorf	
66.		Düsseldorf	Prof. Dr. Henle (Dortmund)
67.		Düsseldorf	
68.	1927	Köln	
69.		Elberfeld	

Nr.	Jahr	Tagungsort	Vorsitzender
70.		Düsseldorf	
71.	1928	Dortmund	
72.		Aachen	Prof. Dr. Röpke (Barmen)
73.		Münster	
74.	1929	Düsseldorf	
75./I		Bonn	
75./II		Amsterdam	Prof. Dr. Noordenbos (Amsterdam)
76.	1930	Düsseldorf	Prof. Dr. Röpke (Barmen)
77.		Essen	Prof. Dr. Coenen (Münster)
78.	1931	Bochum	
79.		Osnabrück	
80.	1932	Düsseldorf	
81.		Barmen	Prof. Dr. Ritter (Düsseldorf)
82.	1933	Köln	
83.		Münster	
84.	1934	Düsseldorf	
85.		Bad Neuenahr	Prof. Dr. Friedemann (Langendreer)
86.	1935	Duisburg	
87.		Bad Aachen	
88.	1936	Wuppertal-Elberfeld	
89.		Bonn	Prof. Dr. von Haberer (Köln)
90.	1937	Köln	
91.		Düsseldorf	
92.	1938	Essen	
93.		Bad Oeynhausen	Prof. Dr. Schloeßmann (Bochum)
94.	1939	Wuppertal-Barmen	
95.		Münster	
	1940 bis 1946		keine Tagungen
96.	1947	Bochum	Prof. Dr. Schloeßmann (Bochum)
97.		Bonn	Prof. Dr. Frhr. von Redwitz (Bonn)
98.	1948	Düsseldorf	
99.		Werne	
100.	1949	Düsseldorf	
101.		Bad Neuenahr	Prof. Dr. Bürkle de la Camp (Bochum)
102.	1950	Düsseldorf	

Nr.	Jahr	Tagungsort	Vorsitzender
103.		Bad Pyrmont	
104.	1951	Düsseldorf	
105.		Bad Salzuflen	Prof. Dr. Derra (Düsseldorf)
106.	1952	Düsseldorf	
107.		Bad Neuenahr	
108.	1953	Düsseldorf	
109.		Bad Salzuflen	Prof. Dr. Reischauer (Essen)
110.	1954	Düsseldorf	
111.		Essen	
112.	1955	Düsseldorf	
113.		Aachen	Prof. Dr. Tönnis (Köln)
114.	1956	Dortmund	
115.		Bad Oeynhausen	
116.	1957	Düsseldorf	
117.		Bad Pyrmont	Prof. Dr. Fuß (Duisburg-Hamborn)
118.	1958	Köln	
119.		Bad Godesberg	
120.	1959	Düsseldorf	
121.		Bad Oeynhausen	Prof. Dr. Gütgemann (Bonn)
122.	1960	Düsseldorf	
123.		Bonn	
124.	1961	Düsseldorf	
125.		Bad Neuenahr	Prof. Dr. Reimers (Elberfeld)
126.	1962	Düsseldorf	
127.		Aachen	
128.	1963	Düsseldorf	
129.		Münster	Prof. Dr. Sunder-Plassmann (Münster)
130.	1964	Düsseldorf	
131.		Köln	
132.	1965	Münster	
133.	1966	Düsseldorf	Prof. Dr. Major (Solingen)
134.	1967	Köln	Prof. Dr. Heberer (Köln)
135.	1968	Bochum	
136.	1969	Münster	Prof. Dr. Hillenbrand (Köln)
137.	1970	Köln	
138.	1971	Düsseldorf	Prof. Dr. Kremer (Düsseldorf)
139.	1972	Essen	
140.	1973	Gelsenkirchen	Prof. Dr. Rosenthal (Bochum)

Nr.	Jahr	Tagungsort	Vorsitzender
141.	1974	Gelsenkirchen	
142.	1975	Köln	Prof. Dr. Schink (Köln)
143.	1976	Dortmund	Prof. Dr. Thorban (Dortmund)
144.	1977	Essen	Prof. Dr. Eigler (Essen)
145.	1978	Bochum	Prof. Dr. Rehn (Bochum)
146.	1979	Münster	Prof. Dr. Bünte (Münster)
147.	1980	Essen	Prof. Dr. Kort (Essen)
148.	1981	Köln	Prof. Dr. Pichlmaier(Köln)
149.	1982	Mülheim	Prof. Dr. Carstensen (Mülheim)
150.	1983	Bonn	Prof. Dr. Stelzner (Bonn)
151.	1984	Wuppertal	Prof. Dr. Streicher (Wuppertal)
152.	1985	Dortmund	Prof. Dr. Imdahl (Dortmund)
153.	1986	Köln	Prof. Dr. Troidl (Köln)
154.	1987	Mönchengladbach	Prof. Dr. Eßer (Mönchengladbach)
155.	1988	Bochum	Prof. Dr. Zumtobel (Bochum)
156.	1989	Marl	Prof. Dr. Hupe (Marl)
157.	1990	Düsseldorf	Prof. Dr. Röher (Düsseldorf)
158.	1991	Detmold	Prof. Dr. Braun (Detmold)
159.	1992	Aachen	Prof. Dr. Schumpelick (Aachen)
160.	1993	Krefeld	Prof. Dr. Brünner (Krefeld)
161.	1994	Essen	Prof. Dr. Schmit-Neuerburg (Essen)
162.	1995	Oberhausen	Prof. Dr. Lennert (Oberhausen)
163.	1996	Bochum	Prof. Dr. Muhr (Bochum)
164.	1997	Duisburg	Prof. Dr. Müller-Wiefel (Duisburg)
165.	1998	Bonn	Prof. Dr. Hirner (Bonn)
166.	1991	Düsseldorf	Prof. Dr. Ulrich (Düsseldorf)

Schriftführer		von	bis
Dr. C. Stern	Düsseldorf	1898	1905
Dr. A. Weiß	Düsseldorf	1906	1916
Dr. E. Janssen	Bocholt	1917	1931
Prof. Dr. H. Schloeßmann	Bochum	1931	1937
Prof. Dr. R. Sommer	Dortmund	1938	1940
Prof. Dr. H. Bürkle de la Camp	Bochum	1946	1948
Prof. Dr. R. Reischauer	Essen	1919	1952
Prof. Dr. H. Fuß	Duisburg-Hamborn	1953	1956
Prof. Dr. C. Reimers	Wuppertal-Elberfeld	1957	1960
Prof. Dr. H. Major	Solingen	1961	1964

Prof. Dr. H.J. Hillenbrand	Köln	1965	1968
Prof. Dr. A. Rosenthal	Bochum	1969	1972
Prof. Dr. W. Schega	Krefeld	1973	1974
Prof. Dr. J. Kort	Essen	1975	1979
Prof. Dr. D. Moschinski	Düsseldorf	1980	1984
Prof. Dr. F.W. Eigler	Essen	1985	1998
Prof. Dr. W. Stock	Düsseldorf	1999	

Schatzmeister

Dr. C. Stern	Düsseldorf	1898	1921
Dr. C. F. Schulze	Duisburg	März-Nov.	1921
Dr. H. Elter	Viersen	1921	1940
Dr. F. Niklas	Herne	1941	1951
Dr. G. Korff	Jülich	1952	1968
Dr. F. Wolf	Gelsenkirchen-Buer	1969	1984
Dr. F.A. Henrich	Essen	1986	1993
Dr. H.-W. Schlösser	Oberhausen	1994	

Ehrenmitgliedschaft

Die Anschauungen über die Kriterien zur Vergabe einer Ehrenmitgliedschaft haben sich im Laufe der Jahre geändert. In der ersten Hälfte der 100jährigen Vereinsgeschichte wurden chirurgische Persönlichkeiten mit und ohne engere Verbindung zur Vereinigung berücksichtigt. Dabei ergab sich das Problem, wie eine Grenze rein nach wissenschaftlicher Bedeutung zu ziehen sei. Entsprechend tendierte man in der zweiten Hälfte immer mehr dazu, besonders verdiente Chirurgen mit direktem Bezug zur Vereinigung zu ehren.

Ehrenmitglieder

Prof. Dr. med. H. Brünner (1996)
Prof. Dr. med. Dr. med. h.c. G. Carstensen (1975)
Prof. Dr. med. J.A.M. van Dongen (1982)
Prof. Dr. med. F.W. Eigler (1998)
Prof. Dr. med. G. Eßer (1997)
Prof. Dr. med. J. Gruwez (1984)
Prof. Dr. med. Dr. med. h.c. G. Heberer (1980)
Prof. Dr. med. G. Hierholzer (1994)
Prof. Dr. med. K. Hupe (1995)

Prof. Dr. med. G. Kootstra (1998)
Prof. Dr. med. J. Kort (1994)
Prof. Dr. med. K. Kremer (1976)
Prof. Dr. med. P.J. Kuijer (1985)
Prof. Dr. med. H.A.J. Lemmens (1977)
Dr. med. K. Partenheimer (1990)
Prof. Dr. med. J. Rehn (1988)
Prof. Dr. med. W. Schega (1977)
Prof. Dr. med. W. Schink (1983)
Prof. Dr. med. Dr. h.c. mult. F. Stelzner (1985)

Verstorbene Ehrenmitglieder

Geh.-Rat Prof. Dr. med. A. Bier
Geh.-Rat Prof. Dr. med. A. Borchard
Prof. Dr. med. E. Borchers
Dr. med. Dipl. Chemiker, Senator h.c. B. Braun
Prof. Dr. med. H. Bürkle de la Camp
Prof. Dr. med. Coenen
Prof. Dr. med. Dr. h.c. E. Derra
Geh.-Rat Dr. med. K. Erasmus
Prof. Dr. med. E.K. Frey
San.-Rat Dr. med. M. Friedemann
Geh.-Rat Prof. Dr. med. K. Garrè
Prof. Dr. med. R. Grashey
Prof. Dr. med. Dr. rer. nat. h.c. A. Gütgemann
Prof. Dr. med. H. von Haberer-Kremshohenstein
Geh.-Rat Prof. Dr. med. L. Heusner
Prof. Dr. med. O. Hilgenfeld
Prof. Dr. med. H. Imdahl
Prof. Dr. med. M. Kaehler
Prof. Dr. med. W. Keppler
Prof. Dr. med. G. Konietzny
Prof. Dr. med. F. Kroh
Prof. Dr. med. H. Krukenberg
Prof. Dr. med. F. Kudlek
Prof. Dr. med. A. Läwen
Prof. Dr. med. E. Martin
Prof. Dr. med. G. Marwedel
Geh.-Rat Prof. Dr. med. R. Morian
Geh.-Rat Prof. Dr. med. W. Müller

Prof. Dr. med. Th. Naegeli
Prof. Dr. med. A. Nehrkorn
Prof. Dr. med. O. Orth
Prof. Dr. med. E. Partsch
Prof. Dr. med. F. Pauwels
Prof. Dr. med. C. Ramstedt
Prof. Dr. med. E. Frh. von Redwitz
Prof. Dr. med. E. Rehn
Prof. Dr. med. M. Reifferscheid
Prof. Dr. med. C. Ritter
Prof. Dr. med. W. Röpke
Geh.-Rat Prof. Dr. med. F. Sauerbruch
Prof. Dr. med. H. Schloeßmann
Prof. Dr. med. F. Schultze
Prof. Dr. med. P. Sunder-Plassmann
Prof. Dr. med. O. Tilmann
Prof. Dr. med. Dr. h.c. mult. W. Tönnis
Prof. Dr. med. J. Volkmann
Prof. Dr. med. Dr. jur. h.c. W. Wachsmuth
Dr. med. Witzel
Dr. med. F. Wolf
Prof. Dr. med. Dr. med. h.c. mult. R. Zenker

Weitere Ehrungen

Satzungsgemäß können nur Mediziner zu Ehrenmitgliedern ernannt werden. Deshalb wurde anläßlich der 100-Jahr-Feier von Herrn Hirner, Bonn, eine Auszeichnung für besondere Verdienste um die Vereinigung angeregt, die auch Nichtmediziner erhalten können. Diese Auszeichnung besteht aus einer Silber-Glas-Medaille mit dem Signum der Vereinigung. Als erster hat sie der Jurist Dr. jur. Ulrich Baur, Düsseldorf, erhalten, der seit Jahren die Vereinigung in vereinsrechtlichen Fragen ehrenamtlich berät.

Des weiteren wurden bisher geehrt: Professor Dr. G. Eßer, Mönchengladbach, als Inaugurator des Signums der Vereinigung sowie die Herren Professoren H. Brünner, Krefeld, F.W. Eigler, Essen, und J. Kort, Essen, als Autoren des Buches zur 100-Jahr-Feier der Vereinigung

Wissenschaftliche Preise

Unter dem Vorsitz von Reischauer wurde 1953 ein wissenschaftlicher Preis eingerichtet, der unter dem Vorsitzenden Sunder-Plasmann 1964 den Namen von-Haberer-Preis erhielt. Aus verschiedenen Gründen ist die Liste der Preisträger nicht vollständig, so daß hier auf eine Aufzählung ganz verzichtet wird.

Unter dem Vorsitz von *Imdahl*, Dortmund, wurde 1985 der bislang von den Gütgemann-Schülern vergebene, nach ihrem Lehrer genannte Preis übernommen und fortan im jährlichen Wechsel mit dem von-Haberer-Preis ausgeschrieben. Er war mehr für rein experimentelle Arbeiten gedacht. Nachdem für beide Preise das Niveau und die Zahl eingereichter Arbeiten sehr wechselnd waren, wurden zunehmend die Preisgelder für Vortrags-, Poster- und Video-Prämierungen vergeben.

Zum 100. Jubiläum wurde dann erstmals der nach den Gründern benannte Erasmus-Heusner-Preis ausgeschrieben. Zur Vertiefung der Beziehungen im Bereich der Vereinigung soll dem Preisträger der Besuch verschiedener Kliniken ermöglicht werden. Die Bewerbungen werden nach Güte wissenschaftlicher Arbeiten und besonderer Verbindung zur Vereinigung beurteilt. Die Zukunft muß über die Attraktivität eines solchen Preises entscheiden.

Besonderheiten, Weiterbildungskurse, Sektionen

Fragen der Weiterbildung unseres Faches waren bislang auf den Tagungen eher indirekt angesprochen worden. Auf Grund der eingeführten Weiterbildungsordnungen und der abschließenden Fachgespräche (jetzt Prüfung genannt) ergab sich die Notwendigkeit, dem Nachwuchs vor diesen Abschlüssen Gelegenheit zu geben, ihr Wissen vorab zu überprüfen. In Zusammenarbeit mit dem Berufsverband der Deutschen Chirurgen und den Ärztekammern Nordrhein und Westfalen-Lippe wurden von der Vereinigung entsprechende Kurse in Essen eingerichtet. Dabei stellen Experten gewisse Themenkomplexe vor, die anschließende ausführliche Diskussion gibt dann Anlaß für die im etwa gleichen Ausbildungsstand befindlichen Nachwuchschirurgen, ihren eigenen Wissensstand abzuschätzen.

Seit 1997 besteht außerdem die Möglichkeit, daß Sektionen für spezielle chirurgische Problembereiche gebildet werden. Die erste solche Sektion wurde für minimalinvasive Chirurgie ewingerichtet, die „MIC-Sektion".

Im Interesse des Zusammenhaltes aller chirurgischen Spezialitäten sollten weitere Sektionen folgen.

Publikationsorgane

Die Veröffentlichungen über die wissenschaftlichen Tagungen erfolgte bis zur Unterbrechung im Jahre 1939 im Zentralblatt für Chirurgie, nach 1945 erneut im Zentralblatt bis zur 152. Tagung im Jahre 1985, danach wurde durch die Besonderheit der Verstaatlichung des Verlages in Leipzig und Probleme, u.a. der Papierbeschaffung, diese Verbindung unterbrochen und die Veröffentlichung beim Thieme-Verlag in der „Aktuellen Chirurgie" ermöglicht. Nachdem diese Zeitschrift ihren Titel geändert hat, werden nun die Zusammenfassungen der Vorträge wieder im Zentralblatt für Chirurgie veröffentlicht, das damit auch offizielles Organ der Vereinigung geworden ist.

Literatur und Quellenangaben

Aktuelle Chirurgie, Jhrg. 1990–1997. Thieme Verlag, Stuttgart.

Archiv der Vereinigung Niederrheinisch-Westfälischer Chirurgen beim jeweiligen ersten Schriftführer.

Brünner, H.: Geh. San.-Rat Dr. med. Carl Maria Hubert Erasmus — Ein Beitrag zur 95jährigen Geschichte der ältesten regionalen deutschen Chirurgenvereinigung. Privatdruck, Krefeld, 1993.

Brünner, H., F. W. Eigler, J. Kort: 100 Jahre Vereinigung Niederrheinisch-Westfälischer Chirurgen. Verlag Karl Maria Laufen, Oberhausen, 1998.

Fünfzig Jahre Niederrheinisch-Westfälische Chirurgenvereinigung. 1898/1948. Essen 1948.

Major, H.: 76 Jahre Vereinigung Niederrheinisch-Westfälischer Chirurgen. Arch. NRWC (1974), S. 1–9.

Vierzig Jahre Niederrheinisch-Westfälische Chirurgenvereinigung. 1898–1938. Archiv Chirurgische Kliniken der Universität Münster.

Zentralblatt f. Chirurgie, Jhrg. 1928–1986 u. ab 1998.

Vereinigung Nordwestdeutscher Chirurgen

Bremen

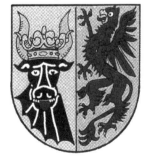

Hamburg

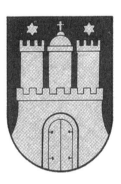

Mecklenburg-
Vorpommern

Niedersachsen

Schleswig-Holstein

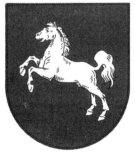

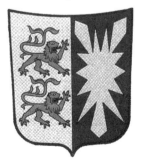

Vorstand 1999

Ehrenvorsitzender

Prof. Dr. Günther Haenisch

Vorsitzender

Prof. Dr. Hans Fred Weiser

stellv. Vorsitzender

Prof. Dr. Dietmar Lorenz

Ordinarius für Chirurgie

Prof. Dr. Hans-Peter Bruch

1. Schriftführer

Prof. Dr. Herbert Imig

2. Schriftführer – zugleich Schatzmeister

Prof. Dr. Christoph Eggers

Ständiger Ansprechpartner

Prof. Dr. Herbert Imig
Klinik für Allgemein-, Gefäß- und Thoraxchirurgie
A.K. Harburg
Eißendorfer Pferdeweg 52
21075 Hamburg
☎ 040 7921 2550

Status der Vereinigung

Die Vereinigung Nordwestdeutscher Chirurgen ist gemeinnützig, sie erstrebt keinen Gewinn. Alle Mittel werden ausschließlich den Zwecken der Vereinigung zugeführt.

Gründungsgeschichte

Den frühesten Hinweis auf die Vereinigung Nordwestdeutscher Chirurgen fanden *G. Haenisch* und *G. Rodewald* bei ihren Recherchen anläßlich des 75jährigen Bestehens der Vereinigung in der „Allgemeinen medicinischen Centralzeitung", Band 78 (1909), Nr. 4 auf Seite 55 unter der Rubrik „IV. Tagesgeschichte" mit dem Untertitel „Congreß- und Vereinsnachrichten", wo es heißt:

> „Hamburg. Eine Vereinigung nordwestdeutscher Chirurgen ist hier in der Bildung begriffen. Auf Anregung von Professor H. Kümmell, Hamburg, und Professor F. König, Altona, haben die dirigierenden Chirurgen von Hamburg, Altona und Umgebung nach Zustimmung der Chirurgen von Kiel, Postock, Bremen und Lübeck sich zu diesem Zwecke vereinigt, um eine Besprechung rein chirurgischer Fragen in größerem Umfange zu ermöglichen, als dies in den ärztlichen Vereinen und selbst auf den großen Specialcongressen möglich ist. Durch die Abhaltung der Sitzungen in den Krankenhäusern wird die Demonstration der Patienten wesentlich erleichtert werden. Es sollen an wechselndem Ort vorläufig drei Versammlungen im Jahr stattfinden, die erste am 23. Januar im Eppendorfer Krankenhause unter dem Vorsitz von Professor Kümmell."

E. Roedelius, der zu jener Zeit Medizinalpraktikant im Hamburger Hafenkrankenhaus war, schrieb:

> „Die Ärzte hatten Kenntnis davon, daß unser Chef Lauenstein auf einer Ärzteversammlung eine Babcock-Operation vorführen wollte, die damals in Deutschland noch wenig bekannt war. Also machten wir uns auf nach Eppendorf, um an der Demonstration unseres Chefs teilzunehmen, nicht ahnend, daß wir damit inoffiziell in die Gründungstagung hineingerieten"

und weiter

> „in meinem damals geführten Tagebuch fand ich meine in Vergessenheit geratene Eintragung wieder, die das Datum dieser Tagung und damit die eigentliche Gründung dokumentiert: Es war der 23. Januar 1909".

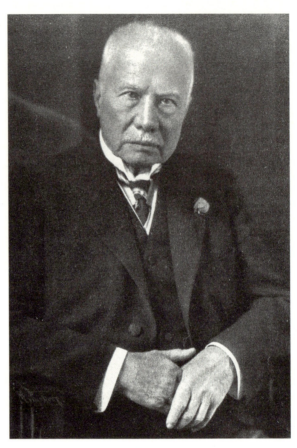

Abb. 1
Hermann Kümmell
Geheimrat Professor Dr. (1852–1937)
Hamburg, Allgemeines Krankenhaus Eppendorf
und Direktor der Chir.Univ. Klink Hamburg
Gründungsmitglied und Vorsitzender der ersten Tagung
und weiterer Tagungen
1911, 1913, 1922 und 1926

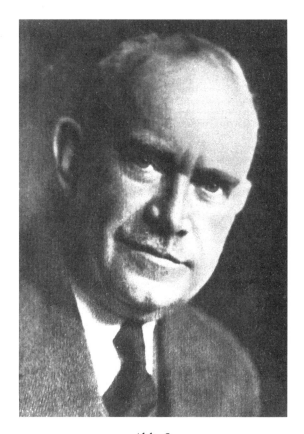

Abb. 2
Alfred Wilhelm Anschütz
Geheimer Medizinalrat Prof. Dr. (1870–1954) Kiel, Universitätsklinik
Gründungsmitglied und Vorsitzender der 2. Tagung 1909 sowie Vorsitzender
weiterer Tagungen 1911, 1913, 1922, 1928 und 1935

Weitere Geschichte

Die beiden weiteren noch 1909 stattfindenden Tagungen wurden von
Prof. Dr. Alfred Anschütz, Kiel und Prof. Dr. Fritz König[1], Altona durch-
geführt. Nach der Tagung 1914 unter ihrem damaligen Vorsitzenden
Prof. Dr. Paul Sudeck unterbrach der erste Weltkrieg bis 1919 diesen
Rhythmus von dreijährlichen Zusammenkünften. Nach 1921 stellte sich
dann der noch heute übliche halbjährliche Rhythmus ein.

---

[1] Eine Abbildung von Prof. Dr. Fritz König findet sich im Beitrag der Mittelrheinischen Chirurgenvereinigung (S. 77).

Dabei spielte sich, zuletzt auch in der Satzung festgelegt, ein Wechsel von Sommertagungen außerhalb der Gründungsstadt Hamburg und regelhafter Wintertagungen in Hamburg selbst ein.

Laufende Nr.	Name	Stand	Heimath	Monat und Datum	Laufende Nr.	Name	Stand	Heimath	Monat und Datum

Aus dem Gästebuch der Chir. Univ. Klinik Hamburg
um die Jahrhundertwende

Während der Wirren des Zweiten Weltkrieges fanden keine Kongresse statt. *C.-G. Ritter* gebührt das Verdienst, durch die Organisation einer ersten Tagung 1946 in Büren zusammen mit der Niederrheinisch-Westfälischen Chirurgenvereinigung unsere Regionalgesellschaft wiederbelebt zu haben (s. S. 109). Seit 1951 haben sich relativ feste Termine eingebürgert: Die Sommertagungen finden im Juni, die Wintertagungen in der ersten Dezemberwoche statt. Entsprechend dem damaligen Reichsgebiet reichten die Tagungsorte von Danzig, Stettin und Greifswald bis Bremen, Wilhelmshaven, Hannover, Bielefeld und Göttingen. Bei drei Tagungen wurden allen Mitgliedern Seereisen abgefordert; sie fanden im benachbarten Schweden statt (1927 Lund, 1959 Göteborg, 1974 Malmö). Wir hoffen, diese Ziele nochmals zu erreichen. Vier Tagungen in Berlin (1960, 1972, 1981, 1991) belegen die engen Verbindungen der Nordwestdeutschen Chirurgen zu ihren Berliner Kollegen, denen sie in der Zeit der deutschen Teilung vorübergehend geistige Heimat boten.

Fusion der Vereinigung der Nordwestdeutschen Chirurgen mit der Vereinigung von Mecklenburg-Vorpommern

Am 5.8.1992 kamen auf Einladung der Professoren *H.W. Schreiber* und *G. Haenisch* die Vorstandsmitglieder der Vereinigung Nordwestdeutscher Chirurgen und die der Vereinigung der Chirurgen Mecklenburg-Vorpommerns in Hamburg zusammen, um über die neue offene Nachbarschaft und eine engere Zusammenarbeit in der Weiter- und Fortbildung zu diskutieren. Dabei kam die Idee der Wiederherstellung der alten traditionellen Verhältnisse, d.h. die Idee einer Fusion beider Gesellschaften, wie sie von 1909 bis 1945 bestanden hatte, zur Sprache.

Dieser Plan war auch im Vorstand der Mecklenburg-Vorpommerschen Vereinigung seit einiger Zeit überlegt und diskutiert worden; er wurde insbesondere von dem Vorsitzenden Professor *D. Lorenz* intensiv verfolgt. Seiner ständigen Initiative war es wesentlich zu verdanken, daß dieser Plan schließlich Wirklichkeit werden konnte.

Nachdem über die Vorzüge einer solchen engeren Kooperation, vor allem auch für die jüngeren Kollegen, Konsens vorlag, wurde zur Umsetzung eine Befragung der Mitglieder beider Gesellschaften für notwendig erachtet. Von den 276 angeschriebenen Mitgliedern der Mecklenburg-Vorpommerschen Vereinigung antworteten 191 Mitglieder, von denen 190 für und einer gegen den Zusammenschluß stimmten.

Bei der 152. Tagung der Nordwestdeutschen Chirurgen in Husum (Vorsitzender Dr. *H.-J. Schröder*) beschlossen die Vorstandsmitglieder beider Gesellschaften die Empfehlung zur Fusion unter dem gemeinsamen traditionellen Gründungsnamen „Vereinigung Nordwestdeutscher Chirurgen". Die Mitgliederversammlung nahm diese Empfehlung am 4.6.1993 einstimmig an. Sie applaudierte dem historischen Ereignis und der künftigen Zusammenarbeit.

An der gemeinsamen zukunftsweisenden Vorstandssitzung nahmen teil:

W. Armsbruster, Stralsund	C. Broelsch, Hamburg
T. Geulfke, Güstrow	G. Haenisch, Hamburg
D. Lorenz, Greifswald	JH.-J. Peiper, Göttingen
P. Pietsch, Wismar	H.W. Schreiber, Hamburg
H.-J. Schröder, Husum	

Die offizielle öffentliche Bekanntgabe des Zusammenschlusses erfolgte anläßlich der 153. Tagung der Vereinigung der Nordwestdeutschen Chirurgen am 3.12.93 durch den Vorsitzenden Prof. Dr. *E. Gross*, Hamburg-Barmbek. Das Ereignis von historischem Rang wurde in der Eröffnungsansprache durch den Vorsitzenden Prof. Dr. *E. Gross* angemessen gewürdigt, dabei begrüßte er die neuen Mitglieder herzlich. Er ging auf die Arbeit der ostdeutschen Kollegen, die oft unter schwierigen Bedingungen und auch persönlichen Nöten ihrer Pflicht in bewundernswerter Weise nachkamen, ein. Prof. Dr. *D. Lorenz*, Greifswald, wurde für sein engagiertes persönliches Bemühen um die Fusion der Dank der Vereinigung ausgesprochen. Der Zusammenschluß stellt die bis 1945 gültigen Verhältnisse bis auf die verlorenen Gebiete von Pommern und Ostpreußen wieder her. Für eine regionale Chirurgenvereinigung bemerkenswert ist die nach dem Zusammenschluß erreichte Zahl von 1.097 Mitgliedern.

Die Vereinigung der Chirurgen von Mecklenburg-Vorpommern 1959–1993

1959 wurde in Greifswald die „Wissenschaftliche Chirurgenvereinigung der Universitäten Rostock und Greifswald" gegründet. Erster Vorsitzender war Professor Dr. *H. Serfling*, Ordinarius für Chirurgie der Universität Greifswald. Mitglieder konnten die Chirurgen von Mecklenburg-Vorpommern und die der übrigen elf Bezirke der damaligen Deutschen Demokratischen Republik (DDR) werden.

1968 wurde die Gesellschaft als „Vereinigung der Chirurgen der drei Nordbezirke" und 1991 als „Vereinigung der Chirurgen Mecklenburg-Vorpommerns" umbenannt. Einen ständigen zentralen Ort als Sitz der Vereinigung gab es nicht.

Jahre, Vorsitzende und Orte der Tagungen

Jahr	Vorsitzender	Ort
1959	Prof. Dr. Serfling	Greifswald
1960	Prof. Dr. Schmitt	Rostock
1961	Prof. Dr. Scholz	Stralsund
1962	Prof. Dr. Franke	Bergen
1963	Prof. Dr. Michelsen	Rostock
1964	Prof. Dr. Kothe	Greifswald
1965	Prof. Dr. Scholz	Stralsund
1966	Prof. Dr. Schmitt	Rostock
1967	Prof. Dr. Franke	Bergen
1968	Prof. Dr. Reding	Greifswald
1969	Prof. Dr. Schmitt	Rostock
1970	Prof. Dr. Michelsen	Rostock
1971	Prof. Dr. Scholz	Stralsund
1972	Prof. Dr. Franke	Bergen
1973	Prof. Dr. Schmitt	Rostock
1974	Prof. Dr. Michelsen	Rostock
1975	Prof. Dr. Reding	Greifswald
1976	Dr. Dewitz	Neubrandenburg
1977	Prof. Dr. Scholz	Stralsund
1978	Prof. Dr. Brauner	Schwerin
1979	Prof. Dr. Michelsen	Rostock
1980	Dr. Dewitz	Neubrandenburg
1981	Prof. Dr. Kiene	Greifswald
1982	Prof. Dr. Reding	Rostock
1983	Dr. Muschter	Stralsund
1984	Prof. Dr. Czarnetzki	Rostock
1985	Prof. Dr. Kiene	Greifswald
1986	Dr. Dewitz	Neubrandenburg
1987	Prof. Dr. Brauner	Schwerin
1988	Prof. Dr. Czarnetzki	Rostock
1989	Doz. Dr. Muschter	Stralsund
1990	Prof. Dr. Reding	Rostock
1991	Prof. Dr. Lorenz	Greifswald
1992	Prof. Dr. Lorenz	Greifswald
	Prof. Dr. Petermann	
1993	Prof. Dr. Lorenz	Greifswald
	Prof. Dr. Petermann	

Auszug aus der Satzung

Der Sitz der Vereinigung ist Hamburg. Zwecke der Vereinigung sind.

a) Förderung der praktischen und wissenschaftlichen Anliegen der Chirurgie,

b) Herstellung und Vertiefung kooperativer Verbindungen zu den Nachbarfächern,

c) Herstellung und Vertiefung persönlicher sowie kooperativer Verbindung zu ausländischen chirurgischen Gesellschaften,

d) Förderung der Fortbildung der Mitglieder und der Weiterbildung jüngerer Kollegen,

e) Unterstützung und Pflege des Erfahrungsaustausches und des persönlichen Kontaktes der Mitglieder.

Die Vereinigung erfüllt diese Aufgaben durch

a) Veranstaltung jährlicher Tagungen. Ihre Planung, Vorankündigung, Organisation und Durchführung obliegen dem Vorsitzenden im Einvernehmen mit dem Vorstand. Jedes Mitglied hat das Recht, Themen vorzuschlagen. Die Entscheidung über die Aufnahme ins Programm bleibt dem Vorsitzenden überlassen,

b) Veröffentlichung von Kurzreferaten der bei der Tagung gehaltenen Vorträge in einer chirurgischen Zeitschrift,

c) Auszeichnung von Mitgliedern, die hervorragende wissenschaftliche Arbeiten auf dem Gebiet der Chirurgie, aufgrund von Preisausschreiben geleistet haben,

d) Förderung wissenschaftlicher Forschung und wissenschaftlicher Studien in der Chirurgie.

Ordentliches Mitglied kann jeder Arzt werden, der sich praktisch oder wissenschaftlich mit der Chirurgie beschäftigt. Für die Aufnahme als Mitglied der Vereinigung bedarf es eines Antrages beim zweiten Schriftführer und der Befürwortung von zwei Mitgliedern (Bürgen).

Der Jahresbeitrag für ordentliche Mitglieder beträgt z.Zt. DM 20,00. Die Mitgliedskarte berechtigt als Teilnehmerkarte für die jährlichen Tagungen und für die Mitgliederversammlungen im laufenden Kalenderjahr.

Dem Vorstand gehören an:

a) der Ehrenvorsitzende

b) der Vorsitzende

c) der stellvertretende Vorsitzende, welcher der Vorsitzende der vorhergehenden oder bei dessen Verhinderung der zweitvorhergehenden Tagung sein soll

d) ein Ordinarius für Chirurgie

e) der erste Schriftführer,

f) der zweite Schriftführer, der zugleich Schatzmeister ist.

Zum Ehrenvorsitzenden kann auf Vorschlag des Vorstandes ein Mitglied auf der Mitgliederversammlung gewählt werden, das sich um die Vereinigung in hervorragendem Maße verdient gemacht hat.

Der Vorsitzende wird auf Vorschlag des Vorstandes von der Mitgliederversammlung durch Stimmenmehrheit gewählt. Er hat die nächste bzw. übernächste Tagung zu leiten. Sein Amt dauert vom Ende der vorhergehenden bis zum Ende der von ihm geleiteten Tagung.

Der Ordinarius für Chirurgie wird auf Vorschlag des Vorstandes von der Mitgliederversammlung auf die Dauer von fünf Jahren gewählt. Wiederwahl ist zulässig.

Die Schriftführer werden auf Vorschlag des Vorstandes von der Mitgliederversammlung auf die Dauer von fünf Jahren gewählt. Wiederwahl ist zulässig.

Der Ordinarius für Chirurgie und die Schriftführer bleiben auch nach Ablauf von fünf Jahren solange im Amt, bis ihre Nachfolger gewählt sind.

Tagungen

Regelmäßige Versammlungen zur Besprechung chirurgischer Fragen stellten den ersten Kristallisationspunkt unserer Vereinigung dar. Sie bleiben bis heute der Hauptmotor zur Umsetzung der satzungsgemäßen Zielstellung.

Seit 1921 hat sich ein Wechsel von Wintertagungen in der ersten Dezemberwoche am Gründungsort Hamburg und Sommertagungen im Juni außerhalb zwischen Greifswald und Wilhelmshaven sowie zwischen Flensburg und Bielefeld eingestellt. Die Tagungen beginnen jeweils am Donnerstagnachmittag und enden am Samstagmittag.

Die Kongresse werden von den Vorsitzenden im Einvernehmen mit dem Vorstand organisiert. Die Themenauswahl bleibt dem Vorsitzenden überlassen. Dabei orientieren sich die Programme am allgemeinen oder speziellen medizinischen, ärztlichen und chirurgischen Interesse. Durch wenige Hauptthemen soll die Überschaubarkeit, durch wissenschaftliche Kompetenz der Veranstalter und Referenten die inhaltliche Qualität gewährleistet werden.

Tagungsstätten in Hamburg

In früherer Zeit wurden unsere Tagungen immer in dem Krankenhaus abgehalten, an dem der Vorsitzende tätig war. Mit zunehmenden Besucherzahlen führte diese Regelung gelegentlich zu räumlichen Schwierigkeiten. Nach dem Zweiten Weltkrieg trat hier eine grundsätzliche Änderung ein. Die erste Wintertagung 1947 fand in dem alten Gebäude des Anatomischen Instituts statt. Von 1948 bis 1956 tagten wir im Hörsaal der Chirurgischen Universitätsklinik; 1957 im großen Saal der Kunsthalle; von 1958 bis 1970 im kleinen Saal der Musikhalle, mit Ausnahme der Jahre 1967 und 1969, in denen wir im Auditorium maximum der Universität waren; 1971 und 1972 im Chemischen Institut der Universität.

Seit 1973 haben wir unsere Tagungsstätte im Congreß-Centrum Hamburg (CCH) gefunden, das uns räumlich, organisatorisch und technisch alle erforderlichen und wünschenswerten Möglichkeiten bietet. Hier können über 1.000 Besucher sowie die ausgedehnte Industrieausstellung Platz finden.

Falldemonstrationen

Die ersten Falldemonstrationen erfolgten auf der 70. Tagung (Hamburg 1952). Mit der 87. Tagung (Lübeck 1961) wurden die Falldemonstrationen zum regelmäßigen Bestandteil aller Tagungen; sie haben sich inzwischen zu einer allseits beliebten und gut besuchten Einrichtung entwickelt. Als Auftaktveranstaltung des Winterkongresses findet sie traditionell im großen Hörsaal der Chirurgischen Klinik des Universitätskrankenhauses Hamburg-Eppendorf statt.

Forum Experimentelle Chirurgie

Mehrfach war der Wunsch geäußert worden, auch diejenigen Chirurgen auf unseren Tagungen zu Wort kommen zu lassen, die sich mit dem an Umfang und an Bedeutung ständig zunehmenden Bereich der experimentellen Chirurgie befassen. Da sich die zum Teil sehr speziellen Arbeitsergebnisse nicht immer in das übliche Tagungsprogramm einord-

nen ließen, entschloß man sich, das Forum Experimentelle Chirurgie –
analog den Falldemonstrationen – zu einer Sonderveranstaltung zu machen. Seit der Sommertagung 1977 in Lübeck unter Vorsitz von Prof. Dr.
H.-P. Bruch wird das Forum regelmäßig auf den Sommertagungen am
Donnerstagnachmittag durchgeführt. Diese Veranstaltung hat lebhaften
Anklang gefunden und sie wird gut besucht. Mit der Wintertagung 1998
wird der Versuch unternommen, eine Frühveranstaltung dem
traditionellen Programm vorauszuschicken und damit die experimentelle Chirurgie auch in das Hauptprogramm des Winterkongresses zu in-
tegrieren.

Pflegeberufe

Die Fortbildung für Angehörige der Pflegeberufe (früher: Medizinische
Assistenzberufe) war schon immer ein Anliegen der Chirurgen; sie
wurde deshalb überall gefördert. Auf Anregung von Seiten der Schwestern und Pfleger haben wir eine Fortbildungsveranstaltung – parallel zu
den Freitagvormittagsitzungen – zu einer stehenden Einrichtung unserer
Tagungen gemacht. Diese Parallelveranstaltung hat gute Aufnahme
gefunden; sie weist zunehmende Teilnehmerzahlen auf. Die alltägliche
Zusammenarbeit macht eine Intensivierung gemeinsamer Kooperation
in Weiter- und Fortbildung der Angehörigen der Pflegeberufe und der
Ärzte notwendig. Sich nebeneinander fortbilden ist gut, miteinander
besser!

Rahmenprogramm

Wohl schon immer gab es, anfangs in bescheidenen privaten Grenzen,
ein Rahmenprogramm. Später kamen für die Besucher der Tagungen
und auch für ihre Damen unterschiedliche, breit gefächerte Angebote
hinzu: Ausflüge zu landschaftlichen schönen oder historisch bedeutenden Plätzen, Besichtigungen von Kulturstätten wie Kirchen, Museen, Ga-
lerien usw., Führungen zu besonderen Kunstschätzen, zu Theatern,
Kunstschulen oder auch zu interessanten modernen Einrichtungen
u.v.a.m. Im Arrangement dieses Programms hat sich die Ehefrau des Vorsitzenden dankenswerterweise besonders engagiert.

Das gemeinsame Essen der Teilnehmer an der Wintertagung in Hamburg fand seit dem Zweiten Weltkrieg als Herrenessen statt. Diese Sitte
wurde trotz mancher schüchterner Versuche Andersdenkender von ge-
wichtigen Honoratioren unserer Vereinigung unter Anführung von

Oehlecker vehement verteidigt. Aus den alten Tagungsprogrammen läßt sich nun eindeutig feststellen, wann und wie sich die Änderung zum heutigen Usus vollzogen hat: eine für damals fast umwälzende Neuerung wurde erstmals bei der Wintertagung 1952 unter Dieboldt und nochmals bei der Wintertagung 1953 unter Junker gehandhabt: Um 20 Uhr fand das Herrenessen statt und um 22 Uhr durften die Damen kommen. Erst auf der Wintertagung 1954 gelang dem Vorsitzenden Prinz der revolutionäre Durchbruch: Das Essen um 20 Uhr fand von Beginn an mit Damen statt. Bis 1996 trafen sich die Kongreßteilnehmer – seit 1954 endgültig mit Damen – zum Gesellschaftsabend im Hotel Atlantic; 1997 fand ein Konzertabend in der Musikhalle statt.

Das Abschlußessen des Vorstandes mit den Referenten bzw. Vorsitzenden der Sitzungen zunächst „Herren-" dann „Referentenessen" genannt, fand seit dem Kriegsende in dem berühmten Hamburger Weinrestaurant Emcke am Gänsemarkt statt. Nach dessen Schließung 1972 und Jahren des „Umherirrens" wurde ab 1985 eine adäquate Bleibe im Festsaal des Norddeutschen Regattavereins an der Außenalster gefunden.

Gleichzeitig aber (noch) räumlich getrennt lädt die Ehefrau des Vorsitzenden die Damen der Sitzungsleiter und der Ehrenmitglieder zu einem eigenen separaten Essen ein.

Die Tagungen und ihre Themen

Die Gründer der Vereinigung haben schon früh die zeitlos stabilen Aufgaben einer wissenschaftlichen Tagung formuliert. Die Hauptforderungen waren:

Erfahrungsaustausch – Mitteilung und Kritik alter und neuer Ergebnisse offene Darstellung negativer Bilanzen – Einführung junger Kollegen in die chirurgische Öffentlichkeit – und persönliche Kontaktpflege.

Das dabei ins Auge gefaßte Endziel war, die durchschnittlichen Leistungen zu steigern und dem nordwestdeutschen Raum einen qualifizierten chirurgischen Akzent zu geben.

Der Vorsitzende der Vereinigung Nordwestdeutscher Chirurgen, *H. W. Schreiber*, hat in der Eröffnungsansprache anläßlich der 114. Tagung am 6. Dezember 1974 in Hamburg diesen allgemeinen Forderungen drei weitere Prämissen angefügt:

1. Ein Programm muß Spiegelbild der realen und kommenden chirurgischen Wirklichkeit sein; dies trifft zu für unsere Organisation und unsere Disposition.

2. Die Thematik sollte nicht unbedingt den Neigungen des jeweiligen Vorsitzenden entsprechen, sondern den Interessen möglichst vieler Kollegen, nicht zuletzt derer aus den sogenannten neuen Teilgebieten.

3. Die eigentliche Gefahr unserer Kongresse ist weniger ihre Vielzahl, sondern sehr viel mehr die Monotonie doktrinärer Subjektivismen und vor allem ... die banale Langeweile! Es muß versucht werden, dieser „Falle" zu entgehen.

Bei der Durchsicht der Kongreßprogramme und insbesondere der Themen kann man feststellen, daß schon die Gründer bestrebt waren, die Forderungen dieser Postulate zu erfüllen. Viele Problemthemen kamen wiederholt aufs Programm, wenn auch in veränderter und dem augenblicklichen Stand entsprechender Form. Ein Teil der Kongreßbesucher wünschte über den Stand wissenschaftlicher Forschung informiert zu werden, ein anderer war mehr interessiert an der Erörterung neuerer Methoden, die in der Praxis verwirklicht werden konnten. So hatte es der jeweilige Vorsitzende oft nicht leicht, all diesen Wünschen gerecht zu werden. Es kann hier nur eine gedrängte Übersicht der Themen gegeben werden, die im Vordergrund der einzelnen Tagungen standen. Der Aufgabe der Auswertung dieses Themenkataloges nahm sich Roedelius in seiner Monographie an, aus der hier zitiert werden soll:

„Die Bekämpfung des Schmerzes ist eine der vornehmsten Aufgaben des Arztes bei der Ausübung operativer Chirurgie. Über die Methoden finden sich in den Programmen unserer Vereinigung zahlreiche Angaben. In den zwanziger Jahren begann ein auffälliges Angebot von neuen Narkosearten nach einer langen Zeit, in der seit 1846 Chloroform und Äther die Betäubungsmittel waren. Es bestand bislang offenbar kein Bedürfnis nach einer Änderung. 1922 machte die intravenöse Narkose viel von sich reden, die aber bald wieder verschwand und abgelöst wurde von der Narcylennarkose, die manche Vorteile bot, aber nach einigen Explosionen im Operationssaal, sogar mit tödlichem Ausgang, amtlich verboten werden mußte. Mit der Avertinnarkose glaubte man eine Idealmethode bekommen zu haben (1926), und in der Tat war sie die humanste Art der Schmerzausschaltung. Sie fand begeisterte Anhänger, aber auch Ablehnung. Anschütz hat sich der Mühe unterzogen, in einer über 600 Seiten starken Monographie alles zusammenzutragen, was über diese Narkose gesagt und geschrieben ist. Psychische Schonung ist gut, somatische Schonung ist besser. Das Prinzip der Schlafnarkose bleibt das Ideal."

Diese Auffassung deckt sich mit den Bemühungen *Sudecks*, dessen Name schon mit dem Ätherrausch verknüpft war, und seines Mitarbeiters *Schmidt*, um die Konstruktion eines Stickstoffoxydul-Narkoseapparates, der beider Namen trägt. Die heutige Großchirurgie erfordert einen Großeinsatz der Betäubungstechnik, und so wurde eine eigene klinische Anästhesiologie entwickelt, die in Hamburg mit Horatz seit 1966 mit dem ersten Lehrstuhlinhaber für Anästhesiologie in Deutschland besetzt war.

Wenden wir uns den chirurgischen Themen zu, so stehen obenan die Eingriffe in der Bauchhöhle. Keine Tagung ohne Themen der Bauchchirurgie. Alle Organe in dieser Körperhöhle waren Objekte der Vorträge, an denen auch Nachbardisziplinen, besonders die Internisten, beteiligt waren. 1928 erstattet *Lichtwitz* ein großes Referat über die Physiologie und Pathologie der Milz, 1950 behandelt *Stich* ein Lieblingsthema, den Ileus. 1954 erfolgt das letzte Auftreten *Konjetznys* mit einer Zusammenfassung eines seiner Hauptarbeitsgebiete, des Magen-Duodenalgeschwürs. Selbstverständlich ist auch die Chirurgie der Gallenwege, der Leber und des Pankreas in zahllosen Vorträgen vertreten, und, ganz schüchtern, auch noch einmal die Appendizitis, deren Frühoperationen schon *Kümmell* das Wort geredet hatte (1909). *Nissen* nahm sich 1962 der Chirurgie der Speiseröhre an und sprach von den Grenzen der Behandlung, *Rehbein* über die Ösophagusstenose beim Neugeborenen. Der Darm ist in allen seinen Abschnitten bearbeitet worden, 1964 von *Kastrup* der Dünndarm, die Colitis ulcerosa, und der unterste Abschnitt vor allem von *Stelzner*. Auch über den retroperitonealen Raum ist gesprochen worden.

Über die Chirurgie des Thorax gab es in den früheren Jahren nur wenige Vorträge. Des knöchernen Brustkorbs – besonders der Trichterbrust – hatte sich *Wanke* mehrfach angenommen. Die intrathorakale Chirurgie begann in größerem Ausmaße erst etwa 1950; ein hochverdienter Pionier, weit über den nordwestdeutschen Bereich hinaus, war *Lezius*.

Lungenresektionen und Kommissurotomien bei Mitralstenose führte *Lezius* schon 1948/49 in Lübeck durch. Mit seiner Berufung nach Hamburg nahm die Lungenchirurgie einen erheblichen Aufschwung, vor allem mit der Resektionsbehandlung der Lungentuberkulose und des Bronchialkarzinoms. Die sog. geschlossene Herzchirurgie und die Korrektur einiger angeborener Fehlbildungen der großen Arterien im Brustkorb, die schon zuvor von *Diebold* im AK St. Georg und von *Loeweneck* in Zusammenarbeit mit *Jacobi* im Marienkrankenhaus aufgenommen waren, wurden im Universitätskrankenhaus in Eppendorf wei-

140

ter entwickelt. Wegen der ablehnenden Haltung seiner internistischen Kollegen wurden auf Lezius' Initiative hin Herzkatheterungen und Angiokardiographien in der Chirurgischen Klinik eingeführt, und erst nach rund 400 solchen Untersuchungen wurde die Diagnostik schließlich von den Internisten übernommen.

Da die Grenzen der geschlossenen Herzchirurgie offenkundig waren, beruhte auf Lezius' Initiative, der die Vorarbeiten von *Schödel* und *Grosse-Brockhoff* in ihrer Bedeutung klar erkannt hatte, die experimentelle Weiterentwicklung der Hypothermie im Tierversuch, die 1952 begonnen wurde und 1954 in Hamburg zur Anwendung am Menschen geführt hätte. *Lezius* starb schon 1953 am Herzinfarkt. Zur Behandlung der koronaren Herzkrankheit hat er übrigens vor dem Zweiten Weltkrieg mit der Pneumokardiopexie tierexperimentell einen unter den damaligen Bedingungen bedeutenden Beitrag geleistet.

Lezius' Monographie „Die Lungenresektionen" war und ist trotz aller Neuerscheinungen ein Standardwerk für die Lungenchirurgie geblieben. Es hat der ersten Generation von Thoraxchirurgen in Deutschland über die operativ-technischen Klippen geholfen. *Lezius* war nach dem Krieg der erste deutsche Chirurg, der wegen seiner Verdienste um die Entwicklung der Thoraxchirurgie 1953 in die Vereinigten Staaten von Nordamerika eingeladen wurde. Eine Neuauflage des Lezius-Werkes erfolgte 1981 durch *Nissen*, *Nohl-Oser* und *Schreiber* in "Surgery of the lung".

Als *Zukschwerdt* 1955 die Chirurgische Universitätsklinik in Hamburg übernahm, fand er alle Vorbedingungen für die offene Herzchirurgie in Hypothermie vor, so daß im selben Jahr mit der Durchführung solcher Operationen begonnen werden konnte. Das Verfahren hatte sich so bewährt, daß es anfänglich sogar der Einführung der extrakorporalen Zirkulation im Wege stand. Die erste Herzoperation mit Hilfe der Herz-Lungen-Maschine wurde in Hamburg Anfang 1959, in Göttingen Anfang 1960 vorgenommen.

Thorax-, Herz- und Gefäßchirurgie wurden als Ordinariat bzw. Extraordinariat in der Bundesrepublik Deutschland bemerkenswerterweise zuerst im nordwestdeutschen Raum eingerichtet und zwar 1959 in Göttingen (*Koncz*) und 1965 in Hamburg (*Rodewald*). *Borst* (Hannover), *Koncz* und *Rodewald* gehören zu den Gründungsmitgliedern der Deutschen Gesellschaft für Thorax-, Herz- und Gefäßchirurgie.

Neurochirurgische Themen wurden in unserer Gesellschaft relativ selten verhandelt. Die Diagnostik lag weitgehend in den Händen der Neurologen, die Operationen wurden den Chirurgen übertragen. In Hamburg wurde schon vor vielen Jahren eine Spezialabteilung im Hafenkrankenhaus eingerichtet unter Leitung von *Brütt*, dem die Fälle aus den anderen Krankenhäusern zugeschickt wurden. Diese neurochirurgische Abteilung hat erfolgreich gearbeitet.

Mit der Hypophyse hat sich *Oehlecker* befaßt, vor allem auch mit dem zweckmäßigsten Zugang zu diesem Organ. 1954 sprach *Olivekrona* über die Ektomie beim Mammakarzinom.

1919 erlebten wir als Folge des Ersten Weltkrieges eine Fülle von neuen chirurgischen Aufgaben. Von der „Kugelsuche", ihren Schwierigkeiten und der Rolle der sogen. latenten Infektion wollen wir hier nicht sprechen, sondern von den genialen plastischen Operationen, die an Amputationsstümpfen vorgenommen wurden und die Namen ihrer Erfinder tragen: der *Krukenberg*-Stumpf bei Verlust der Hand; Elle und Speiche werden voneinander getrennt und die Muskeln umgruppiert. Es entsteht dabei eine Art Greifzange. Eine zusätzliche Prothese ist nie ideal gelungen, sie wurde erfahrungsgemäß auch kaum benutzt. Der ungute Anblick dieses Stumpfes hat diese exzellente, chirurgisch schwierig auszuführende Plastik nicht gefördert. Weniger auffällig, ebenfalls genial ausgeklügelt, ist der *Sauerbruch*-Stumpf, der für Oberarm-Amputierte in Betracht kommt und auf der Bildung von muskulären Kraftkanälen beruht, an denen eine Prothese mit kinetischer Wirkung angebracht werden kann. Die phantasievolle Umkipp-Plastik desselben Autors sei hier ebenfalls erwähnt, bei der der Unterschenkel zum Oberschenkel umgepflanzt wird. Weniger eingreifend, eleganter und praktisch wertvoller als die vorher genannten Kunststücke ist die Radialisplastik *Sudecks*, die dem Verletzten wieder eine brauchbare Hand verschafft. Hier erwähnen wir auch den großartigen Erfolg, den *Oehlecker* mit der Verpflanzung der Großzehe als Daumenersatz erreicht hat, ein Glanzstück plastischer Chirurgie. Eine Rarität war eine Mammaplastik, die *Reinhard* demonstrierte, bei der er eine mitsamt der Mamille halbierte Brustdrüse auf die andere Seite transponierte.

Waren die zuletzt genannten „Fälle" Einzelerscheinungen, so konnte *Schuchardt*, ein außerordentlicher Meister der Gesichtsplastik, in zahlreichen Vorträgen eine Fülle geglückter Wiederherstellungen verstümmelter Gesichter vorführen. Was der Kongreß sehen konnte, grenzt ans Wunderbare. Die Frage der Organtransplantationen ist nur einmal kurz gestreift worden.

Die Urologie, früher mit wenigen Ausnahmen ein Zweig der Chirurgie, wurde in den Sitzungen unserer Gesellschaft ausgiebig verhandelt. Auf keiner Tagung fehlten urologische Themen. Die früh erkannte Bedeutung der Nitzeschen Erfindung, die Nutzung der Röntgenstrahlen, das ganze, dauernd verbesserte urologische Rüstzeug, wurden für die Behandlung der Erkrankungen des Harnsystems aufgeboten. So ergaben sich viele wichtige und interessante Themen, die von, den Chirurgen vorgetragen wurden, bevor die Zeit der Fachurologie gekommen war, die in Hamburg mit *H. Klosterhalfen* begann.

Häufig haben an den Verhandlungen Vertreter von Nachbardisziplinen teilgenommen, und aktuelle Gebiete wurden, wie man heute sagt, an einem "round table" durchdiskutiert. Zu den Chirurgen gesellten sich gern Internisten, Neurologen, Vertreter der Frauenheilkunde und andere. Als Beispiel nennen wir die Erkrankungen der Schilddrüse, die mehrfach von Sudeck und Rieder erschöpfend dargestellt wurden, von letztem in einem großen Referat 1957, von *Bansi* und *Franz* 1965. *Klose* behandelte 1937 Probleme der Thymusdrüse. Bei den malignen Tumoren stand die Brustdrüse mit an der Spitze der Erörterungen, ein Thema von großer praktischer Bedeutung und in den letzten Jahren sichtlich beeinflußt durch die 1954 erschienene Monographie Konjetznys „Mastopathie und Milchdrüsenkrebs". 1963/64 wurde bei uns ausgiebig über dieses wichtige Thema verhandelt. Auch sonst stand das Kapitel Tumoren oft auf dem Programm; es wurden alle Organe und Gewebe einschließlich des Knochensystems abgehandelt. Auf die Knochenpathologie mag besonders hingewiesen werden. Auf diesem Gebiet verdanken wir *Hellner* nicht nur eine Monographie, sondern auch zahlreiche Vorträge auf unseren Tagungen, aus denen hervorgeht, mit welcher Intensität sich *Hellner* dieses Gebietes angenommen hat. Die Schwierigkeiten der Diagnostik sind groß. Wir erinnern an die Zeit vor Gründung unserer Gesellschaft, als noch „großzügig" amputiert wurde.

In der Extremitäten-Chirurgie dominiert *Küntscher*. Seit 1935 vergeht kaum eine Tagung, an der nicht die Osteosynthese auf dem Programm steht. Nachdem das Problem der operativen Knochenbruchbehandlung praktisch und theoretisch in Hauptvorträgen in seinen Grundzügen wiederholt dargelegt ist, werden in zahllosen Demonstrationen nie aufhörende Verbesserungen, besonders auch im Hinblick auf das Instrumentarium, gebracht. Ein wichtiges Kapital ist die Behandlung der Pseudoarthrosen. Die Verdienste *Küntschers* auf diesem Gebiet sind unbestritten, wenn auch Aufwand und Inventar erheblich sind. *Küntscher* war ideenreich, bei seinem ersten Auftreten in Greifswald benutzte er einen

Radioapparat zur Auffindung von Projektilen aus dem Weltkrieg. Kam die mit dem Apparat verbundene Suchnadel in die Nähe des Fremdkörpers, erscholl ein erschreckender Heulton aus dem Apparat.

Das schwierige Gebiet der Extremitäten-Dystrophie, das *Sudeck* und *Rieder* jahrelang beschäftigt hat, wurde mehrfach behandelt. *Oehlecker* schlug die Bezeichnung „SUDECK" vor anstelle des langen Wortes. Um die früher so aktuelle und oftmals diskutierte Sympathikuschirurgie ist es still geworden. Dagegen dürfen die Bemühungen *Looses* nicht unerwähnt bleiben, der sich unermüdlich für den Ausbau der Angiographie eingesetzt und dieses Gebiet in subtilster Kleinarbeit zu einem unentbehrlichen Diagnostikum gemacht hat. Neben den praktischen Themen spielen auch theoretische Vorträge eine nicht geringe Rolle. Wir nennen einige Beispiele dieser Art: die Bedeutung der Meteorologie für die Chirurgie (Kümmell jr.), die Operationsgefährdung bei Föhn. Ungemein wichtig ist die Operationsvorbereitung; soll z.B. grundsätzlich eine Herzvorbereitung erfolgen? *Erich Meyer*, der Internist in Göttingen, sagt: ein gesundes Herz bedarf keiner Vorbereitung (1925). Weitere Themen sind: Diabetes und Chirurgie. Mehrfach wird die Chemotherapie zur Behandlung von Tumorkranken besprochen.

Auf einige herausragende Vorträge verstorbener Referenten möchten wir hinweisen:

K. H. Bauer	Vererbungslehre (1925)
G.E. Konietzny	Bakterielle Infektionsursache von Gastroduodenitis des Ulcus und des Karzinoms (1927)
F. Rehbein	Erfolgreiche Operation der Oesophagusatresie (1952)
R. Nissen	Chirurgie einst und jetzt (1957)
H. Hellner	Wandlungen der Chirurgie (1959)
W. Fischer	Chirurgie und Pathologie (1959)
H. Wenke	Über die Psychologie des Alters (1960)
R. Nissen	Chirurgische Publizistik (1961)
M. Tomoda	Frühkarzinom in Japan (1961)
L. Zukschwerdt	Die Entwicklung der Chirurgie als Problem des mittleren und kleinen Krankenhauses (1964)
K. H. Bauer	Juristische Verantwortung (1966)

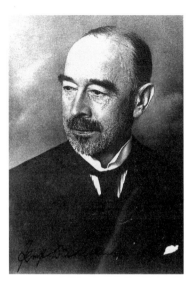

Abb. 3
Wilhelm Müller – Geheimer Medizinalrat (1855–1937)
Altona, Städtisches Krankenhaus
Gründungsmitglied und Vorsitzender der 3. Tagung 1909

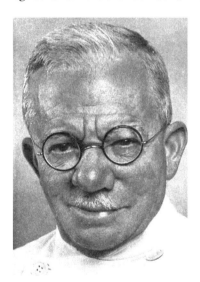

Abb. 4
Friedrich Pels-Leusden – Geheimer Medizinalrat Prof. Dr. (1866–1944)
Greifswald, Universitätsklinik
Gründungsmitglied und Vorsitzender der 26. Tagung 1923 sowie Vorsitzender
weiterer Tagungen 1930 und 1934

Überblick der 162 Tagungen 1909–1998

Nr.	Datum	Ort	Vorsitzender
1.	23. Januar 1909	Hamburg	H. Kümmell
2.	3. Juli 1909	Kiel	A.W. Anschütz
3.	23. Oktober 1909	Altona	F. König
4.	19. Januar 1910	Hamburg	F.E. Wiesinger
5.	9. Juli 1910	Rostock	W. Müller
6.	12. November 1910	Bremen	E. Sattler
7.	21. Januar 1911	Hamburg	H. Kümmell
8.	8. Juli 1911	Kiel	A.W. Anschütz
9.	28. Oktober 1911	Lübeck	O. Roth
10.	20. Januar 1912	Altona	A. Jenckel
11.	6. Juli 1912	Rostock	W. Müller
12.	9. November 1912	Bremen	G.A. Schüßler
13.	13. Januar 1913	Hamburg	G. Urban
14.	21. Juni 1913	Kiel	A.W. Anschütz
15.	8. November 1913	Hamburg	H. Kümmell
16.	7. Februar 1914	Hamburg	P. Sudeck
17.	5. Dezember 1919	Hamburg	H. Kümmell
18.	12. März 1920	Hamburg	T. Ringel
19.	26. Juni 1920	Rostock	W. Muller
20.	6. November 1920	Altona	A. Jenckel
21.	5. Februar 1921	Hamburg	P. Sudeck
22.	25. Juni 1921	Lübeck	O. Roth
23.	13./14. Januar 1922	Hamburg	H. Kümmell
24.	7./8. Juli 1922	Kiel	A.W Anschütz
25.	5./6. Januar 1923	Hamburg	T. Ringel
26.	30. Juni 1923	Greifswald	F. Pels-Leusden
27.	4/5 Januar 1924	Altona	A. Jenckel
28.	27./28. Juni 1924	Rostock	W. Müller
29.	9./10. Januar 1925	Hamburg	F. Oehlecker
30.	3./4. Juli 1925	Göttingen	R. Stich
31.	8./9. Januar 1926	Hamburg	H. Kümmell
32.	18./19. Juni 1926	Bremen	G. Mertens
33.	10./11. Dezember 1926	Hannover	M. Kappis
34.	Juni 1927	Lund	G. Petrén
35.	16./17. Dezember 1927	Hamburg	T. Ringel
36.	22./23. Juni 1928	Kiel	A.W. Anschütz
37.	14./15. Dezember 1928	Altona	A. Jenckel
38.	28./29. Juni 1929	Danzig	H. Klose
39.	13./14. Dezember 1929	Hamburg	F. Oehlecker
40.	13./14. Juni 1930	Greifswald	F. Pels-Leusden
41.	12./13. Dezember 1930	Hamburg	P. Sudeck

146

Nr.	Datum	Ort	Vorsitzender
42.	12./13. Juni 1931	Rostock	W. v. Gaza
43.	11./12. Dezember 1931	Hamburg	T. Ringel
44.	10./11. Juni 1932	Göttingen	R. Stich
45.	9./10. Dezember 1932	Altona	A. Jenckel
46.	16./17. Juni 1933	Lübeck	O. Roth
47.	8./9. Dezember 1933	Hannover	M. Kappis
48.	15./16. Juni 1934	Greifswald	F. Pels-Leusden
49.	7./8. Dezember 1934	Hamburg	F. Oehlecker
50.	14./15. Juni 1935	Hamburg	P. Sudeck
51.	13./14. Dezember 1935	Kiel	A.W. Anschütz
52.	19./20. Juni 1936	Osnabrück	H. Fründ
53.	11./12. Dezember 1936	Hamburg	R. Reinecke
54.	18./19. Juni 1937	Rostock	D.C. Lehmann
55.	10./11. Dezember 1937	Stettin	K. Vogeler
56.	24./25. Juni 1938	Göttingen	R. Stich
57.	2./3. Dezember 1938	Hamburg	H. Brütt
58.	2./3. Juni 1939	Lübeck	H. Meyer-Burgdorff sen.
59.	27./28. Juli 1946	Büren	C.G. Ritter
60.	10./11. Oktober 1947	Hamburg	G.E. Konjetzny
61.	28./29. April 1948	Lübeck	H. Meyer-Burgdorff sen.
62.	10./11. Dezember 1948	Hamburg	H. Brütt
63.	29./30. April 1949	Kiel	R. Wanke
64.	9./10. Dezember 1949	Hamburg	F.E. Konjetzny
65.	21./22. Juli 1950	Göttingen	H. Hellner
66.	8./9. Dezember 1950	Hamburg	M. Loeweneck
67.	29./30. Juni 1951	Oldenburg	H. Junghanns
68.	6.–8. Dezember 1951	Hamburg	A. Lezius
69.	26.–28. Juni 1952	Lübeck	H. Meyer-Burgdorff sen.
70.	4.–6. Dezember 1952	Hamburg	H. Brütt
71.	26./27. Juni 1953	Bremen	W. Rieder
72.	11./12. Dezember 1953	Hamburg	H. Junker
73.	2./3. Juni 1954	Kiel	H.W. Fischer
74.	10./11 Dezember 1954	Hamburg	H. Prinz
75.	24./25. Juni 1955	Göttingen	H. Hellner
76.	9./10. Dezember 1955	Hamburg	H. Brütt
77.	15./16. Juni 1956	Oldenburg	H. Junghanns
78.	7./8. Dezember 1956	Hamburg	L. Zukschwerdt
79.	28./29. Juni 1957	Bremen	W. Rieder
80.	6./7. Dezember 1957	Hamburg	M. Loeweneck
81.	18./19. Juli 1958	Kiel	R. Wanke
82.	5./6. Dezember 1958	Hamburg	F. Lichtenauer
83.	5./6. Juni 1959	Göteborg	E. Ljunggren

Nr.	Datum	Ort	Vorsitzender
84.	4./5. Dezember 1959	Hamburg	D.W. Diebold
85.	24./25. Juni 1960	Berlin	W. Felix
86.	8.–10 Dezember 1960	Hamburg	L. Zuckschwerdt
87.	22.–24. Juni 1961	Lübeck	H. Remé
88.	7.–9. Dezember 1961	Hamburg	H. Prinz
89.	28.–30 Juni 1962	Göttingen	H. Hellner
90.	6.–8. Dezember 1962	Hamburg	Th.O. Lindenschmidt
91.	27.–29. Juni 1963	Bremen	W. Rieder
92.	5.–7. Dezember 1963	Hamburg	F. Lichtenauer
93.	11.–13. Juni 1964	Kiel	H. Grießmann
94.	3.–5. Dezember 1964	Hamburg	H. Prinz
95.	25./26. Juni 1965	Flensburg	J.A.P. Blümel
96.	2.–4. Dezember 1965	Hamburg	O.W. Diebold
97.	9.–11. Juni 1966	Oldenburg	H. Henne, A.A. Crone-Münzebrock, W. Lentz
98.	1.–3. Dezember 1966	Hamburg	Th.O. Lindenschmidt
99.	15./16. Juni 1967	Bremen	W. Schütz
100.	14.–16. Dezember 1967	Hamburg	L. Zuckschwerdt
101.	13.–15. Juni 1968	Lübeck	H. Remé
102.	12.–14. Dezember 1968	Hamburg	H. Kirschner
103.	19.–21. Juni 1969	Braunschweig	P.C. Alnor
104.	4.–6. Dezember 1969	Hamburg	G. Meyer-Burgdorff jun.
105.	11.–13. Juni 1970	Kiel	B. Löhr
106.	3.–5. Dezember 1970	Hamburg	F. Stelzner
107.	17.–19. Juni 1971	Hannover	H.G. Borst
108.	2.–4. Dezember 1971	Hamburg	G. Haenisch
109.	29. Juni – 1. Juli 1972	Berlin	R. Maatz
110.	30. Nov. – 2. Dez. 1972	Hamburg	E. Otto
111.	21.–23. Juni 1973	Göttingen	H.J. Peiper
112.	6.–8. Dezember 1973	Hamburg	V. Bay
113.	6.–8. Juni 1974	Malmö	B. Zederfeldt
114.	5.–7. Dezember 1974	Hamburg	H.W. Schreiber
115.	12.–14. Juni 1975	Hannover	R. Pichlmayr
116.	4.–6. Dezember 1975	Hamburg	F.K. Mörl
117.	10.–12. Juni 1976	Osnabrück	H.E. Grewe
118.	2.–4. Dezember 1976	Hamburg	H.K. Buchholz
119.	2.–4. Juni 1977	Lübeck	H. Remé
120.	1.–3. Dezember 1977	Hamburg	G.W. Rodewald
121.	15.–17. Juni 1978	Hannover	H. Tscherne
122.	7.–9. Dezember 1978	Hamburg	K. Hempel
123.	14.–16. Juni 1979	Bielefeld	V. Jagdschian
124.	6.–8. Dezember 1979	Hamburg	K.H. Jungbluth

Nr.	Datum	Ort	Vorsitzender
125.	12.–14. Juni 1980	Kiel	H. Hamelmann
126.	4.–6. Dezember 1980	Hamburg	G. Meyer-Burgdorff jun.
127.	18.–20. Juni 1981	Berlin	G. Specht
128.	3.–5. Dezember 1981	Hamburg	W.v. Ekesparre
129.	3.–5. Juni 1982	Hildesheim	D. Borm
130.	2.–4. Dezember 1982	Hamburg	K. Lange
131.	9.–11. Juni 1983	Travemünde	F.W. Schildberg
132.	1.–3. Dezember 1983	Hamburg	H. v. Ackeren
133.	14.–16. Juni 1984	Osnabrück	H.E. Grewe
134.	6.–8. Dezember 1984	Hamburg	H. Kirschner
135.	6.–8. Juni 1985	Braunschweig	P.C. Alnor
136.	5.–7. Dezember 1985	Hamburg	H. Imig
137.	5.–7. Juni 1986	Wilhelmshaven	K. Burkhardt
138.	4.–6. Dezember 1986	Hamburg	D. Wolter
139.	11.–13. Juni 1987	Neumünster	U. Matzander
140.	3.–5. Dezember 1987	Hamburg	V. Bay
141.	9.–11. Juni 1988	Hannover	K. Reichel
142.	1.–3. Dezember 1988	Hamburg	H.W. Schreiber
143.	1.–3. Juni 1989	Göttingen	H.J. Peiper
144.	30. Nov. – 2. Dez. 1989	Hamburg	H.J. Brieler
145.	7.–9. Juni 1990	Bremen	H. Richter
146.	6.–8. Dezember 1990	Hamburg	W. Teichmann
147.	13.–15. Juni 1991	Berlin	E. Kraas
148.	5.–7. Dezember 1991	Hamburg	K. Rückert
149.	18.–20. Juni 1992	Kiel	D. Havemann
150.	3.–5. Dezember 1992	Hamburg	C.E. Broelsch
151.	3.–5. Juni 1993	Husum	H.J. Schröder
152.	2.–4. Dezember 1993	Hamburg	E. Gross
153.	9.–11. Juni 1994	Lübeck	H.P. Bruch
154.	1.–3. Dezember 1994	Hamburg	P. Kalmár
155.	8.–10. Juni 1995	Schwerin	H. Mothes
156.	30.Nov.–2.Dez.1995	Hamburg	K.H. Jungbluth
157.	13.–15. Juni 1996	Güstrow	P. Geufke
158.	5.–7. Dezember 1996	Hamburg	C. Eggers
159.	5.–7. Juni 1997	Bremerhaven	H. Böttcher
160.	4.–6. Dezember 1997	Hamburg	W. Lambrecht
161.	4.–6. Juni 1998	Sellin/Rügen	D. Lorenz
162.	3.–5. Dezember 1998	Hamburg	A. Dörner

Ehrenmitglieder

Persönlichkeiten, die zur Förderung der Chirurgie und der Vereinigung mit hervorragenden Leistungen beigetragen haben, können Ehrenmitglieder werden. Sie werden von einem oder mehreren Mitgliedern im Vorstand mit schriftlicher Begründung vorgeschlagen und werden nach einstimmiger Befürwortung in geheimer schriftlicher Wahl durch den Vorstand von der Mitgliederversammlung gewählt.

Borst, Hans-Georg, Prof. Dr., Widenmayerstr. 7, 80538 München

Haenisch, Günther, Prof. Dr., Schwarzbuchenweg 15, 22391 Hamburg

Hamelmann, Horst, Prof. Dr., Langeneßweg 1, 24107 Kiel

Heberer, Georg, Prof. Dr. Dr. h.c., Am Stadtpark 38, 81243 München

Peiper, Hans-Jürgen, Prof. Dr., Robert-Koch-Straße 40, 37075 Göttingen

Scholz, Otto, Prof. Dr., Große Parower Straße 53, 18435 Stralsund

Schreiber, Hans Wilhelm, Prof. Dr. Dr. h.c., Alte Landstraße 40, 22339 Hamburg

Stelzner, Friedrich, Prof. Dr. Dr. h.c. mult., Sigmund-Freud-Straße 25, 53127 Bonn

Vilmar, Karsten, Prof. Dr. Dr. h.c., Schubertstraße 58, 28209 Bremen

Wayand, Erich, Hofrat MR Dr., Seebach 18, A-4560 Kirchdorf

Verstorbene Ehrenmitglieder

Anschütz, Alfred Wilhelm, Kiel, 1870–1954

Axhausen, Georg, Berlin, 1877–1960

Bauer, Karl Heinrich, Heidelberg, 1890–1978

Block, Werner, Berlin, 1893–1976

Borchardt, August, Berlin, 1868–1940

Brütt, Henning, Hamburg, 1888–1979

Bürkle de la Camp, Heinrich, Bochum, 1895–1974

Diebold, Otto Wilhelm, Hamburg, 1899–1982

Felix, Willy, Berlin, 1892–1962

Fischer, Albert Wilhelm, Kiel, 1892–1962

Fischer, A. Walter, Jena, 1882–1969

Gütgemann, Alfred, Bonn, 1907–1985

Häring, Rudolf, Berlin, 1928–1999

Hellner, Hans, Göttingen, 1900–1976

Horatz, Karl, Hamburg, 1913–1996

Jenckel, Adolf, Altona, 1870–1958

Junghanns, Herbert, Frankfurt, 1902–1986
Key, Einar, Stockholm, 1872, 1954
König, Fritz, Würzburg, 1866–1952
Konjetzny, Georg Ernst, Hamburg, 1880–1957
Kümmell, Hermann, Hamburg, 1852–1937
Küntscher, Gerhard, Hamburg, 1900–1973
Kuntzen, Heinrich, Jena, 1893–1977
Lichtenauer, Friedrich, Hamburg, 1908–1969
Ljunggren, Einar, Göteborg, 1896–1986
Loeweneck, Max, Hamburg, 1897–1983
Maatz, Richard, Berlin, 1905–1989
Miyake, Hiroshi, Japan, 1901–1993
Müller, Wilhelm, Rostock, 1855–1937
Müller-Osten, Wolfgang, Hamburg, 1910–1995
Neuber, Gustav, Kiel, 1850–1932
Nissen, Rudolf, Basel, 1895–1980
Nyström, Gunnar, Uppsala, 1877–1964
Oehlecker, Franz, Hamburg, 1874–1957
Pels-Leusden, Friedrich, Greifswald, 1866–1944
Petren, Gustav, Lund, 1874–1962
Rehbein, Fritz, Bremen, 1911–1991
Reinecke, Rudolf, Hamburg, 1876–1964
Remé, Helmut, Lübeck, 1909–1980
Rieder, Wilhelm, Bremen, 1893–1984
Ringel, Tom, Hamburg, 1869–1934
Ritter, Carl Georg, Hameln, 1871–1965
Rodewald, Georg, Hamburg, 1921–1991
Roedelius, Ernst, Hamburg, 1882–1971
Roth, Otto, Lübeck, 1863–1944
Schuchardt, Karl, Hamburg, 1901–1985
Schwarz, Egbert Wolfgang, Erfurt, 1890–1966
Stich, Rudolf, Göttingen, 1875–1960
Sudeck, Paul, Hamburg, 1866–1945
Ungeheuer, Edgar, Frankfurt, 1920–1992
Volkmann, Johannes, Greifswald, 1889–1982
Wachsmuth, Werner, Würzburg, 1900–1990
Wulff, Helge B., Malmö, 1903–1985
Zenker, Rudolf, München, 1903–1984
Zukschwerdt, Ludwig, Hamburg, 1902–1974

Schriftführer

König, Fritz, 1909–1911
Lehmann, Joh. Carl, 1933–1945
Brütt, Henning, 1950–1963

Ringel, Tom, 1911–1933
Konjetzny, Georg Ernst, 1946–1950
Lichtenauer, Friedrich, 1964–1969

1. Schriftführer

Remé, Helmut, 1969–1980
Rodewald, Georg, 1980–1988
Schreiber, Hans Wilhelm, 1989–1998
Imig, Herbert ab Dez. 1998

2. Schriftführer

Haenisch, Günther, 1969–1995
Eggers, Chr. seit 1995

Wissenschaftspreise und Preisträger

Auf der Mitgliederversammlung am 15.12.67 in Hamburg wurde anläßlich der 100. Tagung der Vereinigung der Nordwestdeutschen Chirurgen beschlossen, einen Preis zur Förderung der jüngeren chirurgischen Forscher aus dem Vermögen der Vereinigung zu stiften. Der Preis sollte HERMANN-KÜMMEL-PREIS heißen und wurde erstmals anläßlich der Dezembertagung 1968 in Hamburg verliehen. Die Ausschreibung für den Hermann-Kümmel-Preis erfolgt zweijährlich im Programmheft der Wintertagung.

Mit dem HERMANN-KÜMMEL-PREIS sollen Arbeiten aus der klinischen und experimentellen Chirurgie ausgezeichnet werden. Zur Bewerbung zugelassen sind alle Oberärzte und Assistenzärzte, die Mitglieder der Vereinigung sind oder bei Mitgliedern der Vereinigung arbeiten.

Es können bis zu drei Arbeiten ausgezeichnet werden. Die Dotierung richtet sich nach der jeweiligen Vermögenslage der Vereinigung. Die Arbeiten sollen den Umfang von 40 Schreibmaschinenseiten (ohne Literatur) nicht überschreiten. Die vorzulegende Arbeit soll in den zwei Jahren, die der Verleihung vorausgehen, in einer klassischen chirurgischen bzw. medizinischen Zeitschrift oder in einem Archiv publiziert oder zum Druck angenommen sein. Die Arbeit soll nicht an einem anderen Wettbewerb teilgenommen haben.

Die Träger des Hermann-Kümmel-Preises:

1969 *K. Campen*
Operative Erfahrungen und Frühergebnisse bei 100 operativ behandelten Knöchelbrüchen

1970 *P. Walter, P. Hundeshagen*
Behandlung des akuten Herzinfarktes durch transmurale Blutzufuhr aus der Herzhöhle

1972 *D. Heimann*
Tierexperimentelle Studie zum Verhalten der alkalischen Phosphatase während der Frakturheilung

1974 *R. Siewert*
Experimentelle und klinische Untersuchungen zum Wirkungsmechanismus und zur Effektivität der Fundoplicatio

V. Schumpelick
Über das Stressulcus bei portokavaler Anastomose der Ratte

E. Guthy
Haut als Organtransplantat

1976 *H.-D. Becker*
Vagotomie und Gastrinfreisetzung

K.-D. Rumpf
Inseltransplantation

M. Wannske
Abgabe von Antibiotika aus Knochenzement in infizierte Corticalis im Tierversuch

1978 *H. Oelert*
Vorhofumkehr für Transposition der großen Arterien als Notfall- und Nicht-Notfalloperationen bei 43 Säuglingen

M. Gaag
Miniturisierte Methoden zur Überwachung des intrakraniellen Druckes

C. Broelsch
Sauerstoffversorgung der Leber nach verschiedenen Formen portokavaler Anastomosen

1980 *R. Engemann*
Venentransplantation

1983 *H.-J. Krebber, D.G. Mathey*
Akuter Herzinfarkt: Revaskularisation mittels intrakoronarer Thrombolyse und frühzeitiger aorto-koronarer Bypassoperation

H.-V. Zuhlke
Prankeasfragmenttransplantation und Pankreasgangokklusion. Ein Konzept zur Erhaltung der endokrinen Funktion bei chronisch-rezidivierender Pankreatitis

W. Peitsch
Gastrinrezeptoren der Magenschleimhaut. Tierexperimentelle Untersuchungen zum Verständnis ihrer Entwicklung, hormonalen und lokalen Regulation sowie ihrer Beziehungen zum Serum- und Antrumgastrin

1985 *E. Löhde*
Experimentelle Untersuchungen zur Wirkung und Funktion von C5a auf neutrophile Granulozyten – ein Beitrag zur Peritonitisforschung

H. Dralle
Thyreoglobulin-Sekretion menschlicher Kolloidstrumen und differenzierter Schilddrüsenkarzinome in der Thymus dysplastischen Nacktmaus

1987 *V. Döring*
Physiologisch-chemische und elektronenmikroskopische Untersuchungen an konservativen und reperfundierten Lungen

H. Zwipp
Tierexperimentelle Untersuchungen zur Biomechanik der Bandheilung am Modell des Kaninchenknie-Innenbandes

1989 *E. Löhde*
Untersuchungen zum Bindungsverhalten monoklonaler Antikörper an humane Karzinome in einem Ex-vivo Perfusionssystem

E. Deltz
Erste erfolgreiche klinische Dünndarmtransplantation

1992 *C. Zornig*
Das Wachstumsverhalten der Weichteilsarkome und seine Auswirkungen auf die chirurgische Taktik

1994 *E.-G. Achilles* et al.
Einfluß von perioperativer histopathologischer Klassifizierung auf die chirurgische Therapie von Nebennierentumoren

1996 *E. Nagel* et al.
Scanning Electron-Microscopic Lesions in Crohn's Disease: Relevance for the Interpretation of postoperative Recurrence

Posterpreise

Jährlich werden seit 1994 Posterpreise verliehen. Es werden jeweils die drei besten Präsentationen ausgezeichnet. Die Auswahl erfolgt durch ein eigenes Preisrichterkollegium.

154

**Bisherige Preisträger sind
(es wird nur der Erstautor genannt):**

1995 Sommertagung in Schwerin: *C. Schreckenberger* et al.,
                                 C. Mahlke et al.,
                                 A. Schmid et al.

1995 Winterkongreß in Hamburg: *M. Dallek* et al.,
                                F. Grassmann et al.,
                                D. Organi et al.,
                                W. Reinpold et al.

1996 Güstrow: *A. Schmidt* et al.,
                                M. Schmitz et al.,
                                H.R. Willmen et al.

1995 Hamburg: *K. Seide* et al.,
                                P.A.W. Ostermann et al.,
                                A. Schmid et al.

1997 Bremerhaven: *S. Förster* et al.,
                                F. Krug et al.,
                                T. van Landeghem et al.

1997 Hamburg: *R. Zippel* et al.,
                                Chr. Tesch et al.,
                                M. Hertl et al.

1998 Greifswald: *W.H. Hamelmann jr.* et al.,
                                M. Peiper jr.
                                Ehrhardt et al.

Ehrenvorsitzende

Auf der Mitgliederversammlung kann auf Vorschlag des Vorstandes ein Mitglied, das sich um die Vereinigung in hervorragendem Maße verdient gemacht hat, zum Ehrenvorsitzenden gewählt werden.

Stich, Rudolf, 1950–1960   Brütt, Henning, 1963–1979
Haenisch, Günther, seit 1995

Forschungs- und Studienstiftung

Die Vereinigung hat 1996 – auf Anregung des Ehrenvorsitzenden Prof. Haenisch – eine rechtskräftige Stiftung des bürgerlichen Rechts mit Sitz in Hamburg eingerichtet. Ihr ausschließlicher Zweck ist die Förderung klinischer wissenschaftlicher Studien und kliniknaher Grundlagenforschung, operativer taktischer und technischer Studien sowie technischer Entwicklungen in der Chirurgie. Förderungsanträge können nur Mitglieder der Vereinigung stellen. Förderungswürdig sind originäre Protokolle, die den genannten Zielen gelten.

Soweit Projekte nicht mit gültigen Richtlinien (Standards) der Diagnostik oder Therapie übereinstimmen oder entsprechendes Neuland behandeln, muß die Zustimmung der Ethikkommission der zuständigen Ärztekammer oder Fakultät vorliegen. Bei speziellen Fragestellungen kann der Vorstand unabhängige Gutachter hinzuziehen.

Gefördert wird, wer sich schriftlich verpflichtet, nach Abschluß der Arbeit einen ausführlichen Bericht, bei längerer Dauer (über ein Jahr) einen Zwischenbericht vorzulegen. Die Arbeit soll in einer klassischen medizinischen deutschen oder ausländischen Zeitschrift (bzw. Archiv, Monographie, Buchbeitrag) mit Zitierung der Stiftung publiziert werden.

Der Mitgliederbeitrag von DM 20,00 wurde ob der Stiftung nicht erhöht.

Mitglieder des Vorstandes der Forschungs- und Studienstiftung sind:

Prof. Dr. Dr. h.c. H.W. Schreiber (Vorsitzender)
Dr. H.-J. Schröder (Schatzmeister)
Prof. Dr. G. Haenisch
Dr. W. Mothes
Prof. Dr. Chr. Eggers

Tagungsberichte

Seit der Gründung der Vereinigung im Jahre 1909 bestand eine jahrzehntelange gute, vertrauenvolle Zusammenarbeit mit dem „Zentralblatt für Chirurgie", in dem die Berichte über unsere Tagungen von der 1. bis zur 151. Tagung veröffentlicht worden sind. Nach einem Wechsel in der Schriftleitung des Zentralblattes sah sich der neue Verlag aus finanziellen Gründen nicht mehr in der Lage, unsere Tagungsberichte in gewohnter Form zu veröffentlichen. Seit der 152. Tagung (Winter 1993) erschienen daher die Kurzfassungen der Vorträge in der Zeitschrift „Aktuelle Chirurgie" jetzt „Viszeralchirurgie".

Zusammenfassung

Die Vereinigung Nordwestdeutscher Chirurgen blickt – 1909 gegründet – auf eine 90jährige Geschichte zurück. In Unterbrechungen der Tagungen durch Kriegswirren und Teilung sowie späterer Wiedervereinigung spiegelt sich die deutsche Geschichte wieder. Die Vereinigung Nordwestdeutscher Chirurgen gehört zu den ältesten und – mit über tausend Mitgliedern – größten deutschen Regionalvereinigungen.

Satzungsgemäß fördert die Vereinigung als gemeinnütziger Verein die praktischen und wissenschaftlichen Belange der Chirurgie. Sie pflegt die Verbindung mit den Nachbarfächern sowie den ausländischen Fachgesellschaften. Sie unterstützt wissenschaftliches Arbeiten und ergänzt die Weiterbildung der jüngeren Kollegen. Die Transmission dieser Ziele erfolgt jährlich durch zwei mehrtägige Kongreßveranstaltungen im nordwestdeutschen Raum. Die Wintertagung findet traditionsgemäß in der ersten Dezemberwoche am Gründungsort in Hamburg statt.

Auf wiederholt abgefragten Wunsch der Mitgliederversammlung findet eine Sommertagung in einem Ort der Wahl des jeweiligen Vorsitzenden statt. Diese Tagungen erfreuen sich u.a. ob ihrer sehr persönlichen Atmosphäre großer Beliebtheit. Mit diesen Tagungen möchten wir wieder – wie vor 1939 – das Interesse der Kollegen aus den Ostseeländern gewinnen.

Im Zentrum der Tagungen steht regelhaft das zeitorientierte übliche Themenprogramm. Die Veranstaltungsreihe „Blick ins Nachbarfach" belebt die notwendige Korrespondenz mit den benachbarten chirurgischen und medizinischen Fächern. Berichte aus der Forschung, Hospitationen in anderen Krankenhäusern, Falldemonstrationen und künftig praktische Kurse erweitern den aktuellen Bezug zum chirurgischen Alltag. Regelhafter Platz im Programm gilt den Kompetenzen der niedergelassenen Kolleginnen und Kollegen.

Seit vielen Jahren wurden Vertreter anderer Schwerpunkte (früher sogenannte Teilgebiete) zu Referaten eingeladen und auch zu Vorsitzenden gewählt (zum Beispiel Kollegen aus der Unfall-, Kinder-, Herz- und Gefäßchirurgie). Diese Einladungen wurden jeweils gerne angenommen, von den derart angesprochenen Gesellschaften beziehungsweise Schwerpunkten bislang aber nicht solidarisch reflektiert. Hier verweilen wir noch im „Advent".

Vielfach schlossen die Tagungen mit einem Vortrag aus dem Bereich der weiteren Kultur. Medizin ist selbst Teil der Kultur und auch des Zeitgeistes (G.W.F. Hegel). Hier konnten exzellente Vortragende aus den Geisteswissenschaften gewonnen werden. Der gute Besuch unserer Tagungen – der Winterkongreß zählt regelmäßig weit mehr als 1000 Besucher! – zeigt die Wertschätzung unserer Veranstaltungen.

Kurzfassungen der Referate werden in einer klassischen chirurgischen Zeitschrift publiziert. Der zweijährlich ausgeschriebene Hermann-Kümmell-Preis, die Posterpreise sowie die Forschungs- und Studienstiftung der Vereinigung verwirklichen die Postulate der Satzung.

Man kann durchaus die Meinung vertreten, es gäbe zuviele Tagungen. Beim Durchblättern der Vorlesungsverzeichnisse kommt man zu einem analogen Schluß. Aber es muß viele geben, damit der Einzelne sein individuelles Weiter- und Fortbildungsbedürfnis und seinen objektiven Fortbildungsbedarf neben seinen persönlichen, zeitlichen, örtlichen und wirtschaftlichen Möglichkeiten entsprechend auswählen kann. Die Welt wird sprachlich vermittelt. Tagungen sind Instrumente interaktiven Lernens. Wir haben die Möglichkeiten der Tagungen noch längst nicht ausgeschöpft. Ein Beispiel mag die Dialogkultur sein. Wir pflegen im Prinzip immer noch die wenig kommunizierende Katheterdiktion; sie ist mehr monologisch denn dialogisch akzentuiert. Der Hörer sucht im Grunde das Gespräch, das Gespräch, das er u.U. stumm führt. Es geht um das systematische Lehr- und Lerngespräch. „Was ist herrlicher als Gold? Das Licht; was ist erquicklicher als Licht? – das Gespräch". (J.W.v. Goethe, Gesamtausgabe Cotta, Bd. 21, Stuttgart, 1869).

Jede Tagung hat ein „Zweites Programm". Es wird nicht gedruckt; es findet außerhalb der Säle statt. Diese persönlichen Gespräche können die Sachdiskussion fortsetzen, neuralgische Kittfunktion haben und imponderables Gut vermitteln. Für manche findet im zweiten Programm die interessante Begegnung und Erfahrung sowie der eigentliche Lerneffekt statt. In diesen genannten Bereichen gibt es noch Brachländer unserer Tagungen, die der Kultivierung bedürfen.

Bei aller Selbständigkeit unserer regionären Vereinigung begreift sie sich als Koalitionspartner, der sich an der älteren, größeren und traditionsreichen Deutschen Gesellschaft für Chirurgie orientiert.

„Lasset uns am Alten, so es gut ist, halten;
aber auf dem alten Grund Neues schaffen jede Stund."

(Wandspruch, Kloster St. Thomas 1179)

158

Quellennachweis

G. Haenisch, H. Remé, H.W. Schreiber: Zur Geschichte der Vereinigung Nordwestdeutscher Chirurgen.

G. Haenisch, H.W. Schreiber: Zur 150. Tagung Vereinigung Nordwestdeutscher Chirurgen. Die Vorsitzenden und ihre Themen.

G. Haenisch, G. Rodewald: 75 Jahre Vereinigung Nordwestdeutscher Chirurgen.

G. Haenisch, H.W. Schreiber: 85 Jahre Vereinigung Nordwestdeutscher Chirurgen.

(Alle Monographien sind im Hanseatischem Verlagskontor, Lübeck, erschienen)

Chirurgenvereinigung Sachsen-Anhalt

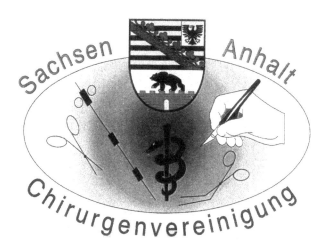

Vorstandsmitglieder der Chirurgen-vereinigung Sachsen-Anhalt

Vorsitzender

Prof. Dr. med. Helmut Zühlke
KH Paul-Gerhardt-Stift Wittenberg
Abt. f. Allgemein-, Visceral- und Gefäßchirurgie
Paul-Gerhardt-Straße 42–45
06886 Wittenberg ☎ 03491 502320
Fax 03491 502419

Schatzmeister

Dr. med. R.-D. Wöllenweber[*]
St. Elisabeth Krankenhaus
Unfallchirurgie
Mauerstraße 6–10
06110 Halle ☎ 0345 213421
Fax 0345 2134005

Schriftführer

Dr. med. Porrmann[*]
Städtisches Klinikum Dessau
Chirurgische Klinik
Auenweg 38
06822 Dessau ☎ 03491 502320
Fax 03491 502419

2. Schriftführer

Dr. med. P. Eichelmann
Krankenhaus Altstadt
Chirurgische Klinik
Max-Otten-Straße 11–15
39104 Magdeburg ☎ 03491 502320
Fax 03491 502419

[*] ständiger Ansprechpartner

Zur Vorgeschichte

Die Chirurgenvereinigung von Sachsen-Anhalt ist eine der jungen Chirurgenvereinigungen, die in den neuen Ländern der Bundesrepublik Deutschland nach der Wiedervereinigung gegründet wurde.

Obwohl die Vereinigung erst seit 1991 besteht, finden sich die Wurzeln der Gesellschaft in der Vereinigung Mitteldeutscher Chirurgen, die 1922 in Braunschweig ins Leben gerufen wurde (s. S. 231), und den nach dem Kriege gegründeten Medizinisch-Wissenschaftlichen Gesellschaften für Chirurgie der Universität Halle-Wittenberg sowie der Chirurgischen Regionalgesellschaft Magdeburg der Gesellschaft für Chirurgie der DDR.

Wenn die Geschichte der Chirurgenvereinigung von Sachsen-Anhalt dargestellt wird, ist dies ohne Einbeziehung der Vorgängergesellschaften nicht möglich, so daß der Werdegang dieser Vereinigungen – soweit er eruiert werden konnte – mit dargestellt wird.

Die Zeit nach dem Zweiten Weltkrieg bis zur Wiedervereinigung

Die Gründung der Medizinisch-Wissenschaftlichten Gesellschaft an den Universitäten der sowjetischen Besatzungszone (SBZ) muß im Zusammenhang und dem Wiederbeginn nach Kriegsende betrachtet werden. Nach dem katastrophalen Ende des Zweiten Weltkrieges war auch die Medizin einschließlich der Chirurgie aufs schwerste betroffen.

Auf Beschluß des alliierten Kontrollrates wurden im Juni 1945 alle früheren medizinischen Fachgesellschaften aufgelöst.

Die Aufteilung Deutschlands in die verschiedenen Besatzungszonen führte dazu, daß je nach den Herkunftsländern der Besatzer mit ihren differenzierten politischen und gesellschaftlichen Strukturen folgerichtig auch die verschiedenen Besatzungszonen entsprechend politisch ausgerichtet wurden.

Der Befehl der Sowjetischen Militäradministration Deutschlands (SMAD) für die gesamte sowjetische Besatzungszone Deutschlands vom 27.6.45 Nr. 17 regelt die Bildung von Zentralverwaltungen – auch für das Gesundheitswesen.

Ihm folgten dann entsprechende Hauptabteilungen für Arbeit- und Sozialwesen in den inzwischen gebildeten Ländern und Provinzialministerien mit dem Ziel, den regional unterschiedlich gelagerten Bedingungen der Gesundheitsfürsorgeregelung Rechnung zu tragen.

Am 7. August 1945 ergeht für Sachsen-Anhalt der geltende Befehl Nr. 2 der SMA – Sachsen-Anhalt, der seuchenhygienische Sofortmaßnahmen festlegt, um drohende Epidemien zu bekämpfen und zu verhindern und der die Entwicklung von Maßnahmeplänen nach situationsbedingten Erfordernissen ermöglicht.

Bereits 1946, d.h. etwa ein Jahr vor dem Erlaß des Befehls Nr. 124, enthielt der 1. Jahresbericht der Zentralverwaltung für das Gesundheitswesen der SBZ vom 15. Juni 1946 der Abteilung Wissenschaft auch den Punkt „Richtlinien und Status für neue Medizinische Gesellschaften".

DAS DEUTSCHE GESUNDHEITSWESEN

ZEITSCHRIFT FÜR MEDIZIN

HEFT 14   BERLIN, 15. JULI 1947   2. JAHRGANG

AMTLICHER TEIL

Befehl
des Oberkommandierenden der SMA in Deutschland — des Oberbefehlshabers der Gruppe der sowjetischen Besatzungstruppen in Deutschland — Nr. 124, vom 21. Mai 1947
Betr.: Organisation der deutschen wissenschaftlichen medizinischen Gesellschaften
Zwecks Förderung der weiteren Demokratisierung der deutschen medizinischen Wissenschaft und der Gesundheitsfürsorge in der sowjetischen Besatzungszone Deutschlands sowie der Steigerung der Möglichkeiten des wissenschaftlichen und praktischen Erfahrungsaustausches im Bereich der Medizin
befehle ich:
1. In der sowjetischen Besatzungszone Deutschlands ist die Organisation der wissenschaftlichen medizinischen

Gesellschaften ihren Fachrichtungen entsprechend (Chirurgie, Gynäkologie, innere Medizin) zuzulassen.
2. Den Ministerpräsidenten der Länder und Provinzen:
a) Die Organisation der in Punkt 1 erwähnten Gesellschaften ist in den Universitätsstädten Jena, Leipzig, Rostock, Halle, Greifswald und in ihren Untergliederungen in solchen Städten zuzulassen, welche zusammen mit den angrenzenden Ortschaften mindestens 25 Ärzte des betreffenden Fachs aufweisen.
b) Die Unterstützung und Kontrolle der Arbeit dieser Gesellschaften ist durch die Abteilungen für das Gesundheitswesen der entsprechenden Ministerien sicherzustellen.
c) Jede Gesellschaft bedarf der Registrierung in dem Ministerium, welches für die Fragen des Gesundheitswesens der Provinz oder des Landes zuständig ist,

Um die ärztliche Fortbildung zu ermöglichen, wurden überregionale Fachärztetagungen in der SBZ 1946/1947 erlaubt und durchgeführt. Die 1. Fachärztetagung der Chirurgen findet vom 18. bis 21.6.47 unter der Leitung von F. Sauerbruch in Berlin statt.

Die 1. Tagung einer Regionalgesellschaft in der SBZ wird in Jena vom 2. bis 5.10.1947 durch die Thüringische Gesellschaft für Chirurgie unter der wissenschaftlichen Leitung von Prof. *Nicolai Gulecke* durchgeführt.

Mit beginnender Stabilisierung des allgemeinen wirtschaftlichen und sozialen Lebens wird auch die akademische Ausbildung wieder angestrebt.

So wird am 10. Februar 1946 die Universität Halle mit einem feierlichen Festakt wiedereröffnet und der Lehrbetrieb der Martin-Luther-Universität Halle-Wittenberg wieder aufgenommen.

So nehmen zunächst vier Fakultäten mit 677 zugelassenen Studenten den Ausbildungsbetrieb auf, für den 57 Lehrkräfte zur Verfügung stehen. Die Medizinische Fakultät kann in die Wiedereröffnung der Universität zunächst nicht einbezogen werden. Erst Anfang Mai 1946 eröffnet dann auch die Medizinische Fakultät ihren Lehrbetrieb.

Die Chirurgische Klinik wird von Prof. Dr. *Werner Budde* geleitet, der ab 30.6.46 zusätzlich Dekan der Universität ist.

Der SMAD-Befehl Nr. 124 vom 21. Mai 1947 schuf dann die legislativen wissenschafts- und gesundheitspolitischen Voraussetzungen unter Mitwirkung der deutschen Zentralverwaltung für das Gesundheitswesen und ermöglichte die Neukonstituierung der bei Kriegsende aufgelösten Ärztekongregationen und setzt richtungsweisende Impulse für ein Wiederaufleben des wissenschaftlichen Gedanken- und Erfahrungsaustausches in Form von Tagungen, Symposien und Kongressen in der sowjetischen Besatzungszone.

Der Befehl ist von Marschall Sokolowski persönlich unterzeichnet (Original) und wurde in der Zeitschrift „Das deutsche Gesundheitswesen" publiziert.

Die Bildung dieser neuen medizinischen Gesellschaften hatte zunächst an den fünf Universitäten Greifswald, Halle, Jena, Rostock und Leipzig der Sowjetischen Besatzungszone zu erfolgen.

Zusätzlich wurde gestattet, auch an der Medizinischen Fakultät der Berliner Universität eine Wissenschaftliche-Medizinische Gesellschaft der Fachärzte zu schaffen. Berlin unterstand damals der interalliierten Kommandantur und des alliierten Kontrollrates. Erst die Berlinkrise 1948 führte letztendlich zur definitiven Spaltung der Stadt und zur Gründung der Freien Universität Berlin im Westteil der Stadt, der unter französischer, englischer und amerikanischer Verwaltung stand.

Ausgangspunkt der neuen wissenschaftlichen Gesellschaften in der SBZ waren die inzwischen wiedereröffneten Universitäten.

In Sachsen, Sachsen-Anhalt, Thüringen und in Mecklenburg fungierten die Universitäten Leipzig, Halle, Jena sowie Rostock und Greifswald als Leitinstitutionen. An der Martin-Luther-Universität Halle-Wittenberg wurde im März 1948 die Medizinisch-Wissenschaftliche Gesellschaft für „Innere Medizin und ihrer Grenzbereiche" unter maßgeblicher Initiative von Prof. *Rudolf Cobet* (1888–1964) gegründet.

Ebenfalls im März 1948 gründet sich die Medizinisch-Wissenschaftliche Gesellschaft für Chirurgie an der Martin-Luther-Universität Halle-Wittenberg unter Prof. Dr. *Budde*.

Vorsitzende dieser Gesellschaft werden – auch für die Zukunft – die Ordinarien der Chirurgischen Universitätsklinik. Ordinarien: *Budde*, 1945–1956, *Mörl*, 1956–1965, *Schober*, 1965–1977, *Reichmann*, 1977–1983, *Gläser*, 1983–1994.

Die Medizinisch-Wissenschaftliche Gesellschaft der Universität in Halle und Jena übernahmen die Funktionen der Landesgesellschaften für Sachsen-Anhalt und für Thüringen.

Der ersten lizenzierten medizinischen Zeitschrift der sowjetischen Besatzungszone, dem „Deutschen Gesundheitswesen", kann am 15.7.1947 entnommen werden, daß bereits 16 medizinisch-wissenschaftliche Zeitschriften eine Lizenz erhalten hatten, darunter die Zeitschrift für die „Gesamte Innere Medizin", die „Zeitschrift für Urologie" sowie das „Zentralblatt für Chirurgie". Das „Zentralblatt für Chirurgie" wird das wichtigste Publikationsorgan der ostdeutschen Chirurgen.

Vom 18. bis 21.7.47 findet in Berlin die 1. Facharztetagung der SBZD statt. In Band 72 des Zentralblattes erscheint ein Bericht über die 1. Chirurgentagung in der sowjetisch besetzten Besatzungszone Deutschlands mit Referaten u.a. von *Sauerbruch*, *Gorban*, *Felix* und *Fromme*.

Bis Jahresende 1949 sind insgesamt 46 Regionalgesellschaften in der nun existierenden Deutschen Demokratischen Republik gegründet, neun davon an der Berliner Universität.

Die Regionaltagungen der Medizinwissenschaftlichen Gesellschaft für Chirurgie an der Universität Halle-Wittenberg

Die 1. Tagung der Medizinisch-Wissenschaftlichen Gesellschaft für Chirurgie an der Universität Halle wird am 8.5.48 unter dem Vorsitz von Budde in Halle abgehalten. Die 2. Tagung am 12.11.49, die 3. Tagung

166

1951 und die 4. Tagung im März 1952 werden ebenfalls in Halle unter Budde abgehalten.

Im Juni 1953 findet dann in Jena unter dem Vorsitz von Prof. *Kuntzen* die erste gemeinsame Tagung der Medizinisch-Wissenschaftlichen Gesellschaften an den Universitäten Jena, Halle und Leipzig statt.

Im März 1954 tagt in Halle erneut unter dem Vorsitz von *Budde* die Medizinisch-Wissenschaftliche Gesellschaft für Chirurgie an der Universität Halle.

Die Tagungen werden in Halle weiter fortgesetzt, so im März 1954, im November 1954 und im Dezember 1956 – alle unter der Leitung von *Budde*.

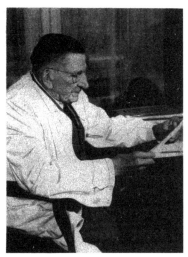

Prof. Dr. W. Budde (1886–1960)
Erster Vorsitzender der Medizinisch-Wissenschaftlichen Gesellschaft für Chirurgie an der Martin-Luther-Universität Halle Wittenberg

Nach dem Tode von Budde ist ab 1956 *Mörl* neuer Ordinarius für Chirurgie in Halle und damit Vorsitzender der Gesellschaft. Die Tagungen finden jeweils im Mai 1961, 1962, 1963, 1964 und 1965 in Halle statt.

Für die nächsten Jahre liegen leider keine Berichte vor.

Erst im Mai 1970, nunmehr unter dem Direktorat und Vorsitz von *Schober* fand eine weitere Tagung statt, über die ein Bericht vorliegt. Die Tagungen wurden jeweils im Mai 1971, 1972, 1973, 1974, 1975 und 1976 fortgesetzt.

Im Mai 1977 wechselt der Vorsitz der Gesellschaft. Die 33. Tagung findet dann unter Prof. *Wendt* aus Dessau statt, der auch die 34. Tagung im Mai 1978 ausrichtet.

Zur 35. Tagung im Mai 1979 wird *Reichmann* zum Vorsitzenden der Gesellschaft gewählt. Er leitet die 36. Tagung im Juni 1980, die 37. Tagung im Mai 1981 sowie die 38. Tagung im Juni 1982, die in Halle stattfinden.

In dieser Phase hat sich der Name der Gesellschaft leicht geändert, und sie nennt sich jetzt „Medizinisch-Wissenschaftliche Gesellschaft der Chirurgie an der Martin-Luther-Universität Halle-Wittenberg".

Die 39. Tagung im April 1983 und die 40. Tagung im März 1984 findet unter dem Vorsitz von Doz. Dr. *Nowak* statt.

Nach Neubesetzung des Direktorats der Chirurgischen Universitätsklinik wird dann im Mai 1985 die 41. Tagung unter dem Vorsitz von Gläser durchgeführt. Gläser leitet die 43., die 44. und die 45. Tagung, die jeweils im Mai durchgeführt werden. Die 46. Tagung wird dann wiederum unter Gläser im Juni 1990 abgehalten.

Dies war die letzte Tagung der Medizinisch-Wissenschaftlichen Gesellschaft für die Chirurgie an der Martin-Luther-Universität Halle-Wittenberg.

Thematiken der einzelnen Tagungen im Überblick

Die Themen der ersten drei Tagungen der Gesellschaft zwischen 1948 und 1950 behandelten aktuelle Fragen der ersten Nachkriegsjahre. So wurde u.a. der gegenwärtige Stand der Penicillintherapie diskutiert und Berichte über günstige Erfahrungen bei septischen Erkrankungen mit der Penicillintherapie berichtet. Es wurden jedoch gleichzeitig Klagen über die sehr beschränkte Zuteilung dieses neuen wirksamen Medikamentes laut, welches letztendlich die Sulfonamide ersetzte und verdrängte. An Stelle größerer Übersichtsreferate wurden meist Kasuistiken besprochen und die Indikation der Ergebnisse der operativen Behandlung der Tuberkulose diskutiert.

Die 4. Tagung im Märzt 1950 behandelte u.a. die Appendizitis, urologische Themen wie die Prostatektomie sowie Erfahrungen mit der KÜNTSCHER-Nagelung und der Evipan-Langnarkose.

Die Themen der Tagungen 1951 und 1954 widerspiegeln den raschen Anschluß an den chirurgischen Weltstandard. Aus der Thoraxchirurgischen Abteilung der Universität Halle werden zum Kongreß 1951 die ersten Berichte über erfolgreiche Lobektomien und Pneumonektomien abgegeben (*Rothe*).

In einem Übersichtsreferat bespricht *Fromme* (Mai 1952) die Oesophaguschirurgie, wobei er nicht näher auf das Oesophaguskarzinom eingeht, sondern über die operative Therapie vorwiegend gutartiger Strikturen und Divertikel berichtet.

Die Märztagung 1954 hatte nur zwei Hauptthemen, wobei einerseits über die Fortschritte der modernen Herzchirurgie, andererseits über die chirurgische Therapie der Lungentuberkulose referiert und diskutiert wurde.

1954 wird an der Chirurgischen Universitätsklinik in Halle erstmalig eine Herzoperation ausgeführt.

Die letzte von *Budde* geleitete Tagung im November 1954 behandelte die pertrochantären Frakturen, Tetanusprophylaxe, Behandlung der Prostatahypertrophie sowie den Einsatz der Strahlentherapie beim Mammakarzinom mit der Empfehlung der damals üblichen Vor- und Nachbestrahlung.

Parallel zu den regionalen Tagungen der Wissenschaftlichen Gesellschaft in Halle, Jena und Leipzig fanden mehrere überregionale Gemeinschaftskongresse statt. Tagungsort war im Juni 1953 zum ersten Mal Jena, den Vorsitz führte Prof. *Kuntzen*.

Die Hauptthemen dieses gemeinsamen ersten Kongresses waren u.a. die AV-Aneurysmata (*Mörl*) und chronisch entzündliche Lungenerkrankungen (*Rothe*, Halle).

Die Teilnahme von Mitgliedern aus der Bundesrepublik Deutschland war zum damaligen Zeitpunkt kein organisatorisches bzw. politisches Problem, so referierte Zenker, Marburg, über die Perikarditis.

Weiterhin wurde über Gastrektomien beim Magen und Kardiakarzinom (*Schwarz*, Erfurt) referiert. Er berichtete über 28 Fälle mit einer 50%-igen Operationsletalität. Eine Gastrektomie p. principe ist 1953 noch nicht zu vertreten.

Die nächste Gemeinschaftstagung der Universitäten Jena und Leipzig fand dann im November 1957 in Halle unter dem Vorsitz von *Mörl* statt.

Eines der Hauptthemen wurde von *Heller* vorgetragen, wobei er neue Gesichtspunkte zur Operationsbeleuchtung, Verhinderung von Blendung und Bedeutung von Farben im Operationssaal referierte. Er empfiehlt zukünftig dunkelblaue OP-Wäsche und keine weiß gekachelten OP-Räume mehr. *Herbst*, Leipzig, berichtet über Operationen der Aortenisthmusstenose mit und ohne Transplantat. *Rehbein* und *Sieber* referieren über dringliche Chirurgie bei Fehlbildungen von Neugeborenen. Auch an dieser gemeinsamen Tagung nahmen wieder westdeutsche Kollegen teil. So bespricht *Gütgemann*, Bonn, die portale Hypertension und referiert über die Technik von Leberresektionen.

Eine weitere Gemeinschaftstagung der Universitäten Halle, Jena und Leipzig sowie den Akademien Dresden, Erfurt und Magdeburg wurde im Oktober/November 1958 in Erfurt unter dem Vorsitz von *Schwarz* durchgeführt.

Die Medizinischen Akademien Dresden, Erfurt und Magdeburg waren zur Erfüllung des 5-Jahres-Planes des ZK der SED eingerichtet worden, um die klinische Ausbildung der Medizinstudenten zu verbessern und die Studentenzahl zu steigern.

In einem einleitenden Referat weist Schwarz auf die Zusammengehörigkeit aller deutschen Chirurgen in Ost und West hin und betont zusätzlich die Bedeutung der Aussöhnung mit Polen. Die gewählten Themen zeigen die Ergebnisse in den Bemühungen um einen Anschluß an den chirurgischen Weltstandard in den einzelnen chirurgischen Disziplinen. So werden im Bereich der Neurochirurgie die Hirnabszesse, das Bronchialkarzinom und dessen Metastasierung, die operative Behandlung der Lungentuberkulose und der alloplastische Gefäßersatz abgehandelt. Weiterhin wird die Pankreatitis, Präkanzerosen des Magen-Darm-Traktes, die Colitis ulcerosa sowie die Komplikation bei der KÜNTSCHER-Nagelung eingehend dargestellt und diskutiert.

Die nächste Gemeinschaftstagung der Universitäten fand dann im November 1960 in Jena statt. Den Vorsitz führte erneut Kuntzen mit einer breit gefächerten Thematik. Unter anderem wurden die Pankreatitis, die Duodenopankreatektomie, das CUSHING-Syndrom, Antibiotika in der Urologie und Rückenmarkstumoren abgehandelt. Die durch Röntgenreihenuntersuchungen – nach der Wiedervereinigung abgeschafft – frühzeitig erfaßten peripheren Bronchialkarzinome hatten eine deutlich bessere Prognose (*Rothe*).

Weiterhin wurden Berichte über einzelne Erfolge der TRENDELEN-
BURG'schen Operation (*Schober*, *Vosschulte*) dargestellt.

Die letzte dieser Gemeinschaftstagungen fand dann im Oktober 1962 in
Magdeburg unter dem Vorsitz von *Lembcke* statt.

Kurz nach Errichtung der Mauer durch das kommunistische Regime in
Ostdeutschland nahmen zum ersten Mal keine Chirurgen aus der Bun-
desrepublik oder anderen westeuropäischen Staaten an der Tagung teil.
Das einleitende Referat hielt *Uebermuth* aus Leipzig unter dem Thema:
„Erschüttern die Fortschritte der Chirurgie deren Grundlage?".

Die breitgefächerte übrige Thematik behandelte chirurgische Infektionen, Endoskopie der Gallenwege, chronische Pankreatitis, Magenkarzinom, neurochirurgische Fragen, thoraxchirurgische Problemstellungen
(Bronchialkarzinom u.a.) sowie den Entwicklungsstand der Kinderchirurgie, Karzinomchirurgie, Adrenalektomien bei metastasierenden Mammakarzinomen und Fragen der Zusammenarbeit mit den Anästhesisten.

Die Thematik der weiteren Tagungen der Medizinisch-Wissenschaftlichen Gesellschaft für Chirurgie an der Universität Halle in den Jahre
1956 bis 1965 unter dem Vorsitz von Mörl informieren durch Übersichtsreferate über den Entwicklungsstand in den einzelnen sich her-
ausbildenden Subdisziplinen und dienen gleichzeitig als regionale Fortbildungsveranstaltung.

Die Tagung im Dezember 1956 beschäftigt sich mit Falldemonstrationen
aus der nun in Halle fest etablierten herzchirurgischen Abteilung
(Rothe). Weiterhin wurden zwei Patienten nach erfolgreichen Radikalo-
perationen eines Oesophaguskarzinoms demonstriert. Daneben wird ein
Überblick über Hormonbehandlung bei Prostatakarzinom und der
Dekortikation der Lunge gegeben.

Die Thematik der Tagung im Mai 1961 behandelt vorwiegend allgemeine Probleme eines Kreiskrankenhauses, wie z.B. ischämische Mus-
kelkontraktur, SUDECK'sche Dystrophie, postoperative Parotitis, Probleme
der KÜNTSCHER-Nagelung sowie die Behandlung des Bandschei-
benprolaps.

Die Tagung im Mai 1962 informiert über die Leistungen der Universitätsklinik Halle. Schober berichtet über die Entwicklung der offenen
Herzchirurgie, wie z.B. über die Behandlung der Mitralstenose und des

FALLOT. Die Kinderchirurgen berichten über operative Behandlungen der Oesophagusatresie.

Weiterhin wird ein Überblick über die aktuelle Chemotherapie maligner Tumoren gegeben.

Zur 20. Tagung im Mai 1963 nehmen Gäste aus dem „westlichen Ausland" teil. So referieren Böhler aus Wien über Oberschenkelfrakturen, Vosschulte aus der Bundesrepublik über Pathophysiologie und über die Pankreaschirurgie und Rapant-Olwitz über Karzinome des Oesophagus.

Die 21. Tagung im Mai 1964 behandelt wiederum aktuelle Probleme aus der täglichen Praxis mit Referenten aus der Deutschen Demokratischen Republik – so werden die Behandlung der Peritonitis, der postoperative Ileus, Gallenwegschirurgie, traumatologische Fragen und Operationen von Mediastinaltumoren abgehandelt.

Für die 22. Tagung im Juni 1965 war es dann gelungen, die Einreise für zwei westdeutsche Gastredner zu erreichen. Dafür waren umfangreiche Beantragungen bei den staatlichen Stellen erforderlich. Der Aufwand dieser Beantragungen erscheint heute schon fast vergessen. Nissen berichtet über Probleme des chirurgischen Fortschritts und Stelzner berichtet über die Dickdarmchirurgie sowie Erkrankungen der Analregion. Weitere Themen der 22. Tagung bilden Thromboembolieprophylaxe, Trigeminusneuralgie und das Prostatakarzinom.

Nach der Emeritierung von Mörl übernahm Schober als neuer Ordinarius den Vorsitz der Gesellschaft.

Wie die Tagungsberichte ausweisen, erfolgt die Auswahl der Themen dieser Kongresse einerseits zur Information über die Fortschritte in der Chirurgie, andererseits zur Dokumentation der wissenschaftlichen Entwicklungen in den einzelnen Gebieten. Inzwischen hatte die fortschreitende Subspezialisierung zur Bildung von Abteilungen in der Chirurgischen Universitätsklinik Halle geführt. Traumatologie, Kinderchirurgie, Herz- und Thoraxchirurgie, Handchirurgie und Neurochirurgie waren eigenständig geworden.

In den Jahren zwischen 1970 und 1976 ist das Klima zwischen den beiden deutschen Staaten auf dem Nullpunkt. Dies führt dazu, daß in dieser Zeit kein westdeutscher Kollege an den Regionaltagungen als Referent teilnahm. Lediglich 1970 und 1974 konnten als Referenten zwei Kollegen aus Österreich in die DDR einreisen.

Die 26. Tagung im Mai 1970 behandelte vorwiegend kinderchirurgische Themen. Die folgenden Tagungen 1971 und 1972 gaben Übersichten über Organtransplantationen, Rechtsfragen der Chirurgie, Traumatologie und Gallenwegschirurgie. Weiterhin wurden die Vagotomien in der Ulkusbehandlung des Magens und Operationsmethoden in der Chirurgie des Rektumkarzinoms behandelt und diskutiert. Im Prinzip wurden die selben Fragestellungen referiert, die zum gleichen Zeitraum auch auf westdeutschen Kongressen abgehandelt wurden.

Zur 30. Tagung im Mai 1974 gab Schober einen Überblick über die Entwicklung der Herzchirurgie in Halle. Das Polytrauma wurde aus der Sicht der einzelnen Abteilungen dezidiert abgehandelt.

Die 31. Tagung informierte über neue diagnostische Verfahren in der Radiologie, u.a. die nuklearmedizinische Diagnostik und die Computertomographie in der Chirurgie. Aber erst Mitte der 80er Jahre erhielt die Universitätsklinik in Halle als einzige Einrichtung in der Region einen Computertomographen. Als zweites Krankenhaus des Bezirkes Halle wurde das Paul-Gerhardt-Stift in der Lutherstadt Wittenberg mit einem Computertomograf aus Mitteln der Inneren Mission ausgestattet.

Weitere Themen bildeten der akute Arterienverschluß, die Lungenembolie, die akute Pankreatitis und der Ileus.

Die 32. Tagung – die letzte unter dem Vorsitz von Schober im Juni 1976 – behandelte praktische Themen sowie das Schädel-Hirn-Trauma, offene Frakturen und chronische Arterienverschlüsse.

Weiterhin wurden Informationen über das neue Gesetz der erweiterten materiellen Unterstützung (EMU) von Patienten nach eingetretenen Schäden als Behandlungsfolge ohne Verschulden des Arztes gegeben.

Nach der Emeritierung von Schober übernahm Wendt (Dessau) den Vorsitz der Gesellschaft für die Jahre 1977 und 1978.

Die 33. Tagung im Mai 1977 behandelte allgemeinchirurgische Eingriffe nach Herzoperationen und Aortenoperationen sowie nach Implantation von Herzschrittmachern. Weitere Themen waren Probleme der Osteosynthese, Implantation von Endoprothesen der großen Gelenke, Spülbehandlung bei Peritonitis. Eine Übersicht über die Ultraschalldiagnostik stellte das neue diagnostische Verfahren vor.

Themen der 34. Tagung bildeten das Mammakarzinom, die Behandlung der Appendizitis und die Schilddrüsenchirurgie.

Auch an diesen beiden Tagungen 1977 und 1978 nahmen keine westdeutschen Kollegen teil.

1977 übernahm Reichmann, bisher Chefarzt des Kreiskrankenhauses Altenburg (Habilitation 1965 in Leipzig) das Direktorat der Chirurgischen Universitätsklinik Halle und wurde zum Vorstand der Gesellschaft gewählt.

Hauptthemen der 35. Tagung im Mai 1979 waren der polytraumatisierte Patient mit einem Hauptreferat von Tscherne (Hannover), der als Schweizer einreisen konnte, sowie dringliche Gefäßchirurgie und die Proktologie.

Die 36. (Juni 1980), die 37. (Mai 1981) und die 38. Tagung (Juni 1982) standen unter der Leitung von Reichmann.

Nur zur 37. Tagung war es gelungen, Prisching und Wayand aus Österreich als Gastreferenten trotz der entsprechenden strengen politischen Regelung und ristriktiven Einreiseverordnungen zu gewinnen. Die Themen gaben Überblick über die chirurgische Pathophysiologie des Streßulkus, die septische Chirurgie und Fehler und Gefahren bei diagnostischen invasiven Methoden (ERCP, Punktionen und Angiografie).

Die 38. Tagung behandelte die Dickdarmchirurgie und die orale und parenterale Ernährung chirurgischer Kranker.

Die 39. und 40. Tagung stand unter der Leitung von Dozent *Nowak*. Ausführlich wurden Verletzungen der Hand besprochen. Inzwischen hatte sich an der Hallensischen Universitätsklinik eine bedeutende handchirurgische Abteilung entwickelt. Weitere Themen waren die Strategie der Chirurgie der Tumoren des Gastrointestinaltraktes.

Die Thematik der 40. Tagung 1984 bildete die dringliche Chirurgie mit Beiträgen aus allen Abteilungen der Hallensischen Universitätsklinik. *Gall* aus Erlangen erhielt eine Einreiseerlaubnis und hielt anläßlich der 40. Tagung ein Hauptreferat über dieses Thema.

Die 41. bis 46. Tagung stand dann unter dem Vorsitz von *Gläser*. Die ausgewählte Thematik verfolgte das Ziel, einerseits die Mitglieder der Gesellschaft über den neuesten Stand der chirurgischen Forschung und Praxis zu informieren und zum anderen die Fortbildung auf allen Gebieten eines Versorgungskrankenhauses oder einer Facharztpraxis zu intensivieren. Gleichzeitig sollte jungen Kollegen die Möglichkeit gegeben werden, als Referenten aufzutreten.

Für die meisten Mitglieder der Gesellschaft bestanden damals keine Möglichkeiten, Kontakte zu westdeutschen oder ausländischen Kollegen aus dem „kapitalistischen Ausland" aufzunehmen und zu unterhalten.

Die 41. Tagung im Mai 1985 beschäftigte sich mit einem bis dahin vernachlässigten Gebiet. Es handelte sich um die Chirurgie der endokrinen Drüsen. *Klöppel* aus Hamburg hielt ein ausgezeichnetes Übersichtsreferat über die Pathophysiologie des Pankreas. Zum Kapitel „Der interessante Fall" referierten zahlreiche Kollegen der Universitätsklinik und aus den peripheren Krankenhäusern.

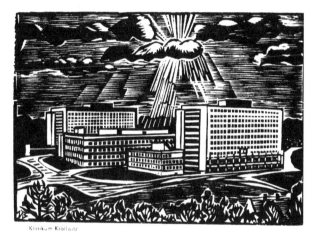

Klinikum Kröllwitz

44. Tagung

der Medizinisch-Wissenschaftlichen Gesellschaft
für Chirurgie an der Martin-Luther-Universität
Halle-Wittenberg

– Regionalgesellschaft der Gesellschaft für Chirurgie der DDR –

am 5. und 6. Mai 1988 in Halle
Mensa der MLU „Am Weinberg"

| Wissenschaftliche Leitung | OMR Prof. Dr. sc. med. A. Gläser |
| Organisatorische Leitung | Dr. med. E. Schlemminger |

Mit Übersichtsreferaten beschäftigte sich die 42. Tagung (Mai 1986) mit der Behandlung der Peritonitis, insbesondere mit den Erfahrungen der Spülbehandlung. Weiter wurden Ergänzungen zu den unter der Leitung von Gläser erarbeiteten Diagnostik- und Therapieempfehlungen maligner Tumoren vorgetragen und diskutiert. Die Traumatologen berichteten über aktuelle Trends in der Frakturbehandlung.

Zur 43. Tagung (Mai 1987) standen die intra- und postoperativen Komplikationen sowie die Möglichkeit einer rationellen Diagnostik in der elektiven Chirurgie auf dem Prüfstand und zur Diskussion. Zu dieser Tagung war es gelungen, *Husemann* aus Erlangen einzuladen, der ein Übersichtsreferat über die adäquaten Operationen des Magenkarzinoms hielt.

Die 44. Tagung (Mai 1988) beschäftigte sich mit mehreren Themen im Rahmen der Aufklärungspflicht und Wahrheit am Krankenbett. Weiterhin wurden kinderchirurgische Eingriffe im Kreiskrankenhaus referiert. Ein Hauptreferat von *Stelzner*, Bonn, über die Proktochirurgie wurde gehalten sowie die Anwendung des Fixateur externe in der Traumatologie diskutiert.

Die 45. Tagung (Mai 1989) behandelte wiederum praktische Themen, wie die infizierte Osteosynthese, die Osteomyelitis sowie die antimikrobielle Chemotherapie und das postoperative Organversagen.

Ende 1989 ist die Wende da!

Anläßlich des 100. Todestages von *Volkmann* organisierte die Chirurgische Universitätsklinik am 30.11.89 ein wissenschaftliches Symposium in Halle. Da die Grenzen inzwischen geöffnet waren, folgten viele westdeutsche und österreichische Kollegen der Einladung der Medizinisch-Wissenschaftlichen Gesellschaft für Chirurgie der Universität Halle.

Zum ersten Mal kam es zu einem Treffen ohne vorherige Anträge, Beaufsichtigung und Berichte an die Universitätsleitung. Die ostdeutschen Chirurgen hatten endlich Gelegenheit, die vielen westdeutschen Chirurgen, die sie bis dahin nur aus dem Schrifttum kannten, persönlich zu erleben und kennenzulernen. Im Tagungsort – einem Hörsaal und Kongreßgebäude der Universität – waren die meisten kommunistischen Spruchbänder entfernt und durch Aufforderungen zu Kundgebungen und Protestveranstaltungen ersetzt. Es herrschte allgemeine Aufbruchstimmung!

Im Juni 1990 fand dann mit der 46. Tagung der letzte Kongreß der Medizinisch-Wissenschaftlichen Gesellschaft für Chirurgie an der Martin-Luther-Universität Halle-Wittenberg statt. Hauptthemen waren das Mamma-Karzinom mit der interdisziplinären Diagnostik, dringliche Operationen des peripheren Gefäßsystems und der „seltene Fall". Auf Einladung der chirurgischen Partner waren acht Kollegen aus der Bundesrepublik den Einladungen gefolgt und berichteten über Erfahrungen aus fast allen chirurgischen Disziplinen.

Arbeit der Gesellschaft zwischen den Kongressen

Unter dem Vorsitz von *Gläser* wurde die von den vorherigen Direktoren der Universitätsklinik begonnene Zusammenarbeit der Mitglieder zwischen den Krankenhäusern, Polikliniken und der Chirurgischen Universitätsklinik Halle intensiviert und weiter ausgebaut.

Es fanden jährlich zwei Treffen der Chefärzte statt, im Frühjahr in Halle und im Herbst an einem schönen Urlaubsort im Harz. Bis auf wenige Ausnahmen war die Beteiligung der Chefärzte vollzählig und zu dem Treffen im Herbst waren die Ehefrauen mit eingeladen.

Während der Frühjahrstagung in Halle wurden organisatorische Fragen sowie die Auswertung der jährlichen Kongresse abgehandelt. Zu dem Herbsttreffen wurde ein wissenschaftliches Thema ausgewählt, wie z. B. die stadiengerechte Operation des kolorektalen Karzinoms, des Magenkarzinoms, des Mammakarzinoms sowie die rationelle Antibiotikatherapie.

Die Herbstzusammenkünfte waren besonders frequentiert, da auf diesen Tagungen u. a. die wenigen Kollegen, denen ein Kongreßbesuch in der Bundesrepublik oder im westlichen Ausland im letzten Jahr genehmigt worden war, ausführlich über ihre Reisen berichteten.

Die seit 1979 stattfindenden Fortbildungslehrgänge für Fachärzte und Ärzte im 4. und 5. Jahr der Weiterbildung im damaligen Bezirkskrankenhaus Halle-Döhlau wurden fortgesetzt. Sie waren jeweils gut besucht und dienten der Vorbereitung auf die Facharztprüfung. Es nahmen jeweils 40 bis 50 junge Chirurgen aus dem Bezirk teil.

Auch der Chefarzt des Bezirkskrankenhauses Dessau organisierte in jedem Jahr eine ähnliche Fortbildungsveranstaltung für Assistenten im 2. und 3. Ausbildungsjahr. Diese Veranstaltung wurde ebenfalls regelmäßig von auszubildenden Chirurgen gerne besucht.

Gegen Jahresende wurde an einem Wochenende regelmäßig in Halle eine Fortbildungsveranstaltung für OP-Schwestern organisiert, an denen jeweils 80 bis 100 Schwestern aus den unterschiedlichen Krankenhäusern des Territoriums teilnahmen. Zwischen 1984 und 1990 fanden regelmäßig drei Vorstandssitzungen der Gesellschaft im Jahr statt.

In zunehmendem Maß war es gelungen, die Chirurgische Universitätsklinik zu einem wissenschaftlichen Zentrum für die Chirurgen des Bezirkes Halle zu entwickeln. Die Chefärzte des Bezirkes konnten hier unproblematisch Rat für ihre tägliche Arbeit einholen und die Patienten überweisen. Die Universitätskliniken selbst standen den Assistenten und den Chefärzten zur Hospitation offen. Die Mitgliederzahl der Medizinischen Gesellschaft für Chirurgie stieg von 267 im Jahre 1984 auf 336 im Jahr 1987. Seit Beginn der Gesellschaft wurden fünf Ehrenmitglieder gewählt: Prof. Hirschfeld, Prof. Wendt, Prof. Schober, Prof. Serfling, Prof. Stolze.

Anläßlich einer Mitgliederversammlung am 8.6.1990 trat der Vorstand der Medizinisch-Wissen-schaftlichen Gesellschaft für Chirurgie an der Universität Halle-Wittenberg zurück, und die Gesellschaft wurde aufgelöst.

Übersicht der Vorsitzenden und der Tagungen

Gründungsversammlung Anfang März 1948, Gründungsvorstand:1. Vorsitzender, Prof. W. Budde, Halle; 1. Stellvertreter, Prof. A. Stieda, Halle; 1. Sekretär, Dr. Fielitz, Halle; 2. Sekretär,Dr. Rothe, Halle; Kassenwart, Dr. Serfling, Halle.

Prof. W. Budde	1. Tagung	8.5.1948	Halle
	3. Tagung	12.11.1949	Halle
	4. Tagung	11.3.1950	Halle
	5. Tagung	15.12.1951	Halle
	6. Tagung	17.5.1952	Halle
Prof. H. Kuntzen	7. Tagung	6.–7.6.1953	Jena

Gemeinsame Tagung der Medizinisch-Wissenschaftlichen Gesellschaften für Chirurgie an den Universitäten Jena, Halle, Leipzig

Prof. W. Budde	8. Tagung	13.3.1954	Halle
	9. Tagung	27.11.1954	Halle
Prof. F. Mörl	Tagung	8.12.1956	Halle
	Tagung	22.11.–23.11.1957	Halle

Gemeinsame Tagung der Medizinisch-Wissenschaftlichen Gesellschaften für Chirurgie an den Universitäten Jena, Halle, Leipzig

Prof. E. Schwarz	Tagung	31.10.–1.11.1958	Erfurt

Gemeinsame Tagung der Medizinisch-Wissenschaftlichen Gesellschaften für Chirurgie an den Universitäten Halle, Jena, Leipzig und den Medizinischen Akademien Dresden, Erfurt, Magdeburg

| Prof. H. Kuntzen | Tagung | 18.11.–19.11.1960 | Weimar |

Gemeinsame Tagung der Medizinisch-Wissenschaftlichen Gesellschaften für Chirurgie an den Universitäten Jena, Halle, Leipzig und den Medizinischen Akademien Dresden, Erfurt, Magdeburg

| Prof. F. Mörl | 19. Tagung | 12.5.1962 | Halle |
| Prof. W. Lembcke | 20. Tagung | 19.10.–20.10.1962 | Weimar |

Gemeinsame Tagung der Medizinisch-Wissenschaftlichen Gesellschaften für Chirurgie an den Universitäten Halle, Jena, Leipzig und den Medizinischen Akademien Dresden, Erfurt, Magdeburg

Prof. F. Mörl	21. Tagung	30.5.1964	Halle
	22. Tagung	19.6.1965	Halle
Prof. K.L. Schober	26. Tagung	14.5.–15.5.1970	Halle
	27. Tagung	27.5.–28.5.1971	Halle
	28. Tagung	18.5.–19.5.1972	Halle
	30. Tagung	16.5.–17.5.1974	Halle
	31. Tagung	22.5.–23.5.1975	Halle
Prof. K.L. Schober	32. Tagung	3.6.–4.6.1976	Halle
Prof. H. Wendt	33. Tagung	12.5.–13.5.1977	Halle
	34. Tagung	18.5.–19.5.1978	Halle
Prof. J. Reichmann	35. Tagung	10.5.–11.5.1979	Halle
	36. Tagung	12.6.–13.6.1980	Halle
	37. Tagung	21.5.–22.5.1981	Halle
	38. Tagung	3.6.–4.6.1982	Halle
Prof. W. Nowak	39. Tagung	28.4.–29.4.1983	Halle
	40. Tagung	29.3.–30.3.1984	Halle
Prof. A. Gläser	41. Tagung	9.5.–10.5.1985	Halle
	42. Tagung	8.5.–9.5.1986	Halle
	43. Tagung	7.5.–8.5.1987	Halle
	44. Tagung	5.5.–6.5.1988	Halle
	45. Tagung	4.5.–5.5.1989	Halle
	46. Tagung	7.6.–8.6.1990	Halle

Regionalgesellschaft für Chirurgie Magdeburg der Chirurgischen Gesellschaft für Chirurgie der DDR

Die Gründung der Regionalgesellschaft für Chirurgie Magdeburg ist eng mit der Geschichte der Gesellschaft für Chirurgie der DDR verknüpft.

Als Gründungsdatum der Gesellschaft für Chirurgie der DDR wird die Etablierung einer Sektion Chirurgie am 5.6.1962 im Rahmen der Gründung der Dachgesellschaft für klinische Medizin in Berlin festgehalten. Erst 1968 wird die Registrierung als Gesellschaft für Chirurgie der DDR beim Ministerium des Inneren beantragt.

Die Gründungsversammlung der Regionalgesellschaft für Chirurgie Magdeburg fand am 8. und 9. April 1976 statt. Dieser Termin ist gleichzeitig auch der Termin für die erste wissenschaftliche Tagung der Regionalgesellschaft.

Es erfolgte die Wahl des 1. Vorsitzenden, Prof. Dr. *P. Heinrich*, Direktor der Klinik für Chirurgie der Medizinischen Akademie Magdeburg. Umrahmt wurde diese Veranstaltung mit einem festlichen Gesellschaftsabend.

Die Satzung der Regionalgesellschaft für Chirurgie Magdeburg wurde im Jahre 1978 erarbeitet und im Jahre 1981 unter dem damaligen Vorsitzenden, Dozent Dr. *W. Mokros*, Chefarzt (ChA) der Klinik für Chirurgie des Krankenhauses Altstadt Magdeburg, überarbeitet und trat am 1.11.1981 in Kraft. Bis 1986 wurden Tagungen der Regionalgesellschaft in Magdeburg abgehalten.

Die 2. Regionaltagung fand am 14.10.1977 statt. Den Vorsitz führte Prof. Dr. *P. Heinrich*, Magdeburg. Das Hauptthema beschäftigte sich mit der Chirurgie der Gallenwege.

Die 3. Regionaltagung wurde am 14. und 15.12.1978 durchgeführt. Die Tagung wurde von ChA Dr. *Gleiche*, Gardelegen, geleitet. Vorsitzender der Gesellschaft war weiterhin Prof. *Heinrich*, Magdeburg. Die Hauptthemen beschäftigten sich mit der kolorektalen Chirurgie.

Die 4. Regionaltagung am 9. November 1979 leitete der neue Vorsitzende, ChA Dr. *Gleiche*, Gardelegen. Die Tagung stand unter dem Leitthema der Behandlung der Peritonitis.

5. Regionaltagung: 6. und 7. November 1980. Die Tagung wurde von ChA Dr. *Gleiche* aus Gardelegen als Vorsitzender eröffnet. Tagungsvor-

sitz: Prof. P. *Heinrich*, Magdeburg. Hauptthema: Magenchirurgie und konservative Frakturbehandlung.

GESELLSCHAFT FÜR CHIRURGIE DER DDR

-Regionalgesellschaft Magdeburg-

PROGRAMM

der 4. Regionaltagung
am 9. November 1979
in Magdeburg

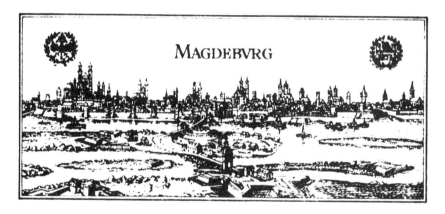

Titelblatt des Programmheftes zur 4. Regionaltagung am 9. November 1979 in Magdeburg

6. Regionaltagung: 6. November 1981. Der Vorsitz der Regionalgesellschaft war auf ChA Dozent Dr. *W. Mokros*, Magdeburg, übergegangen. Das Hauptthema war die Organisation der chirurgischen Arbeit und dringliche Chirurgie des Abdomens und des Thorax.

7. Regionaltagung: 25. und 26. November 1982.
Vorsitz: ChA Dozent Dr. *W. Mokros*, Magdeburg.

Das Rahmenthema waren diesmal die Zweiteingriffe in der Allgemein-, Thorax- und Gefäßchirurgie.

8. Regionaltagung: 11. November 1983. Vorsitz: ChA Dozent Dr. *W. Mokros*, Magdeburg. Die Hauptthemen dieses Kongresses waren das Mammakarzinom und die ambulante Chirurgie.

9. Regionaltagung: 8. bis 9. November 1984.
Vorsitz: ChA Dozent Dr. *W. Mokros*, Magdeburg. Als Hauptthemen dieses Kongresses wurden die Traumatologie im Kindesalter, Schilddrüsenerkrankung und die Probleme der Facharztausbildung referiert und diskutiert.

10. Regionaltagung: 15. November 1985 in Magdeburg.
Den Vorsitz und die Leitung hatte Chefarzt Dr. *H. Vinz*, Kreiskrankenhaus Burg, übernommen. Das Rahmenthema diesmal: Hygieneregime in operativen Kliniken sowie die Infektionsprophylaxe in der Chirurgie.

11. Regionaltagung: 13. und 14. November 1986 in Magdeburg.
Vorsitz ChA Dr. *H. Vinz* aus Burg. Die Hauptthemen beschäftigten sich diesmal mit der interdisziplinären Diagnostik von Erkrankungen des Bauchraumes und des Retroperitoneums.

12. Regionaltagung: 20. November 1987.
Vorsitz ChA Dr. *H. Vinz*, Burg. Als Hauptthema wurden diesmal die Antibiotikaprophylaxe in der Chirurgie sowie die Chirurgie der Bauchwandhernien abgehandelt und diskutiert.

13. Regionaltagung: 17. und 18. November 1988 in Burg.
Vorsitz ChA Dr. *H. Vinz*, Burg. Als Hauptanliegen dieses Kongresses wurde die diffuse Peritonitis, das peptische Ulkus und die distale Radiusfraktur abgehandelt.

14. Regionaltagung: 10. November 1989
Vorsitz ChA Dr. *P. Tautenhahn*, Halberstadt. Das Hauptthema dieses Kongresses befaßte sich mit der Chirurgie des Mammakarzinoms sowie der Behandlung der Peritonitis. Auch diese Tagung an einem historischen Datum nach Maueröffnung wurde, wie aus den Analen der Regionalgesellschaft hervorgeht, erfolgreich durchgeführt.

15. Regionaltagung: 15. November 1990
Die 15. Regionaltagung war die letzte wissenschaftliche Tagung der Regionalgesellschaft für Chirurgie Magdeburg. Die Tagung wurde unter

dem Vorsitz von ChA Dr. *P. Tautenhahn*, Halberstadt, vorbereitet, der am 7.11.1990 mitten aus dem aktiven Leben akut zu Tode kam. Die vorbereitete Tagung wurde dann unter der Leitung von Prof. Dr. *Mokros*, Magdeburg, durchgeführt. Die Hauptthemen dieser Tagung waren die Behandlung des kolorektalen Karzinoms sowie die kindlichen Oberarmfrakturen.

Die 15. Regionaltagung war Anlaß eines historischen Rückblicks auf die Regionalgesellschaft für Chirurgie Magdeburg.

Die Regionaltagungen der Regionalgesellschaft Magdeburg wurden im „Zentralblatt für Chirurgie" regelmäßig angekündigt und die Sitzungsberichte sind in jährlichen Abständen in der gleichen Zeitschrift publiziert.

Im Rahmen der Tagung wurden alle Mitglieder der Regionalgesellschaft Magdeburg aufgefordert, der Chirurgenvereinigung von Sachsen-Anhalt, die am 27.10.1990 in Bernburg gegründet worden war, beizutreten.

Arbeit der Gesellschaft zwischen den Kongressen

Die Regionalgesellschaft Magdeburg und ihr Präsidium hatte weitere Aufgaben übernommen und regelmäßig ausgeübt.

Die Chirurgengesellschaft hat in einjährigem Rhythmus wissenschaftliche Tagungen zur Förderung des wissenschaftlichen Lebens im Bezirk Magdeburg durchgeführt und fühlte sich verantwortlich für die Arbeit und Qualität der Fachkommission, die vor allem die Facharztprüfungen durchzuführen hatte. Zusätzlich wurde der Bezirksarzt, der der Parteiführung der SED unterstand, fachlich chirurgisch beraten.

Bei einer dieser Vorstandssitzungen wurde außerdem beschlossen, daß eine jährliche Zusammenkunft der leitenden Chirurgen des Bezirkes Magdeburg zu Problemdiskussionen und zur Förderung der persönlichen Kommunikation stattfinden sollte.

Im ersten Halbjahr 1982 wurde die erste Zusammenkunft aller Chefärzte organisiert. Für den Bezirk Magdeburg ist dies der Beginn der heute noch im gesamten Land Sachsen-Anhalt stattfindenden Chefarztversammlungen, die auch unter der Ägide der Vorsitzenden der Chirurgenvereinigung von Sachsen-Anhalt weiterhin durchgeführt werden.

Bei den wissenschaftlichen Tagungen waren durchschnittlich zwischen 120 bis 150 Teilnehmer anwesend. Die angekündigten Zusammenkünfte der Chefärzte wurden regelmäßig jährlich durchgeführt und waren immer eine sehr frequentierte, erfolgreiche und beliebte Veranstaltung.

Die Regionalgesellschaft Magdeburg pflegte zusätzlich regen Kontakt zu anderen Regionalgesellschaften der Chirurgie der DDR, um auf wissenschaftlichem und persönlichem Austausch Kontakt zu pflegen, u.a. zu der Regionalgesellschaft Potsdam.

In den letzten Jahren des Bestehens der Regionalgesellschaft Magdeburg wurde durch Prof. Dr. Mokros jährlich zusätzlich eine eintägige Fortbildungsveranstaltung für Schwestern der Chirurgischen Kliniken und Operationsabteilungen in Magdeburg durchgeführt.

Die Regionalgesellschaft für Chirurgie in Magdeburg hatte 1981 147 Mitglieder. Die Anzahl der Mitglieder konnte bis zum Jahr 1990 auf 182 Mitglieder gesteigert werden.

Am 11.6.90 fand in der Chirurgischen Klinik des Krankenhauses Altstadt Magdeburg unter Leitung von Prof. *Mokros* eine Sitzung „Vorbereitungskomitee zur Bildung der Chirurgengesellschaft Sachsen-Anhalt" statt. Außerdem wurde bei dieser Versammlung die Bildung des Berufsverbandes der Chirurgen, Landesverband Sachsen-Anhalt, beschlossen. Die Vereinigung der Chirurgen der Bezirke Magdeburg und Halle erfolgte am 27.10.1990 in Bernburg zur Chirurgenvereinigung von Sachsen-Anhalt.

Während dieser Gründungsversammlung wurde beschlossen, daß alle bisherigen Mitglieder der Regionalgesellschaft Magdeburg und der Wissenschaftlichen Gesellschaft für Chirurgie der Universität Halle-Wittenberg als Mitglieder in die Chirurgenvereinigung Sachsen-Anhalt eingebracht werden.

Eine nicht gewünschte Mitgliedschaft in der neuen Vereinigung mußte durch eine schriftliche Austrittserklärung fixiert werden.

Übersicht der Tagungen der Regionalgesellschaft Magdeburg der Gesellschaft für Chirurgie der DDR

Zur Umsetzung des Beschlusses des Zentralkomitees der DDR wurden zur Verbesserung und Erweiterung der Ausbildung von Medizinstudenten in der Deutschen Demokratischen Republik 1954 in Erfurt, Dresden und Magdeburg Medizinische Akademien gegründet, die der Planerfüllung des Fünf-Jahres-Planes galten.

Die Gründungsversammlung fand am 8. und 9.4.1976 in Magdeburg statt. 1. Vorsitzender war Prof. *P. Heinrich*, Magdeburg. Die Anzahl der Mitglieder betrug 1990: 182.

Prof. P. Heinrich	1. Tagung	8.4.–9.4.1976	Magdeburg
	2. Tagung	14.10.1977	Magdeburg
	3. Tagung	14.–15.12.1978	Magdeburg
	4. Tagung	9.11.1979	Magdeburg
	5. Tagung	6.–7.11.1980	Magdeburg
Doz. Dr. W. Mokros	6. Tagung	6.11.1981	Magdeburg
	7. Tagung	25.11.–26.11.1982	Magdeburg
	8. Tagung	11.11.1983	Magdeburg
	9. Tagung	8.–9.11.1984	Magdeburg
MR Dr.habil. H. Vinz	10. Tagung	15.11.1985	Magdeburg
	11. Tagung	13.–14.11.1986	Magdeburg
	12. Tagung	20.11.1987	Magdeburg
	13. Tagung	17.11.–18.11.1988	Magdeburg
Dr. P. Tautenhahn	14. Tagung	10.11.1989	Magdeburg
komm. Prof. W. Mokros	15. Tagung	15.11.1990	Magdeburg

Gründung der Chirurgenvereinigung von Sachsen-Anhalt

Am 7. und 8.6.1990 fand in Halle der für dieses Jahr geplante Kongreß der Hallensischen Chirurgenvereinigung statt. In der Vorbesprechung dazu war im Vorstand (Vorsitzender Prof. Dr. *Albrecht Gläser*) der Plan gefaßt worden, den Kongreß nicht in einen bestimmten fachlichen Rahmen zu stellen, sondern vielmehr sollte jeder der chirurgischen Chefärzte im damaligen Bezirk Halle seine inzwischen gefundenen Kooperationspartner aus den alten Bundesländern bitten, zu einem von ihm gewählten Thema vorzutragen. So hatte z.B. Prof. *Stockmann* (St.-Franziskus-Krankenhaus Berlin) auf Einladung des damaligen Gefäßchirurgen (Dr. *Blumenstein*) an der Universitätsklinik Halle einen sehr instruktiven Vortrag über die Vermeidung von Amputationen an den unteren Extremitäten durch Bypassverfahren gehalten.

Durch Chefarzt Dr. *Porrmann* (Dessau) war aus Ludwigshafen, der Partnerstadt von Dessau, Prof. *Schönleben* eingeladen, um zu dem Thema „Die abszedierende perianale Entzündung" zu referieren.

Am 8.6.1990 traten in der Mitgliederversammlung zwei Kritiker auf, die die Vertrauensfrage stellten mit dem Inhalt, ob der existierende Vorstand die Gesellschaft weiter führen sollte.

Die offene Abstimmung ergab eine fast einheitliche Ablehnung des existierenden Vorstandes. Dieses Mißtrauensvotum führte zur Rücktrittserklärung des Vorstandes und zur Auflösung der Medizinisch-Wissenschaftlichen Gesellschaft für Chirurgie an der Universität Halle-Wittenberg.

In Magdeburg fand am 18.11.1990 die letzte Tagung der Regionalgesellschaft der Chirurgischen Gesellschaft der DDR unter der Leitung von Prof. Dr. *Mokros*, Altstadtkrankenhaus Magdeburg, statt.

Nach dieser Tagung löste sich diese Regionalgesellschaft ebenfalls auf.

In den letzten vier Jahrzehnten des Bestehens der Medizinisch-Wissenschaftlichen Gesellschaft der Chirurgie war es den Direktoren der Universitätsklinik, die auch gleichzeitig Vorsitzende der Gesellschaft waren, gelungen, die Universitätskliniken zu einem wissenschaftlichen Zentrum für die Chirurgen des Bezirkes Halle auszubauen.

Neben den zahlreichen Tagungen war es Tradition geworden, die Chefärzte des Bezirkes Halle zweimal im Jahr zu einer Chefärztekonferenz zusammenzurufen. Ein Treffen galt der Organisation und Absprache des nächsten Kongresses und wurde regelmäßig in Halle durchgeführt. Ein weiteres Treffen zu Schwerpunktthemen fand in einem Ferienheim im Harz statt. Zu diesem Treffen waren die Ehefrauen ebenfalls eingeladen.

An solch einem Chefärztetreffen am 12.10.1990 im Harz hatten zum ersten Mal auch Kollegen aus dem ehemaligen Bezirk Magdeburg teilgenommen. Zuvor waren jedoch schon im Sommer 1990 zwischen Chirurgen aus dem Bezirk Halle und Magdeburg (dem späteren Bundesland Sachsen-Anhalt) Kontakte zueinander aufgenommen worden, um eine neue landeseinheitliche Chirurgische Gesellschaft zu gründen.

Unter den Initiatoren (die Liste ist sicherlich nicht vollständig) waren u. a. der Direktor der Universitätsklinik Halle, Prof. *Gläser*, die Chefärzte der Kreiskrankenhäuser, Prof. *Schyra*, Bernburg, Dr. *Graetz*, Haldensleben, Dr. *Tautenhein*, Halberstadt, sowie der Chefarzt des Altstadt-Krankenhauses Magdeburg, Prof. *Mokros*, Chefarzt des KKH Gardelegen, Dr. *Gleiche*, sowie OA Dr. *Oelze*, KKH Haldensleben.

Dieses Treffen war Ausgangspunkt der Gründungsversammlung der Chirurgenvereinigung von Sachen-Anhalt e.V. (eingetragen im Kreisgericht Magdeburg), die am 27.10.1990 im Monat der Wiedervereinigung Deutschlands im Carl Maria von Weber-Theater in Bernburg stattfand.

54 Chirurgen aus den ehemaligen Bezirken Halle und Magdeburg nahmen daran teil.

Bernburg war als Gründungsort und als Tagungsort der ersten Kongresse ausgesucht worden, da die Stadt im Zentrum zwischen den Bezirken Halle und Magdeburg lag.

Die vorher ausgearbeitete Satzung wurde bestätigt und der erste Vorstand in folgender Zusammensetzung gewählt:

Vorsitzender	Prof. Gläser, Halle
1. Stellvertreter	Prof. Mokros, Magdeburg
2. Stellvertreter	Dr. Tautenhein, Halberstadt
Schriftführer	Prof. Schyra, Bernburg
Schatzmeister	Dr. Wöllenweber, Halle

Als Besonderheit der Satzung ist zu vermerken, daß bestimmt ist, daß der Vorsitzende jeweils für zwei Jahre gewählt wird. Dabei ist ein Wechsel zwischen einem leitenden Krankenhauschirurgen und dem Leiter einer universitären Abteilung vorgesehen. Bei der Aufstellung der Kandidaten spielte damals insbesondere die politische Vergangenheit, aber auch die regionale Interessenlage der Teilnehmer eine Rolle.

Zur ersten Vorstandssitzung am 18.12.1990 in Halle wurde beschlossen, die bewährten Veranstaltungen aus der Arbeit der Regionalgesellschaften beizubehalten, um eine möglichst rasche Integration aller Mitglieder der ehemaligen zwei Regionalgesellschaften zu erreichen.

Gläser wurde 1990 als einziger Vertreter der ostdeutschen Chirurgen in das Präsidium der Deutschen Gesellschaft für Chirurgie kooptiert. So fanden in den Jahren 1991, 1992 und 1993 unter dem Vorsitz von Gläser weiterhin jährlich zweimal die Chefarzttreffen statt. Die Thematik der Chefarzttreffen zwischen 1991 und 1993 behandelten viele aktuelle Themen, die im Rahmen der Wiedervereinigung entstanden waren, wie z.B. Altersversorgung, Ermächtigung zur Privatliquidation, Patientenaufklärung, Weiterbildungsermächtigung und Dienstverträge.

Weitere Geschichte

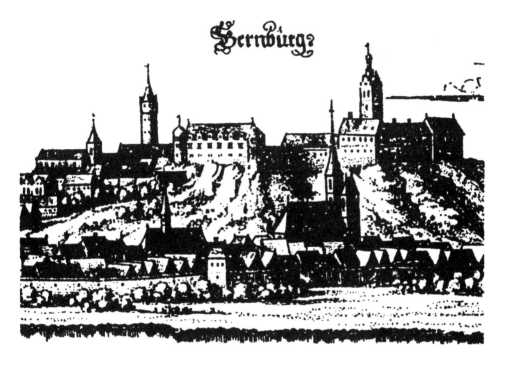

Programm 1. Kongreß der Chirurgenvereinigung Sachsen-Anhalt,
Mai 1991 in Bernburg (Saale)

Die 1. Tagung der Chirurgenvereinigung von Sachsen-Anhalt fand am
24./25.5.91 in Bernburg unter der Leitung von Prof. *Gläser*, Halle, statt.
Die Tagung behandelte u.a. zwei Hauptthemen: neue Techniken in der
Diagnostik und Therapie des Magenkarzinoms sowie aktuelle Trends in
der Traumatologie. Am Kongreß nahm der Generalsekretär der Deutschen Gesellschaft für Chirurgie, Prof. *Ungeheuer*, München, teil. In der
Mitgliederversammlung sprachen zu standespolitischen Fragen der Präsident des Berufsverbandes Deutscher Chirurgen, Prof. *Hempel*, Hamburg, und zur chirurgischen Weiterbildung, Prof. *Witte*, Augsburg.

Auf der 2. Tagung vom 22. bis 23.5.92 wurden Komplikationen nach
operativen Eingriffen mit Beteiligung zahlreicher Kollegen aus den Altbundesländern reflektiert und diskutiert. Ein weiterer Themenkomplex
beschäftigte sich mit Behandlungsfehlern in der Chirurgie. Unter anderem war einer der Referenten Prof. *Weißauer* vom Berufsverband Deut-

scher Chirurgen. Auch an der zweiten Tagung nahmen zahlreiche Kollegen aus den Altbundesländern teil.

Die 3. Tagung am 14. und 15.5.93 beschäftigte sich u.a. mit den endoskopischen Operationsmethoden. Diese Technik konnte erst nach 1990 in den neuen Bundesländern eingesetzt werden. Weitere Themen waren die Behandlung Schwerverletzter, die Therapie der Peritonitis und die interdisziplinäre Diagnostik und Therapie des Mammakarzinoms.

1993 wurden anläßlich der Jahrestagung zwei Preise gestiftet: ein Preis für die beste wissenschaftliche Einzelleistung von Assistenzärzten mit 2.000,00 DM und ein Preis für eine hervorragende wissenschaftliche Veröffentlichung eines Mitgliedes der Vereinigung, der mit 1.000,00 DM honoriert wurde.

Es waren wiederum zahlreiche Gäste aus der gesamten Bundesrepublik als Referenten gewonnen werden. In einer Parallelveranstaltung konnten erste Erfahrungen mit den endoskopischen Verfahren auf einem Workshop vermittelt werden.

Für die Tagungen 1991, 1992 und 1993 wurde durch Prof. *Schyra*, Bernburg, ein umfassendes Rahmenprogramm organisiert.

Zur Mitgliederversammlung 1993 wurde entsprechend der Satzung, die einen Wechsel im Vorsitz zwischen einem Universitäts- und Krankenhauschirurgen vorsieht, Prof. *Schyra*, Klinikum Bernburg, als Vorsitzender für die nächsten zwei Jahre gewählt. Der Vorstand für die Jahre 1994 und 1995 setzte sich nach der Wahl wie folgt zusammen: Vorsitzender: Prof. Schyra, Bernburg, 1. Stellvertreter: Prof. *Lippert*, Magdeburg, 2. Stellvertreter: ChA Dr. *Kormann*, Halle, 1. Schriftführer: ChA Dr. *Porrmann*, Dessau, 2. Schriftführer: OA Dr. *Eichelmann*, Magdeburg, Schatzmeister: ChA Dr. *Wöllenweber*, Halle.

Auch unter Schyra wurden die Chefarztkonferenzen zweimal jährlich fortgesetzt, wobei die Konferenzen in Friedrichsbrunn und in Schloß Neugattersleben – hier in besonders angenehmen Ambiente – stattfanden.

Auf einer Sitzung des Vorstandes am 21.11.94 in Schloß Neugattersleben wurde ausdrücklich darauf hingewiesen, daß die Entwicklung der Chirurgenvereinigung und die gute Resonanz der Kongresse in der Ärzteschaft einen Zusammenschluß mit anderen Regionalgesellschaften nicht notwendig macht, sondern die Eigenständigkeit der Chirurgenvereinigung für das Land Sachsen-Anhalt wird besonders betont und hervorgehoben.

190

Die jährlichen Tagungen dienen nicht nur der wissenschaftlichen Fortbildung und des Erfahrungsaustausches, sondern fördern die persönlichen Beziehungen der Mitglieder untereinander.

Die 4. Tagung findet vom 5. bis 7.5.1994 unter dem Vorsitz und der organisatorischen Leitung von Prof. *Schyra* wiederum in Bernburg statt. Schwerpunkt der Tagung waren die laparoskopischen Techniken mit praktischen Übungen, das ambulante Operieren sowie Hüftgelenksverletzungen und proximale Femurfrakturen. Anläßlich einer außerordentlichen Mitgliederversammlung im Rahmen der Chefarztkonferenz auf Schloß Neugattersleben wurden am 2.5.95 Prof. A. *Gläser*, Halle, und Prof. Hartel, München, zu Ehrenmitgliedern ernannt.

Die 5. Tagung der Chirurgenvereinigung Sachsen-Anhalt findet vom 18. bis 20.5.95 wiederum in Bernburg/Saale statt. Auf der Mitgliederversammlung wird Prof. *Lippert*, Magdeburg, zum Vorsitzenden der Jahre 1996/1997 gewählt.

Die 6. Tagung wird am 30.5. und 1.6.96 in der Landeshauptstadt von Sachsen-Anhalt unter dem Vorsitz von *Lippert* abgehalten und steht unter dem Leitthema: „Die Chirurgie – eine interdisziplinäre Aufgabe".

Hauptthemen sind u.a. die interdisziplinäre Behandlung von Tumorpatienten, die postoperative Nachbehandlung sowie die Versorgung bei Verletzung des Thorax, der Wirbelsäule und des Beckens. Auch eine Postersitzung findet erstmalig statt. Unter Prof. *Lippert* wird die Tradition der Chefarztkonferenz beibehalten, wenn auch auf Grund der Terminflut und der damit verbundenen Zeitknappheit nur noch ein jährliches Treffen organisiert und abgehalten werden kann. Der Schwerpunkt dieser Tagung am 17./18.11.95 in Bernburg lag auf einer intensiven Diskussion über die Gestaltung der Ausbildung des chirurgischen Nachwuchses. Eine Analyse der bis dahin in Sachsen-Anhalt durchgeführten Facharztprüfungen hatte erhebliche fachliche Defizite der Kandidaten im Bereich der onkologischen Chirurgie, der Infektionen, der Gefäßchirurgie sowie bei medikojuristischen Problemstellungen ergeben. Aus diesen Gründen wird besonders angestrebt, die jährlichen Kongresse mit praxisorientierten Themenkomplexen auszufüllen, um facharztrelevante Defizite abzubauen und junge Chirurgen für die Gesellschaft zu interessieren und einzubinden.

Prof. Lippert fördert die Zusammenarbeit zwischen Vereinigung und Ärztekammer und schafft eine gute vertrauensvolle Basis zwischen ihnen. Neben den zwei Jahrestagungen werden außerhalb des Kongresses Weiterbildungsveranstaltungen – nicht nur im Rahmen der universitären Aufgabenstellung – durchgeführt, deren Themen Verschlußikterus, Metastasenchirurgie, Gefäßchirurgie, Pankreaschirurgie und die interdisziplinäre Therapie des Magenkarzinoms umfassen.

Die 7. Tagung vom 5. bis 7.6.97 in Magdeburg wird zusammen mit dem 5. Symposium der Arbeitsgemeinschaft Viscerosynthese der Deutschen Gesellschaft für Chirurgie, deren Vorsitzender *Lippert* ist, ausgerichtet. Die Tagung hat das Leitthema: „Leitlinien in der Chirurgie". Schwerpunktthemen sind u.a. das Abdominaltrauma, chirurgische Intensivmedizin, Traumatologie im Alter und Venenchirurgie.

Das 5. Symposium der Arbeitsgemeinschaft „Viscerosynthese" wird mit folgenden Schwerpunkten durchgeführt: Stenosen im Magen-Darm-Trakt, Anastomosenverfahren, Darmoperationen unter Risikobedingungen und Klebeverfahren in der Viscerosynthese.

Auf der Mitgliederversammlung 1997 wird turnusgemäß ein Chefarzt eines nicht universitären Krankenhauses, Prof. Dr. *H. Zühlke*, Abt. für Allgemein-, -Viszeral- und Gefäßchirurgie im Krankenhaus Paul-Gerhardt-Stift Lutherstadt Wittenberg, zum Vorsitzenden der Jahre 1998/99 gewählt, der übrige Vorstand bleibt in seiner Zusammensetzung bestehen. Die Tradition der Chefarztkonferenzen wird fortgesetzt und am Reformationstag 1997 findet in der Lutherstadt das Chefarzttreffen statt, an dem u.a. Prof. *Witte* als Vertreter des BDC teilnimmt und u.a. über aktuelle berufspolitische Probleme spricht. Weiterhin wird im Rahmen der Chefarztkonferenz über die Struktur der Unfallchirurgie in Sachsen-Anhalt diskutiert, wobei ein Vertreter des Landesverbandes Nordwestdeutschlands der Gewerblichen Berufsgenossenschaften über die Zukunft der berufsgenossenschaftlichen Verfahren, vor allem der Zertifizierung der „Paragraph 6 – Krankenhäuser" referiert.

Ein weiteres Thema ist die Absprache der Themenwahl zum Chirurgenkongreß 1998 in Wittenberg. Darüber hinaus berichtet Prof. *Schyra* als Mitglied des Beirates über die Sitzung des Präsidiums der Deutschen Gesellschaft für Chirurgie in Heidelberg. Es wurde zum ersten Mal diskutiert, ob auch ein Ehrenmitglied aus den neuen Bundesländern im Rahmen der Jahrestagung der Deutschen Gesellschaft für Chirurgie vorgeschlagen wird.

Einhellig wird die positive Meinung vertreten, daß sowohl Prof. *Lippert* als auch Prof. *Schyra* als Vertreter der ostdeutschen Mitglieder der Deutschen Gesellschaft für Chirurgie im Beirat – wenn auch ohne Stimme –

anwesend sind und damit einen wichtigen aktuellen Beitrag zur Vertretung der Interessen der ostdeutschen Kollegen erbringen.

Die 8. Tagung findet vom 18. bis 20.6.98 unter der wissenschaftlichen Leitung von Prof. *Zühlke* in den aufwendig sanierten Gebäuden der ehemaligen Wittenberger Universität „Leucorea", der jetzigen staatlichen Stiftung statt. Als Leitthema des Kongresses ist die „Chirurgische Bestandsaufnahme vor der Jahrtausendwende" ausgewählt worden. Neben der bewährten Fortbildung für das Krankenpflegepersonal wurde eine Nachmittagssitzung „Junges Forum" speziell für Assistenzärzte eingerichtet, um den chirurgischen Nachwuchs in die Kongreßtätigkeit einzubinden und wissenschaftliches Denken zu initiieren.

Eine wissenschaftliche Gesellschaft lebt vor allem von der Mitwirkung ihrer Mitglieder, und deshalb ist es dem amtierenden Vorsitzenden ein besonderes Anliegen, daß vor allem die jungen Kollegen in den Kongreß eingebunden werden. Der Preisträger des „Jungen Forums", Dr. *M. Marusch* aus Cottbus, der einen außergewöhnlichen Vortrag über experimentelle endoskopische Operationen am Oesophagus hielt, besuchte den Nordamerikanischen Chirurgenkongreß im Herbst 1998.

Die Ausrichtung dieses Nachmittags für den chirurgischen Nachwuchs erzielte einen regen Zuspruch und führte zur weiteren Integration junger Assistenzärzte in das Kongreßgeschehen. Der Sonderpreis des Vorsitzenden für die beste visuelle und grafisch ausgeführte Darstellung erhielt *J. Schumacher* aus Wittenberg.

Weitere Hauptthemen waren Pankreaserkrankungen, die Chirurgie des kolorektalen Karzinoms und die interdisziplinäre Therapie des Mammakarzinoms, zu dieser Sitzung waren auch Gynäkologen und Onkologen gezielt eingeladen worden waren. Auch andere Fachgebiete, die in der Vereinigung vertreten sind, wie die Plastische Chirurgie (Prof. *Schneider*, Magdeburg) wurden in den Kongreßablauf aktiv eingebunden. Gefäßchirurgische Themen über die interdisziplinäre Therapie der paVK der unteren Extremitäten sowie die biologische Osteosynthese aus dem Bereich der Unfallchirurgie wurden intensiv abgehandelt und diskutiert. Insgesamt wurden 155 Vorträge aus den Gebieten Viszeralchirurgie, Allgemeinchirurgie, Traumatologie und Gefäßchirurgie vorgetragen. Der Referentenabend findet bei schönem Wetter in der Lutherhalle und dem dazugehörigen Klostergarten statt.

An dem Kongreß nahmen die amtierenden Präsidenten der Deutschen Gesellschaft für Chirurgie, Prof. *Herfarth*, Heidelberg, und des BDC,

Prof. *Hempel*, Hamburg, sowie deren designierte Nachfolger Prof. *Rühland*, Singen, und Prof. *Witte*, Augsburg, und weiterhin der Generalsekretär der Deutschen Gesellschaft für Chirurgie, Prof. *Hartel*, und der amtierende Präsident der Deutschen Gesellschaft für Gynäkologie und Geburtshilfe, Prof. *Berg*, Amberg, teil. Am 14.11.98 findet wiederum eine Chefarztkonferenz in der Lutherstadt Wittenberg statt. Tagungsort ist wiederum die alte Universität. Der Gesellschaftsabend mit Damen findet in dem aufwendig sanierten Cranach-Haus der Stiftung „Cranach-Höfe", Markt 4, statt.

Das „Zentralblatt für Chirurgie" wird zum offiziellen Publikationsorgan der Vereinigung ernannt. Weitere Themen sind die Benennung von Kandidaten für den nächsten Vorsitzenden sowie Klinik, Organisationsmanagement durch einen Strategieentwickler und Personalplaner mit dem Thema: „Patientenschwund ist durch Kostensenkung alleine nicht heilbar".

Die 9. Tagung wird wiederum in der Lutherstadt Wittenberg vom 17. bis 19. Juni 1999 stattfinden. Als Leitthema wurde die „Chirurgische Innovation 2000" bestimmt. Die Mitgliederzahl hat sich von 1991 von 85 auf 245 im Jahre 1998 verdreifacht.

Die Chirurgenvereinigung von Sachsen-Anhalt hat sich in den letzten acht Jahren bewährt, die internen Strukturen konnten ausgebaut werden. Die gut besuchten Regionalkongresse zeigen, daß eine große Zahl erfahrener und junger Chirurgen in die Gesellschaft integriert werden konnten und die Beteiligung von Chirurgen aus der ganzen Bundesrepublik an den Tagungen zeigten eine überregionale Bedeutung.

Aufbauend auf den letzten acht Jahre werden die Chirurgen von Sachsen-Anhalt weiterhin bemüht sein, die Chirurgie in allen ihren Belangen weiter zu entwickeln und ihren Beitrag zur Bewahrung und Förderung des Erbes der Deutschen Gesellschaft für Chirurgie zu leisten.

Ehrenmitglieder

Prof. A. Gläser, Halle
Prof. W. Hartel, München
Prof. B. Schyra, Bernburg

Vorsitzende und abgehaltene Tagungen seit dem 27.10.1990

Prof. A. Gläser	1. Tagung	24.5.–25.5.1991	Bernburg
	2. Tagung	22.5.–23.5.1992	Bernburg
	3. Tagung	14.5.–15.5.1993	Bernburg
Prof. B. Schyra	4. Tagung	29.4.–30.4.1994	Bernburg
	5. Tagung	18.5.–20.5.1995	Bernburg
Prof. H. Lippert	6. Tagung	30.5.–1.6.1996	Magdeburg
	7. Tagung	5.6.–7.6.1997	Magdeburg
Prof. H. Zühlke	8. Tagung	18.6.–20.6.1998	Lutherstadt Wittenberg
	9. Tagung	17.6.–19.6.1999	Lutherstadt Wittenberg

Mitglieder 1993	156	Mitglieder 1998	268

Sächsische Chirurgenvereinigung

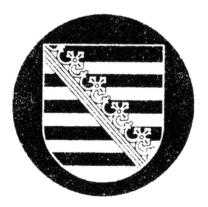

Vorstand 1998/99

Vorsitzender:
Prof. Dr. Hans Zwipp, Dresden

1. stellvertretender Vorsitzender:
Prof. Dr. Jan Hauss, Leipzig

2. stellvertretender Vorsitzender:
Prof. Dr. med. Klaus Ludwig, Dresden

Schriftführer:
Prof. Dr. med. Heinz Mättig, Schkeuditz

Schatzmeister:
Priv.-Doz. Dr. med. habil. Klaus Schauer, Grimma

Mitglieder:
Prof. Dr. med. Georg-Michael Fleischer, Plauen,
    Visceralchirurgie
Prof. Dr. med. Bernd Klötzer, Leipzig, Gefäßchirurgie
Priv.-Doz. Dr. med. habil. Axel Rolle, Coswig,
    Thoraxchirurgie
Dr. med. habil. Klaus Mann, Aue, Unfallchirurgie

Ständige Ansprechpartner:
Schriftführer:
Prof. Dr. med. Heinz Mättig
HELIOS-Klinik Schkeuditz
Chefarzt Chirurgische Abteilung und
Leitender Chefarzt
Kursdorfer Str. 50
D-04435 Schkeuditz   ☎ 034204 / 80-500/501

Schatzmeister:
Priv.-Doz. Dr. Klaus Schauer
Kreiskrankenhaus Muldentalkreis
Chefarzt Chirurgische Abteilung
Leitender Chefarzt
Kleiststraße 5
D-04668 Grimma   ☎ 03437 / 993-322

Status der Vereinigung

Die Sächsische Chirurgenvereinigung e.V. verfolgt ausschließlich und unmittelbar gemeinnützige Zwecke. Sie ist selbstlos tätig.

Sitz der Vereinigung ist Dresden, die Landeshauptstadt des Freistaates Sachsen.

Gründungsjahr und Gründungsgeschichte

Am 1.12.1990 fand die Gründungsversammlung der Sächsischen Chirurgenvereinigung in der Technischen Universität Chemnitz statt.

Nach vorbereitenden Gesprächen zwischen den Vorständen der Medizinisch-wissenschaftlichen Gesellschaft für Chirurgie des Bezirkes Karl-Marx-Stadt, der Medizinisch-wissenschaftlichen Gesellschaft für Chirurgie der Bezirke Dresden und Cottbus an der Medizinischen Akademie C.G. Carus und der Wissenschaftlichen Gesellschaft für Chirurgie zu Leipzig auf Initiative von Herrn Prof. Dr. *Siegfried Kiene*, Leipzig, wurde am 1.12.1990 die Auflösung der chirurgischen Regionalgesellschaften der 1952 im Land Sachsen politisch erzwungenen drei Bezirke Karl-Marx-Stadt, Dresden und Leipzig und die Gründung der Sächsischen Chirurgenvereinigung e.V. beschlossen, nachdem am 14.10.1990 durch das Ländererrichtungsgesetz das Land Sachsen wieder geschaffen und vom Landtag am 27.10.1990 als Freistaat Sachsen ausgerufen worden war.

Von den rund 1000 Mitgliedern der ehemaligen drei Bezirksgesellschaften waren nur 78 auf der Gründungsversammlung anwesend.

Dem Gründungspräsidium der Sächsischen Chirurgenvereinigung gehörten die Vorsitzenden der drei ehemaligen Bezirksgesellschaften an, die Herren Professoren W. *Wehner*, Chemnitz, *K.H. Herzog*, Dresden und *W. Hartig*, Leipzig, als Versammlungsleiter *R. Schwarzer*, Zwickau, der Präsident der Sächsischen Landesärztekammer, Herr Dozent Dr. med. *H. Diettrich*, Dresden und als Ehrengast der Generalsekretär der Deutschen Gesellschaft für Chirurgie, Herr Prof. Dr. med. *E. Ungeheuer*, Frankfurt a. Main/München. Nach ausführlicher Diskussion der unter Leitung von Herrn *W. Hartig*, Leipzig von den drei Regionalgesellschaften erarbeiteten 2. Fassung wurde die Satzung der Sächsischen Chirurgenvereinigung nach Einarbeitung zahlreicher Änderungen mit großer

Mehrheit von den Teilnehmern der Gründungsversammlung angenommen.

Wertvolle Anregungen des Generalsekretärs der Deutschen Gesellschaft für Chirurgie waren eine große Hilfe für die endgültige Fassung unserer Satzung.

Nach ausführlichen Plädoyers für Dresden und Leipzig wurde von den Versammlungsteilnehmern mit deutlicher Mehrheit die Landeshauptstadt des Freistaates Sachsen, Dresden, als Sitz der Chirurgenvereinigung bestimmt.

Die Wahl des Vorstandes der Sächsischen Chirurgenvereinigung als letzter Tagungsordnungspunkt der Gründungsversammlung ergab folgende Zusammensetzung:

Vorsitzender:	Prof. Dr. K.H. Herzog, Dresden
1. stellv. Vorsitzender:	Dr. G. Lindemann, Chemnitz
2. stellv. Vorsitzender:	Prof. Dr. W. Hartig, Leipzig
Schriftführer:	Doz. Dr. med. habil. H. Mättig, Schkeuditz
Schatzmeister:	Dr. med. habil. K. Schauer, Grimma
Vorstandsmitglieder:	Doz. Dr. med. habil. H. Diettrich, Dresden
	Prof. Dr. M. Schönfelder, Leipzig
	Prof. Dr. R. Schwarzer, Zwickau

Entwicklung der Sächsischen Chirurgenvereinigung

In den ersten drei Jahren bis zur dritten Jahrestagung erfolgte der organisatorische Aufbau und die wissenschaftliche Profilierung durch den Vorsitzenden des Gründungsvorstandes, Herrn Prof. Dr. *K.H. Herzog*, Dresden.

Den Teilnehmern der Mitgliederversammlung der 1. und 2. Jahrestagung im Oktober 1991 und im September 1992 jeweils in Dresden, wurde aus Gründen der Kontinuität der Aufbauarbeit nach der politischen Wende vom Vorstand vorgeschlagen, den Gründungsvorstand mit dem Vorsitzenden, Prof. Dr. *K.H. Herzog*, für die jeweils nachfolgenden Jahre zu wählen, was durch die Mitglieder mit großer Stimmenmehrheit auf den Mitgliederversammlungen am 11.10.1991 und am 18.9.1992 bestätigt wurde.

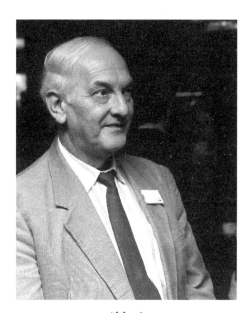

Abb. 1
K.H. Herzog

Am 19.11.1993 trat Herr Prof. Dr. *M. Schönfelder*, Leipzig, auf der dritten Jahrestagung in Dresden die Nachfolge von Professor Dr. *K. H. Herzog* als Vorsitzender an.

Am 15.12.1993 verstarb Herr Prof. Dr. *K.H. Herzog*, völlig unerwartet während der Arbeit in seiner Klinik in Dresden Friedrichstadt. Wir sind dem Menschen, Chirurgen und Gründungsvorsitzenden der Sächsischen Chirurgenvereinigung zu Dank verpflichtet und werden ihm ein ehrenvolles Gedenken bewahren.

Auf der 20. Vorstandssitzung am 21.12.1995 in Dresden wurde vom damals 1. stellv. Vorsitzenden, Herrn Prof. Dr. *H.D. Saeger*, Dresden, vorgeschlagen, daß künftig die Lehrstühle der beiden Sächsischen Universitäten in Leipzig und Dresden und die vier Schwerpunkte Visceral-, Unfall-, Gefäß- und Thoraxchirurgie im Vorstand vertreten sein müßten. Der Antrag auf Änderung des Paragraphen 5 der Satzung der Sächsischen Chirurgenvereinigung, der die Fragen des Vorstandes regelt, wurde auf der Mitgliederversammlung der 6. Jahrestagung am 25.10.1996 einstimmig beschlossen. Gegenüber der Gründungssatzung vom 7.1.91 wurden die Mitglieder des erweiterten Vorstandes von bisher drei auf sechs in der beschriebenen Zusammensetzung vergrößert.

Vorsitzende seit der Gründung

1990/91 Prof. Dr. K. H. Herzog, Dresden
1991/92 Prof. Dr. K. H. Herzog, Dresden
1992/93 Prof. Dr. K. H. Herzog, Dresden
1993/94 Prof. Dr. M. Schönfelder, Leipzig
1994/95 Prof. Dr. H. D. Saeger, Dresden
1995/96 Dr. H. Lindemann, Chemnitz
1996/97 Dr. med. habil. E. W. Kluge, Görlitz
1997/98 Prof. Dr. J. Hauss, Leipzig

Von der Mitgliederversammlung gewählt für
1998/99 Prof. Dr. H. Zwipp, Dresden

Satzung

Dem Vorstand gehören an:

der Vorsitzende
der 1. stellvertretende Vorsitzende (Vorsitzender der vorhergehenden Legislatur)
der 2. stellvertretende Vorsitzende (gewählter Vorsitzender für die darauffolgende Legislatur)
der Schriftführer
der Schatzmeister
sechs weitere Mitglieder
Lehrstuhlinhaber für Chirurgie der Universität Leipzig
Lehrstuhlinhaber für Chirurgie der TU Dresden
vier Schwerpunktvertreter: Visceralchirurgie, Unfallchirurgie, Thoraxchirurgie, Gefäßchirurgie

Nehmen bereits Lehrstuhlinhaber für Chirurgie der beiden Sächsischen Universitäten andere Funktionen im Vorstand wahr, dann reduziert sich die Zahl der maximal sechs Mitglieder um die bereits im Vorstand vertretenen Lehrstuhlinhaber, so daß die Stärke des Vorstandes maximal elf, minimal neun Mitglieder beträgt. Der Vorsitzende, der 1. und 2. Stellvertreter sowie die sechs Mitglieder bekleiden ihr Amt für ein Jahr.

Schriftführer und Schatzmeister werden für jeweils drei Jahre gewählt.

BDC im Vorstand der Sächsischen Chirurgenvereinigung

Auf Vorschlag aus den Reihen der Mitglieder der Sächsischen Chirurgenvereinigung und des BDC, Landesverband Sachsen, wurde auf der 27. Vorstandssitzung am 7.2.1998 der Vorsitzende des BDC, Landesverband Sachsen, Herr OA Dr. med. *E. Weiß*, Leipzig, in den Vorstand der Sächsischen Chirurgenvereinigung kooptiert, um die Zusammenarbeit zwischen Berufsverband und Sächsischer Chirurgenvereinigung besser zu koordinieren und zu optimieren.

Aufnahmebedingungen

Ordentliches Mitglied kann jeder Arzt oder Wissenschaftler werden, der sich praktisch oder wissenschaftlich mit Chirurgie beschäftigt. Für die Aufnahme als Mitglied der Vereinigung bedarf es eines Antrages beim Schriftführer.

Mitgliederbeitrag

Der Mitgliederbeitrag pro Jahr beträgt seit der Gründung 30,00 DM. Bei Erreichen des Ruhestandes sind die Mitglieder von der Beitragspflicht befreit. Ehrenmitglieder sind beitragsfrei.

Leistungen für Mitglieder

Teilnahme an wissenschaftlichen Veranstaltungen, Fortbildungen, Seminaren und Kursen, die von der Sächsischen Chirurgenvereinigung ausgerichtet oder unter deren Schirmherrschaft angeboten werden, ist für Mitglieder frei oder zu ermäßigten Kostenbeiträgen möglich. Es wird angestrebt, eine Ausdehnung der Preisreduzierungen auf Veranstaltungen des BDC-Landesverbandes Sachsen zu erreichen. Austauschprogramme oder Hospitationen im Ausland können für Mitglieder über die Sekretariate der Klinikdirektoren der Chirurgischen Universitätskliniken Dresden und Leipzig vermittelt werden. Anleitung und Beratung zur Erstellung wissenschaftlicher Arbeiten werden von den chirurgischen Lehrstuhlinhabern der Universität Leipzig und Dresden angeboten. An der Realisierung weiterer Aktivitäten der Sächsischen Chirurgenvereinigung für ihre Mitglieder wird gearbeitet.

Mitgliederentwicklung und Mitgliederstand

Mit der Auflösung der ehemaligen drei Regionalgesellschaften in den Bezirken Karl-Marx-Stadt, Dresden und Leipzig und Gründung der Sächsischen Chirurgenvereinigung e.V. konnten aus rechtlichen Gründen die Mitglieder nicht übernommen werden, sondern mußten über einen Aufnahmeantrag der neu gegründeten Chirurgenvereinigung beitreten.

Auf der Gründungsversammlung am 1.12.1990 hatten alle anwesenden 78 Chirurgen den Antrag gestellt und waren Mitglied geworden. Zur 1. Jahrestagung im Oktober 1991 hatte sich die Mitgliederzahl fast verdoppelt, betrug aber erst 152. Der Zugang zur Sächsischen Chirurgenvereinigung verlief bisher sehr zögerlich. Erst zur 3. Jahrestagung 1993 wurden 205, und drei Jahre später, zur 6. Jahrestagung, 308 Mitglieder gezählt. Zu Beginn der 8. Jahrestagung 1998 sind 340 Chirurgen Mitglied unserer Vereinigung, davon 11 aus anderen Bundesländern. Von den 776 stationären Fachärzten für Chirurgie im Freistaat Sachsen 1998 sind rund 37 %, von den 213 ambulanten Fachärzten für Chirurgie in eigener Niederlassung nur rund 11 % Mitglied in der Sächsischen Chirurgenvereinigung.

Jahrestagung

Jedes Jahr wird eine Tagung unter der Leitung des Vorsitzenden der Vereinigung durchgeführt.

Die 1. bis 5. Jahrestagung fand in Dresden statt. Mit der 6. Jahrestagung in Chemnitz, der 7. in Görlitz und der 8. in Leipzig wurde der Empfehlung der Satzung nach jährlichem Wechsel des Tagungsortes entsprochen. Die Jahrestagungen fanden bisher immer im Spätherbst Ende Oktober bis Anfang November, nur 1992 Mitte September statt. Die Tagungsdauer beträgt zweieinhalb Tage. Am Donnerstagnachmittag wurde bisher viermal ein Workshop „Ultraschall in der Chirurgie" (1991 bis 1994) abgehalten. Seit der 5. Tagung 1995 werden am Donnerstagnachmittag Falldemonstrationen aus der veranstaltenden Klinik und aus operativen Nachbarkliniken, 1998 erstmals in Leipzig auch Forschungsergebnisse junger Wissenschaftler vorgestellt. Die Tagung wird in der Regel Samstag gegen 13.00 Uhr beendet.

Synopse der Vorstände und Tagungen

Vorstand 1990/91

Vorsitzender:	Prof. Dr. K. H. Herzog, Dresden
1. stellv. Vorsitzender:	Dr. med. G. Lindemann, Chemnitz
2. stellv. Vorsitzender:	Prof. Dr. W. Hartig, Leipzig
Schriftführer:	Doz. Dr. med. habil. H. Mättig, Schkeuditz
Schatzmeister:	Dr. med. habil. K. Schauer, Grimma
Mitglieder:	Doz. Dr. med. habil. H. Diettrich, Dresden
	Prof. Dr. R. Schwarzer, Zwickau
	Prof. Dr. M. Schönfelder, Leipzig

1. Jahrestagung 1991 in Dresden

Die 1. Jahrestagung der Sächsischen Chirurgenvereinigung fand am 11. und 12. Oktober im Kongreßzentrum Hotel „Dresdner Hof" statt.

Hauptthemen: Rechtsfragen in der Chirurgie, Qualitätssicherung in der Chirurgie, Polytrauma, Minimal invasive Chirurgie. Der Kongreß wurde von 220 Teilnehmern besucht.

Vorstand 1991/92

Vorsitzender:	Prof. Dr. K. H. Herzog, Dresden
1. stellv. Vorsitzender:	Dr. med. G. Lindemann, Chemnitz
2. stellv. Vorsitzender:	Prof. Dr. M. Schönfelder, Leipzig
Schriftführer:	Doz. Dr. med. habil. H. Mättig, Schkeuditz
Schatzmeister:	Dr. med. habil. K. Schauer, Grimma
Mitglieder:	Doz. Dr. med. habil. Diettrich, Dresden
	Prof. Dr. R. Schwarzer, Zwickau
	Dr. med. W. Gocht, Zittau

Prof. Dr. *W. Hartig* als 2. stellv. Vorsitzender des Gründungsvorstandes hatte aus persönlichen Gründen auf die Funktion des Vorsitzenden 1991/92 verzichtet.

2. Jahrestagung 1992 in Dresden

Hauptthemen: Pankreaskarzinom, Rechtsfragen, Akute Handchirurgie, Grenzen der Operabilität/Resektabilität (Magen-, Gallenwegs-, Kolonkarzinom)

In der Programmgestaltung wurde der Berufsverband Deutscher Chirurgen, Landesverband Sachsen, mit einer eigenen Sitzung integriert.

Vorstand 1992/93

Der Vorstand 1992/93 hatte die gleiche Zusammensetzung wie 1991/92, da der 2. stellvertretende Vorsitzende, Herr Prof. Dr. *M. Schönfelder*, als Ärztlicher Direktor der Medizinischen Fakultät der Universität Leipzig und als Direktor der im Aufbau befindlichen I. Chirurgischen Klinik und des Tumorzentrums Leipzig erst den Vorsitz in der Sächsischen Chirurgenvereinigung nach Ablauf der Funktion als Ärztlicher Direktor 1994 übernehmen konnte.

3. Jahrestagung 1993 in Dresden

Hauptthemen: Akute Pankreatitis, Gesundheitsstrukturgesetz und Auswirkungen für die Chirurgie, Ambulantes Operieren, Transanale endoskopische Rektumchirurgie

Vorstand 1993/94

Vorsitzender:	Prof. Dr. M. Schönfelder, Leipzig
1. stellv. Vorsitzender:	Prof. Dr. K.H. Herzog, Dresden
2. stellv. Vorsitzender:	Prof. Dr. H.D. Saeger, Dresden
Schriftführer:	Doz. Dr. H. Mättig, Schkeuditz
Schatzmeister:	Dr. med. habil. K. Schauer, Grimma
Mitglieder:	Prof. Dr. H. Diettrich, Dresden
	Dr. med. W. Gocht, Zittau
	Dr. med. habil. K. Mann, Aue

4. Jahrestagung 1994 in Dresden

Hauptthemen: Hygieneregime in der Chirurgie, Akute Peritonitis, Osteitis, Bluttransfusionen – Chancen und Risiken

Erstmalig wurde 1994 im Rahmen des Kongresses eine Parallelveranstaltung für medizinische Assistenzberufe unter dem Thema: „Hygiene im Operationstrakt, auf der Intensiv- und der chirurgischen Normalstation" und „Notwendigkeit und Aufgaben der Hygieneschwester" durchgeführt.

Vorstand 1994/95

Vorsitzender:	Prof. Dr. H.D. Saeger, Dresden
1. stellv. Vorsitzender:	Prof. Dr. M. Schönfelder, Leipzig
2. stellv. Vorsitzender:	Dr. med. G. Lindemann, Chemnitz
Schriftführer:	Doz. Dr. H. Mättig, Schkeuditz
Schatzmeister:	Dr. med. habil. K. Schauer, Grimma
Mitglieder:	Prof. Dr. H. Diettrich, Dresden
	Dr. med. W. Gocht, Zittau
	Dr. med. habil. K. Mann, Aue

5. Jahrestagung in Dresden

Hauptthemen: das Mammakarzinom, Wirbelsäulen- und Beckentrauma, der chirurgische Notfall (gastrointestinale Blutung, Thorax-, Abdominal- und Gefäßtrauma)

Die 5. Jahrestagung wurde erstmals mit einer Klinikdemonstration am Donnerstagnachmittag mit Vorträgen und Fallvorstellungen aus den Kliniken für Visceral-, Thorax- und Gefäßchirurgie, für Unfall- und Wiederherstellungschirurgie, für Neurochirurgie, für Kinderchirurgie und aus der Abteilung für chirurgische Forschung des Universitätsklinikums Carl-Gustav-Carus der TU Dresden mit großem Erfolg und bester Akzeptanz eingeleitet. In dem Protokoll der 20. Vorstandssitzung am 21.12.1995 wird zur Auswertung der 5. Jahrestagung ausgeführt:

„Unter Wertung aller persönlichen und schriftlichen Würdigungen durch die Teilnehmer darf die 5. Jahrestagung als Höhepunkt der bisherigen Tagungen der Sächsischen Chirurgenvereinigung eingeordnet werden."

Die Bedeutung des Kongresses wurde auch durch die Teilnahme des Präsidenten der Deutschen Gesellschaft für Chirurgie, Herrn Prof. Dr. med. *R. Pichelmayr*, Hannover, des Generalsekretärs der Deutschen Gesellschaft für Chirurgie, Herrn Prof. Dr. med. *W. Hartel*, München und des Pastpräsidenten der Deutschen Gesellschaft für Chirurgie, Herr Prof. Dr. *M. Trede*, Mannheim, unterstrichen. Insgesamt nahmen 307 Personen an der 5. Jahrestagung teil.

Vorstand 1995/96

Vorsitzender:	Dr. med. G. Lindemann, Chemnitz
1. stellv. Vorsitzender:	Prof. Dr. H. D. Saeger, Dresden
2. stellv. Vorsitzender:	Dr. med. habil. E.W. Kluge, Görlitz
Schriftführer:	Prof. Dr. H. Mättig, Schkeuditz
Schatzmeister:	Dr. med. habil. K. Schauer, Grimma
Mitglieder:	PD Dr. med. habil. G. M. Fleischer, Plauen
	PD Dr. med. habil. K. Ludwig, Dresden
	Dr. med. habil. K. Mann, Aue

6. Jahrestagung 1996 in Chemnitz

Die 6. Jahrestagung vom 24. bis 26. Oktober 1996 fand erstmals seit Gründung der Sächsischen Chirurgenvereinigung nicht in Dresden, sondern in Chemnitz statt.

Hauptthemen: Chirurgie der Schilddrüsenerkrankungen, Frakturen am coxalen Femurende, Dickdarmchirurgie beim alten Menschen, Kritische Extremitätenischämie

Mit über 400 Teilnehmern war die 6. Tagung noch besser besucht als die 5. 1995 in Dresden

Vorstand 1996/97

Vorsitzender:	Dr. med. habil. E.W. Kluge, Görlitz
1. stellv. Vorsitzender:	Dr. med.G. Lindemann, Chemnitz
2. stellv. Vorsitzender:	Prof. Dr. J. Hauss, Leipzig
Schriftführer:	Prof. Dr. H. Mättig, Schkeuditz
Schatzmeister:	PD Dr. K. Schauer, Grimma
Mitglieder:	PD Dr. med. habil. G.-M. Fleischer, Plauen
	PD Dr. med. habil. K. Ludwig, Dresden
	Dr. med. habil. K. Mann, Aue

7. Jahrestagung 1997 in Gorlitz

Die 7. Jahrestagung vom 23. bis 25. Oktober 1997 in Görlitz fand gemeinsam mit der 2. Jahrestagung in der „Euro-Region-Neiße" statt.

Im einleitenden Hauptthema „Innovationen in der Chirurgie" wurde erstmals auf einem Kongreß der Sächsischen Chirurgenvereinigung eine Live-Übertragung via Satellit aus dem ESI Norderstedt der Firma Ethicon über „technische Neuerungen in der Anwendung bei Operationen am Tier" realisiert.

Weitere Hauptthemen: Komplikationen chirurgischer Eingriffe, Entzündliche Darmerkrankungen (Morbus Crohn, Colitis ulcerosa, Divertikulitis und Appendizitis), Kapselbandverletzungen am Knie und Schulter und Gelenkfrakturen: Pro und Contra der konventionellen und arthroskopischen Technik.

Über 250 Teilnehmer besuchten die 7. Jahrestagung im östlichsten Landesteil Sachsens und der Bundesrepublik Deutschlands an der Lausitzer Neiße, einem Grenzfluß zum Nachbarland Polen.

Vorstand 1997/98

Vorsitzender:	Prof. Dr. J. Hauss, Leipzig
1. stellv. Vorsitzender:	Dr. med. habil. E.W. Kluge, Görlitz
2. stellv. Vorsitzender:	Prof. Dr. H. Zwipp, Dresden
Schriftführer:	Prof. Dr. H. Mättig, Schkeuditz
Schatzmeister:	PD Dr. K. Schauer, Grimma
Mitglieder:	Prof. Dr. G.-M. Fleischer, Plauen
	Prof. Dr. K. Ludwig, Dresden
	Doz. Dr. med. habil. A. Rolle, Coswig
	Dr. med. habil. K. Mann, Aue

8. Jahrestagung 1998 in Leipzig

Erstmals in der kurzen Geschichte der Sächsischen Chirurgenvereinigung trafen wir uns zur 8. Jahrestagung 1998 in der alten und neuen Messe- und Universitätsstadt Leipzig.

Hauptthemen: Management des polytraumatisierten Patienten, Gefäßchirurgische Notfälle, MIC in der Onkologie, Hepatobiliäre Tumore, Leistenhernienchirurgie, Tumorchirurgie des Thorax, Chronische Pankreatitis, Humeruskopffrakturen und Schulterinstabilität, Varia.

Falldemonstrationen aus den Chirurgischen Kliniken und dem Pathologischen Institut der Universität Leipzig und Ergebnisse klinischer Forschung aus den Chirurgischen Kliniken der Universitäten Berlin, Bern, Dresden und Leipzig leiteten am Donnerstagnachmittag den Kongreß ein.

Einen breiten Raum nahmen insgesamt 19 Vorträge für Pflegeberufe und Ärzte zu den Themen: „Stomaversorgung, Versorgung komplizierter Wunden sowie Organspende und Transplantation" ein.

Als „Schmankerl" für Frühaufsteher fand für den Samstagmorgen ein Technik-Intensivkurs unter dem Slogan "How I do it" mit den Themen: „Technik der Oesophagusresektion" von *J. R. Siewert*, München und "Sentinel node detection" von *J. Sagasser*, Augsburg, statt.

Das rege Interesse zur Gestaltung des wissenschaftlichen Programms zeigte sich in 94 angenommenen Vorträgen und 44 Postern.

Falldemonstzrationen und Ergebnisse klinischer Forschung am Donnerstagnachmittag, die Breite und die Qualität der wissenscvhaftlichen Vorträge und die gut gestaltete Posterausstellung an den beiden Kongreßtagen, der kulturell beschwingte und lukullisch wohlsortierte Begrüßungs- und der gepflegte Gesellschaftsabend trugen ebenso zu einem herausragenden Tagungsergebnis bei wie die Präsentation der faszinierenden Kultur- und Geschäftsstadt Leipzig in der Mitte Deutschlands.

Die Bedeutung des Kongresses wurde auch durch die Teilnahme des Präsidenten der Deutschen Gesellschaft für Chirurgie, Herrn Prof. Dr. med. *Dieter Rühlandt*, und dem Generalsekretär der Deutschewn Gesellschaft für Chirurgie, Herrn Prof. Dr. *W. Hartel*, unterstrichen.

Ehrenmitglieder

Persönlichkeiten, die zur Förderung der Chirurgie wesentlich beigetragen haben, können Ehrenmitglieder werden.

Ehrenmitglieder:

Prof. Dr. med. F. Meißner, Leipzig
Prof. Dr. med. Dr. h.c. H.W. Schreiber, Hamburg
Prof. Dr. med. Schumann, Dresden
Prof. Dr. med. Seczeny, Budapest, Ungarn
Prof. Dr. med. Sery, Olomouc, Tschechische Republik
Prof. Dr. med., Dr. rer. nat., Dr. h.c. mult. F. Stelzner, Bonn
Prof. Dr. med. E. Kuhlgatz, Zwickau

Preise und Preisträger

Wissenschaftliche Preise – Statut

Die Sächsische Chirurgenvereinigung vergibt vom Jahre 1991 an zwei Preise, den Albert-Fromme-Preis und den Carl-Thiersch-Preis für die besten Arbeiten aus der Chirurgie und ihrer Grenzgebiete.

Die Preise waren von 1991 bis 1996 mit je 1.500,00 DM dotiert.

Der Albert-Fromme-Preis wird für eine vorwiegend klinisch-praktische Arbeit, der Carl-Thiersch-Preis für eine vorwiegend experimentelle Arbeit vergeben.

Jedes Mitglied der Gesellschaft in der Stellung eines Assistenten oder Oberarztes im Lebensalter bis zu 45 Jahren kann sich mit einer wissenschaftlichen Arbeit um den Preis bewerben. Die Arbeit soll in einer international anerkannten Fachzeitschrift in dem der Verleihung vorausgegangenem Jahr erschienen oder zur Publikation angenommen und nicht bereits anderweitig eingereicht oder prämiert worden sein.

Einsendung in vierfacher Ausführung, auch Kollektivarbeiten, an den Vorsitzenden der Vereinigung, jeweils bis zum 31.12. des laufenden Jahres unter Beifügung einer Kurzbiographie des Autors (der Autoren).

Auf der 3. Mitgliederversammlung am 19.11.1993 wurde eine Beschlußvorlage des Vorstandes angenommen, wonach sich in Ergänzung des Preisstatutes der gleiche Personenkreis auch mit Dissertations- und Habilitationsschriften um beide Preise bis zum 31.12. des laufenden Jahres beim Vorsitzenden der Sächsischen Chirurgenvereinigung bewerben kann.

Auf der 25. Vorstandssitzung am 6.5.1997 in Görlitz beschließt der Vorstand einstimmig, die Dotation für beide Preise von bisher 1.500,00 DM auf 3.000,00 DM anzuheben und einen Posterpreis zu stiften mit dem Namen

"Posterpreis der Sächsischen Chirurgenvereinigung"

Der Posterpreis wird von der Firma Ethicon gesponsert und beinhaltet eine kostenlose Teilnahme des Preisträgers am jährlichen USA-Kongreß für Chirurgie.

Preisträger

Von 1991 bis 1994 und 1997 wurden keine Arbeiten zur Prämierung eingereicht.

Albert-Fromme-Preis:

1995 Frau Dr. med. *Larissa Arens*, Klinik für Unfall- und Wiederherstellungschirurgie, Städtisches Klinikum St. Georg Leipzig.
Thema der Arbeit: „Das Polytrauma des Kindes"

1998 Herr Dr. med. *M. Freitag*, Chirurgische Klink des Klinikums Dresden Friedrichstadt
„Klinische und bildgebende Aspekte des Gallensteinileus – Erfahrungen mit 108 Einzelbeobachtungen"

Carl-Thiersch-Preis

1995 Herr Dr. med. *Jan-Michael Langrehr*, Chirurgische Klinik und Poliklinik des Universitätsklinikums Rudolf Virchow der FU Berlin
„Untersuchungen zur Charakterisierung der Graft-versus-Host-Reaktion und chronischer Abstoßungsvorgänge bei Empfängern allogener Dünndarmtransplantationen"

1996 Herr Dipl.-Med. *Thomas Bley*, Chirurgische Klinik des Städtischen Klinikums St. Georg Leipzig
„In vitro Albuminsynthese an der isoliert perfundierten Rattenleber unter akutem Aminosäuremangel"

1997 wurde keine Arbeit eingereicht.

1998 erhielten je zur Hälfte
Herr Dr. med. *D. Uhlmann*, Chirurgische Klinik und Poliklinik II für Abdominal-, Transplantations- und Gefäßchirurgie der Universität Leipzig
"Exogenous L-Arginine Protects Liver Microcirculations from Ischemia Reperfusion Injury"

Herr Dr. med. *Niels Haselhoff*, Kliniken des Muldenthalkreises, Chirurgische Abteilung des Kreiskrankenhauses Grimma
„DNA-zytometrische Untersuchungen an primären Mammakarzinomen"

Posterpreis

Mit dem 1998 erstmals vergebenen Posterpreis wurden ausgezeichnet:

Herr *Niels Walther*, Allgemeinchirurgische Klinik des Städtischen Klinikums Görlitz GmbH
„Methoden der Appendektomie, endoskopische und offene Verfahren"

212

Herr Dr. med. *Andreas Koch* und Priv.-Doz. Dr. med. *I. Gastinger*,
Chirurgische Klinik Karl-Thieme-Klinikum Cottbus
„Zum Stellenwert der laparoskopischen Leberresektion – eine tier-
experimentelle Studie"

Weitere Veranstaltungen der Sächsischen Chirurgenvereinigung

Seit 1992 fand jedes Jahr im Mai eine „Beratung der Chefärzte chirurgischer Einrichtungen des Freistaates Sachsen" auf dem Schloß Lichtenwalde bei Chemnitz statt. Die Tagung wird gemeinsam mit der Sächsischen Landesärztekammer, dem Landesverband des Berufsverbandes
Deutscher Chirurgen und des Verbandes Leitender Krankenhausärzte
Deutschlands e.V. organisiert und setzt sich in erster Linie mit berufspo-
litischen Fragestellungen auseinander. Die 6. Beratung der Chefärzte
chirurgischer Einrichtungen des Freistaates Sachsen am 7.6.1997 konnte
infolge veränderter Nutzung nicht mehr im Schloß Lichtenwalde bei
Chemnitz abgehalten werden und wurde deshalb im „Berghotel Rot-
stein" bei Soland a.R. durchgeführt, an der 38 von 78 eingeladenen
Chefärzten teilnahmen.

Das „Dresdner Symposium chirurgischer Gastroenterologie" wurde
1991 von Prof. Dr. *K.H. Herzog*, Dresden, gegründet und bis 1993 unter
seiner Leitung durchgeführt. Das Symposium wurde 1994 mit dem der
internistischen Gastroenterologen vereint. Derzeit liegt die wissenschaftliche Leitung internistisch bei Herrn Prof. Dr. *Schentke*, Dresden
und chirurgisch bei Herrn Prof. Dr. *Saeger*, Dresden. Das Symposium
findet im Spätherbst vor oder nach dem Sächsischen Chirurgenkongreß
statt. Onkologische Fortbildungsveranstaltungen der Tumorzentren
Dresden und Leipzig werden regelmäßig angeboten und gesondert angekündigt.

Publikationsorgan

Das Zentralblatt für Chirurgie ist seit 1.10.1995 Publikationsorgan der
Sächsischen Chirurgenvereinigung. Alle Mitglieder der Sächsischen Chirurgenvereinigung erhalten bei Abonnement des Zentralblattes einen
Rabatt von 30 %. Den Mitgliedern der Sächsischen Chirurgenvereinigung
wurde empfohlen, verstärkt im Zentralblatt für Chirurgie zu publizieren.

Thüringische Gesellschaft für Chirurgie

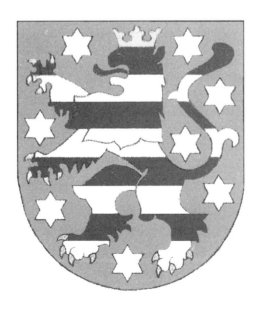

Vorstand der Thüringischen Gesellschaft für Chirurgie

Vorsitzender:

Prof. Dr. med. H. Schramm, Gera

Stellvertreter des Vorsitzenden:

Prof. Dr. med. K.H. Winker, Erfurt

Mitglieder des Vorstandes:

Chefarzt Dr. med. R. Arnrich, Erfurt
Prof. Dr. med. M. Bartel, Jena
Dr. med. S. Dittrich, Schleiz, niedergel. Chirurg
Chefarzt Dr. med. D. Rose, Arnstadt
Prof. Dr. med. H. Rupprecht, Saalfeld (Schriftführer)
Chefarzt Priv.-Doz. Dr. Schreiber, Bad Langensalza
Prof. Dr. med. P. Zinner, Jena

Schatzmeister:

Chefarzt Dr. med. W. Hothorn, Pößneck

Revisionskommission:

Oberarzt Dr. med. H. Betzold, Arnstadt
Oberarzt Dr. med. H. Hünicke, Gera
Chefarzt Dr. med. W. Pampuch, Eisenach

Ständige Ansprechpartner:

Prof. Dr. H. Rupprecht, Chirurg
Schriftführer d. Thüringischen Gesellschaft f. Chirurgie
Klinik Thüringen Klinik G. Agricola gGmbH
Rainweg 68
07318 Saalfeld

Chefarzt Dr. med. W. Hothorn
Schatzmeister der Gesellschaft
Chirurgische Abteilung Kreiskrankenhaus Pößneck
Hohes Gäßchen 8–10
07381 Pößneck

Status der Vereinigung

Die Thüringische Gesellschaft ist ein gemeinnütziger eingetragener Verein (e.V.)

Gründungsjahr und Gründungsgeschichte:

5.10.1947, Jena

Gründungsväter: Prof. Dr. N. Guleke, Jena
                       Prof. Dr. G. Jorns, Arnstadt
                       Prof. Dr. E. Schwarz, Erfurt

Weitere Gründungsmitglieder:
                       Dr. Erler, Eisenberg
                       Prof. Dr. Frosch, Arnstadt
                       Frau Dr. Hellwig, Jena
                       Prof. Dr. Hilgenfeldt, Gera (später Bochum)
                       Dr. Jakobs, Großenhain
                       Dr. Krohn, Meissen
                       Prof. Dr. Kuntzen, Chemnitz (später Jena)
                       Dr. Ladwig, Freiberg
                       Prof. Dr. Mörl, Leipzig
                       Prof. Dr. Nöller, Jena (später Gera)
                       Dr. Schumann, Plauen

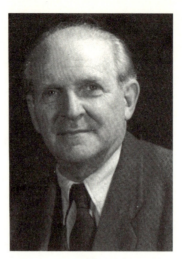

Abb. 1
Prof. Egbert Schwarz (1890–1966),
Direktor der Chirurgischen Klinik und Poliklinik des Städtischen
Krankenhauses Erfurt von 1934–1954.
Erster Rektor der Medizinischen Akademie Erfurt und
Erster Ordinarius für Chirurgie in Erfurt von 1954–1969

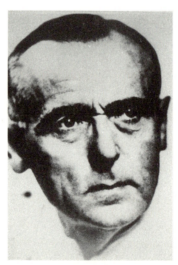

Abb. 2
Prof. Otto Hilgenfeldt (1900–1983),
Chefarzt der Chirurgischen Abteilung des Krankenhauses Gera-Milbitz von
1943–1945, von 1945–1950 Chefarzt der Chirurgischen Klinik des
Waldkrankenhauses Gera, später Leitender Chirurg an der
Augustakrankenanstalt Bochum. Ehrenmitglied der Vereinigung
Niederrheinisch-Westfälischer Chirurgen

Zur geschichtlichen Entwicklung der Thüringischen Gesellschaft für Chirurgie

1922 wurde die „Vereinigung Mitteldeutscher Chirurgen" gegründet, in der die Thüringer Chirurgen integriert waren und aktiv mitgestaltet haben (s. S. 103).

Das Wirken dieser Vereinigung wie auch der anderen chirurgischen Gesellschaften fand im Zweiten Weltkrieg ein Ende.

Auf der erfolgreichen 1. Tagung nach dem Krieg im Oktober 1947 in Jena (s. S. 164) wurde die Gründung einer Thüringer Medizinisch-Wissenschaftlichen Chirurgenvereinigung beschlossen.

Der Name der Vereinigung wechselte in den Folgejahren, so fand die 2. Tagung am 7. und 8.10.1949 wiederum in Jena unter Vorsitz von Herrn Prof. Dr. *Guleke* (Abb. s. S. 237) mit der Namensbezeichnung „Medizinisch-Wissenschaftliche Gesellschaft für Chirurgie Thüringen" und die 3. Tagung, diesmal in Arnstadt unter der Leitung von Herrn Prof. Dr. *Jorns* am 18.5.1950 unter der Bezeichnung „Medizinisch-Wissenschaftliche Gesellschaft für Chirurgie an der Friedrich-Schiller-Universität Jena" statt.

Zur Frühjahrstagung am 4.5.1979 in Jena beschloß auf Initiative und Vorschlag von Herrn Prof. Dr. *W. Usbeck*, Ordinarius für Chirurgie an der Medizinischen Akademie Erfurt, die Mitgliederversammlung diese Gesellschaft in „Thüringische Gesellschaft für Chirurgie" umzubenennen.

Die Mitgliederzahl der Gesellschaft wuchs beträchtlich an. Bei der Gründung im Jahre 1947 waren es 53, 1959 200 Mitglieder und nach 40 Jahren Gesellschaft für Chirurgie in Thüringen 1987, und zwar zum 40. Jahrestag der Gründung, waren es 450 Mitglieder. Heute sind 246 Mitglieder in der Gesellschaft registriert. Hier waren die Chirurgen der drei Südbezirke der DDR, und zwar Erfurt, Gera und Suhl sowie auch Mitglieder anderer Fachrichtungen und anderer Regionalgesellschaften der DDR vereint.

Die Tagungen dienten dem Erfahrungsaustausch der Thüringer Chirurgen mit anderen Ländern bzw. Regionalgesellschaften der DDR, aber auch mit ausländischen Gästen. Die Tagungen waren auch Forum für junge Chirurgen, die hier die Bretter wissenschaftlicher Tagungen erstmals aktiv betraten und Prüfungen wissenschaftlicher Diskussionen bestehen konnten und mußten. Von 1958 bis 1993 wurden zwei Tagungen im Jahr abgehalten, eine Frühjahrs- und eine Herbsttagung. Erstere wechselte in den späteren Jahren zwischen Jena und Erfurt, also den beiden Hochschulen. Die Herbsttagung fand an Orten der drei Bezirke statt, wie Arnstadt, Gera, Nordhausen, Oberhof und Suhl. Der Auftrag zur Organisation und Ausrichtung der Tagung war auch Anerkennung sowie Anreiz für die Chirurgen dieser Regionen. Die wissenschaftliche Leitung oblag bis 1976 dem Ordinarius der Chirurgischen Klinik der Friedrich-Schiller-Universität Jena, und zwar von 1944 bis 1951 Prof. Dr. *Guleke*, danach bis 1963 Prof. *Kuntzen,* mit einer zwischenzeitlichen kommissarischen Leitung der Gesellschaft nach Ausscheiden von Herrn Prof. Dr. *Guleke* durch Herrn Prof. Dr. *Schwarz*, Erfurt, von 1963 bis 1976 von Herrn Prof. Dr. *Th. Becker*.

Der Bedeutung der Chirurgischen Klinik der Medizinischen Akademie Erfurt auf nationaler und internationaler Ebene Rechnung tragend, wurde die Leitung am 22.10.1976 auf Vorschlag von Herrn Prof. Dr. *Becker* durch die Mitgliederversammlung der Gesellschaft Herrn Prof. Dr. *Usbeck*, Erfurt übertragen.

Er hatte das Amt bis zum 15.10.1982 inne, Nachfolger wurde Herr Prof. Dr. *H. Schröder* bis zum 19.10.1984, der in der Zwischenzeit die Nachfolge von Herrn Prof. Dr. *Th. Becker* auf dem Lehrstuhl in Jena 1981 angetreten hatte. Nach einem Beschluß der Mitgliederversammlung wechselte die Leitung nun alle zwei Jahre auch mit der Möglichkeit einer einmaligen Wiederwahl. So wechselte der Vorsitz nochmals zu Herrn Prof. Dr. *Usbeck* (1982–1984) und Herrn Prof. *Schröder* (1984–1986), 1986–1988 dann zu Herrn Prof. Dr. *Nowack*. Er hatte 1986 nach Emeritierung von Herrn Prof. *Usbeck* den Lehrstuhl in Erfurt besetzt.

1991 gaben sich die Mitglieder der Thüringischen Gesellschaft für Chirurgie ein neues Statut, das heute noch Gültigkeit hat, damit wurde auch die Möglichkeit des Vorsitzes von Mitgliedern nichtuniversitärer Einrichtungen eingeräumt. Erstmals wurde 1996 Herr Prof. Dr. *H. Schramm*, Gera, aus einer solchen Einrichtung als Vorsitzender gewählt.

Die Chirurgen Thüringens möchten unter dem Dach der Thüringischen Gesellschaft für Chirurgie weiter ihre Erfahrungen austauschen, andererseits die Tagung als Möglichkeit der Fortbildung durch hervorragende Wissenschaftler anderer Gesellschaften nutzen und künftig evtl. auch über gemeinsame Tagungen mit anderen mitteldeutschen Gesellschaften (Sachsen, Sachsen-Anhalt) im Wechsel mit Regionaltagungen die Plattform des wissenschaftlichen Austausches verbreitern.

Quellen zur Geschichte der Thüringischen Gesellschaft für Chirurgie

W. Usbeck: Die Thüringische Gesellschaft für Chirurgie. Ein kurzer Rückblick auf vier Jahrzehnte.
Zeitschrift Zent.bl.Chir., 113, (1988), S. 1002–1007.

W. Usbeck: Die heutige Klinik und Poliklinik für Chirurgie der Medizinischen Akademie Erfurt als Initiatorin und Trägerin Wissenschaftlicher Veranstaltungen sowie ihre Beziehungen zu den Chirurgischen Gesellschaften des Thüringer Raumes in den Jahren 1928–1986.
Beiträge zur Hochschul- und Wissenschaftsgeschichte. Erfurt, 22, (1988/89), S. 240–256.

H. Schröder: Zur historischen Entwicklung der Thüringischen Gesellschaft für Chirurgie.
Zent.bl.Chir., 121, (1996), S. 148–150.

Satzung der Thüringischen Gesellschaft für Chirurgie e.V.

Auszüge:

Die Thüringische Gesellschaft für Chirurgie ist aus der 1946 gebildeten Medizinisch-Wissenschaftlichen Gesellschaft für Chirurgie an der Friedrich-Schiller-Universität Jena hervorgegangen und führt ihre Tradition fort.

§ 1

1. Die Thüringische Gesellschaft für Chirurgie ist die regionale Fachgesellschaft der chirurgisch tätigen Ärzte des Landes Thüringen. Die Mitgliedschaft von Fachvertretern mit Wohnsitz in anderen Ländern ist möglich.

2. Sitz, Bankverbindung und Gerichtsort sind Jena

§ 2

1. Die Thüringische Gesellschaft für Chirurgie verfolgt das Ziel, die chirurgische Versorgung, den Austausch praktischer Erfahrungen, die Weiterbildung, die wissenschaftliche Tätigkeit sowie die fachliche Zusammenarbeit zwischen Kliniken, ambulant tätigen und niedergelassenen Chirurgen sowie die gegenseitige Unterstützung im Fachgebiet zu fördern.

2. Zur Erreichung dieser Ziele nimmt sie insbesondere nachfolgende Aufgaben wahr:

- Mitwirkung an der regionalen Bedarfsplanung und der Lösung von Aufgaben der chirurgischen Versorgung.
- Einflußnahme auf die Ausbildung des ärztlichen Nachwuchses in Zusammenarbeit mit den Ärztekammern und anderen ärztlichen Vertretungskörperschaften.
- Beratung bei der Besetzung von leitenden Stellen im Fachgebiet
- Unterstützung der Weiterbildung der Angehörigen des Pflegedienstes im Fachgebiet
- Beratung der Mitglieder der Gesellschaft in fachlichen Angelegenheiten
- Förderung des gegenseitigen Informationsaustausches
- Durchführung von Tagungen, Symposien und Weiterbildungsveranstaltungen.

§ 3

1. Die Thüringische Gesellschaft für Chirurgie hat ordentliche und außerordentliche Mitglieder.
2. Ordentliche Mitglieder können approbierte Ärzte aller Fachrichtungen werden.
3. In medizinischen Einrichtungen tätige nicht medizinische Hochschulabsolventen können außerordentliche Mitglieder der Gesellschaft werden.
4. Über den Aufnahmeantrag eines Bewerbers entscheidet der Vorstand. Wird der Antrag abgelehnt, entscheidet endgültig die Mitgliederversammlung.

§ 4

1. Ehrenmitglieder können Wissenschaftlicher, Ärzte und sonstige Persönlichkeiten werden, die sich um die Entwicklung der Gesellschaft und bei der Erfüllung ihrer Aufgaben besondere Verdienste erworben haben.
2. Vorschläge zur Ernennung können von den ordentlichen Mitgliedern beim Vorstand eingereicht werden. Nach Prüfung wird der Vorschlag der Mitgliederversammlung zur Entscheidung vorgelegt. Unter be-

sonderen Umständen kann die Zustimmung der Mitglieder auch durch eine schriftliche Umfrage eingeholt werden.

§ 5

§ 6

§ 7

1. ....

2. ....

3. Der Vorstand besteht aus dem Vorsitzenden, dem stellvertretenden Vorsitzenden, dem Sekretär, dem Schatzmeister und weiteren vier gewählten Mitgliedern.

4. Der Vorsitzende vertritt die Gesellschaft im Rechtsverkehr. Er wird von der Mitgliederversammlung in getrenntem Wahlgang und in geheimer Wahl mit 2/3 Mehrheit gewählt. Wird im ersten Wahlgang keine 2/3 Mehrheit erreicht, genügt im zweiten Wahlgang die einfache Stimmenmehrheit. Seine Amtsperiode beträgt zwei Jahre, einmalige Wiederwahl ist möglich.

5. Die weiteren Mitglieder des Vorstandes werden von der Mitgliederversammlung in geschlossenem Wahlgang in geheimer Wahl gewählt. Neben dem Vorsitzenden gehören die sieben Kandidaten dem Vorstand an, die bei der Wahl die höchste Stimmenzahl erhalten. Die Amtsperiode des Vorstandes mit Ausnahme des Sekretärs und des Schatzmeisters beträgt zwei Jahre, Wiederwahl ist möglich.

6. ....

7. ....

Bei seiner konstituierenden Sitzung wählt der Vorstand mit einfacher Stimmenmehrheit den stellvertretenden Vorsitzenden. Sekretär und Schatzmeister werden alle vier Jahre gewählt.

§ 8

1. Die Mittel der Gesellschaft setzen sich aus den Mitgliedsbeiträgen, Einnahmen und sonstigen Zuwendungen zusammen.

2. Über die Höhe der Mitgliedsbeiträge entscheidet die Mitgliederversammlung.

3. Von Mitgliedsbeiträgen befreit sind Ehrenmitglieder und diejenigen Mitglieder, die aus Alters- und Gesundheitsgrünen aus dem praktischen Berufsleben ausgeschieden sind.

§ 9

Die Thüringische Gesellschaft für Chirurgie verleiht in Anerkennung und Würdigung besonderer wissenschaftlicher und fachlicher Leistungen einen Preis der Thüringischen Gesellschaft für Chirurgie. Die Preisvergabe wird durch eine besondere Satzung geregelt.

§ 10

Vorstehende Satzung tritt mit Wirkung vom 1.1.1991 in Kraft.

Tagungsrhythmus und Tagungsdauer:

Die Thüringische Gesellschaft für Chirurgie tagt einmal im Jahr. Der Termin liegt im Monat Mai. Der Tagungsort ist variabel. Die Dauer der Tagung erstreckt sich über zwei Tage und findet immer an einem Freitag und Samstag statt. Bis 1993 wurden zwei Tagungen im Jahr, eine Frühjahrs- und eine Herbsttagung von jeweils einen Tag durchgeführt.

Synopse der Tagungen und Vorstände

Nach der ersten Tagung der Thüringischen und Sächsischen Chirurgie vom 3. bis 5.10.1947 in Jena unter Leitung von *N. Guleke* (s. S. 238) fand ab 1949 jährlich eine Tagung vorwiegend in Jena, einige Male auch in Erfurt, einmal in Arnstadt statt. Die Thematik war stets relativ breit gefächert und umfaßte viele Teilgebiete der Chirurgie. Nach *N. Guleke*, Jena, und *E. Schwarz*, Erfurt, war dann *H. Kuntzen* aus Jena Vorsitzender der Gesellschaft in dieser Zeit bis Anfang der 60er Jahre. Als Schriftführer sind ausgewiesen zunächst *W. Schinck*, dann *Krönke* und später *G. Hartmann*. Ab 1958 sind die Tagungen zum Teil zweimal im Jahr abgehalten worden. Nach *H. Kuntzen* war dann ab 1963–1976 *Th. Becker* Vorsitzender der Gesellschaft. *Werner Usbeck* hatte den Vorsitz von 1976–1982 und von 1984–1986. Von 1982–1984, 1986–1988, 1990 1992 und von 1992 bis 1994 als geschäftsführender Vorsitzender anstelle des gewählten, aber schwer erkrankten *W. Nowack*, Erfurt, der die Funktion von 1988–1990 innehatte, leitete *H. Schröder*, Jena die Gesellschaft.

Von 1994–1996 war *M. Bartel*, Jena, Vorsitzender der Gesellschaft und ab 1996 ist *H. Schramm*, Gera, gewählter Vorsitzender. Schriftführer waren nach *G. Hartmann*, Greiz, *K. Pitzler*, Jena, *M. Bartel*, Jena, *K. Paschold*, Arnstadt, und *W. Bindel*, Ilmenau. Die Funktion wird derzeit von *H. Rupprecht*, Saalfeld ausgeübt.

Dem Vorstand gehörten neben den Ordinarien der beiden Hochschulen Chirurgen von Krankenhäusern, in der Regel Chefärzte, an, die die Tagungen aktiv mitgestalteten.

Ab 1971 wechselten die Tagungsorte. Während die Frühjahrstagungen in Jena stattfanden, wurden die Herbsttagungen alternierend in anderen Orten Thüringens abgehalten.

Die wissenschaftlichen Inhalte der Tagungen konzentrierten sich in der Folge mehr und mehr auf eine oder wenige Fragestellungen. Bereits 1992 wurde eine Standortbestimmung zur minimal-invasiven Chirurgie vorgenommen. In der Folge wurde die Thematik wieder breiter gefächert, um die Schwerpunkte in die Gestaltung der Tagung einzubeziehen. Zunehmend erhielten auch Fragen der Weiter- und Fortbildung und der Qualitätssicherung ein Forum im wissenschaftlichen Programm.

Sehr wichtig war die Ergänzung des wissenschaftlichen Programmes durch eine Veranstaltung für chirurgische Krankenschwestern und -pfleger und Operationsschwestern.

Ehrenmitglieder

Theo Becker, Jena[†]

Wilhelm Heufelder, Waltershausen[†]

Heinz Knüpper, Meiningen[†]

Fred Nöller, Gera[†]

Jürgen Probst, Murnau

Hans Schröder, Jena[†]

Herbert Übermuth, Leipzig[†]

Helmut Wolff, Berlin

Gerhard Hartmann, Greiz

Gerhard Jorns, Arnstadt[†]

Heinrich Kuntzen, Jena[†]

Hans-Jürgen Peiper, Göttingen

Herbert Schickedanz, Jena

Hans-Dieter Schumann, Dresden

Werner Usbeck, Erfurt

Förderpreis
der Thüringischen Gesellschaft für Chirurgie (e.V.)

„Nikolai Guleke-Preis"

1. Ausschreibung

   Der Preis wird jährlich für Arbeiten junger Wissenschaftler (bis 35 Jahre) aus der Bundesrepublik Deutschland, die Mitglieder der Thüringischen Gesellschaft für Chirurgie sind, vergeben.

   Der Preis beträgt 2.500,00 DM.

   Es sollen Arbeiten aus dem Gebiet der Chirurgie, einschließlich deren Schwerpunkte für die „Diagnostik und Therapie chirurgischer Erkrankungen" bedacht werden.

2. Die Arbeiten müssen folgende Voraussetzungen erfüllen:

   a. Die eingerechten Arbeiten müssen ein Forschungsthema aus dem oben angeführten Fachgebiet behandeln und nicht länger als ein Jahr vor Ablauf der Ausschreibungsfrist fertiggestellt worden sein. Die Arbeiten müssen zur Publikation in einer der führenden Zeitschriften zur Publikation angenommen sein.

   b. Die Arbeiten müssen auf eigenen wissenschaftlichen Forschungen beruhen.

   c. Jede Arbeit darf nur einmal eingereicht werden.

   d. Falls eine Arbeit aus einer anderen Ausschreibung eingereicht ist oder wird, hat dies der Bewerber im einzelnen anzuführen.

   e. In einer schriftlichen Erklärung sind alle an der Durchführung der Untersuchung beteiligten wissenschaftlichen Mitarbeiter als Co-Autor der Arbeit namentlich zu nennen.

   f. Die Arbeiten sind in deutscher oder auch englischer Sprache in fünf Exemplaren einzureichen.

3. Die Arbeiten müssen bis Ende Februar des Jahres der Verleihung des Preises an den Vorsitzenden der Thüringischen Gesellschaft für Chirurgie eingereicht werden.

4. Die Entscheidung für die Auszeichnung der eingereichten Arbeiten trifft der Vorstand der Thüringischen Gesellschaft für Chirurgie. Die Chefs der Einrichtungen, aus denen die Arbeiten eingereicht werden, sind dabei ausgeschlossen.

Bisherige Preisträger

1997 Dr. *J. Schmidt*, Jena
„Indikationen für einen neuen gelenküberschreitenden Minifixateur externe in der primären und Sekundärversorgung komplexer Handverletzungen"

1998 Dr. *T. Lesser*, Jena
„Die Flüssigkeitsfüllung der Lunge – eine neue Methode zur kompletten Lungensonografie"

Stipendium der Thüringischen Gesellschaft für Chirurgie

Die Thüringische Gesellschaft vergibt seit 1998 nach einem Beschluß des Vorstandes von 1997 an ein oder zwei junge Chirurgen (Alter bis 35 Jahre) ein Weiter- bzw. Fortbildungsstipendium von 1.500,00 DM.

Über den Antrag mit Angabe zu bisherigen klinischen und wissenschaftlichen Arbeiten und zum Zweck des Stipendiums wird vom Vorstand entschieden.

Erstmals wurde das Stipendium auf der Jahrestagung 1998 in Arnstadt an Frau Dr. *Christine Stroh*, Gera, vergeben („Aufgaben auf dem Gebiete der Adipositaschirurgie").

Den Stipendiaten wird auf einer der folgenden Tagungen die Möglichkeit des Referierens über das spezielle Aufgabengebiet eingeräumt.

Arbeitsgemeinschaft der Thüringischen Gesellschaft für Chirurgie

1991 wurde unter damaligem Vorsitz der Thüringischen Gesellschaft für Chirurgie Herrn Prof. Dr. *H. Schröder* und maßgeblicher Mitarbeit von Herrn Oberarzt Dr. *Kähler*, Jena eine Arbeitsgemeinschaft der Thüringischen Gesellschaft für Chirurgie für Chirurgische Endoskopie initiiert. Diese Arbeitsgruppe tagt einmal im Jahr an verschiedenen chirurgischen Einrichtungen Thüringens. Sie soll dazu beitragen, die Endoskopie in den Chirurgischen Abteilungen und Kliniken der Krankenhäuser Thüringens weiter zu etablieren und zu entwickeln. Diese Tagungen finden teils als Tagungen der Chirurgischen Arbeitsgemeinschaft für Endoskopie in der Deutschen Gesellschaft für Chirurgie statt.

Publikation

Das Publikationsorgan der Thüringischen Gesellschaft für Chirurgie ist das Zentralblatt für Chirurgie.

Geschichte ehemaliger Vereinigungen

Die Vereinigung Mitteldeutscher Chirurgen

Nach der Gründung der Deutschen Gesellschaft für Chirurgie 1872 in Berlin gründete sich 1886 die Berliner Chirurgengesellschaft, deren Territorium sich auf die Großstadt Berlin begrenzte.

Als erste regionale Gesellschaft, die heute ungefähr das Gebiet des Bundeslandes Nordrheinwestfalen umfaßt, wurde am 8. Mai 1898 in Düsseldorf die Vereinigung Niederrheinisch-Westfälischer Chirurgen gegründet.

Nach ihrem Vorbild wurden bis 1930 weitere Regionalgesellschaften ins Leben gerufen.

So wurde die Nordwestdeutsche Chirurgenvereinigung 1910 in Hamburg, die Bayerische Chirurgenvereinigung 1911 in München, die Mittelrheinische Chirurgenvereinigung 1913 in Frankfurt und die Südostdeutsche Chirurgenvereinigung 1914 in Breslau gegründet. Im Osten des Reiches entstand die Nordostdeutsche Chirurgenvereinigung, deren Geschichte weitgehend unbekannt ist.

1929 wird von einer gemeinsamen außergewöhnlichen denkwürdigen Tagung der Nordost- und Nordwestdeutschen Gesellschaft für Chirurgie unter Prof. Klose in der Freien Stadt Danzig berichtet.

Für die Chirurgen der Mitte Deutschlands wurde 1922 in Braunschweig die Mitteldeutsche Chirurgenvereinigung ins Leben gerufen. Gründungsmitglieder, Satzung und nähere Umstände der Gründungsversammlung sowie Dokumente sind ohne ausgedehnte intensive Recherchen zum jetzigen Zeitpunkt nicht zu eruieren bzw. auffindbar und liegen im Dunkeln der Geschichte.

Die 1. wissenschaftliche Tagung dieser Mitteldeutschen Chirurgenvereinigung fand am 2.7.1922 in Magdeburg statt. In den folgenden Jahren bis 1939 folgten insgesamt 30 Tagungen an wechselnden Orten, die das heutige Land Sachsen-Anhalt, den östlichen Teil Niedersachsens, Thüringen, einen Teil Sachsens und Brandenburgs mit einbezogen.

Die Vorsitzenden wurden regelmäßig neu gewählt, die dann auch die Tagungen leiteten und organisierten. Unter den Vorsitzenden der Mitteldeutschen Chirurgenvereinigung waren Persönlichkeiten, die als Meister der Chirurgie in die Geschichte der deutschen Chirurgie eingegangen sind (u.a. finden sich als Vorsitzende *Payr*, *Voelcker*, *Gulecke*, *Fromme* und *Heller*).

Die Thematiken der Kongresse sind auch heute noch aktuell. Auf den Tagungen wurde intensiv diskutiert und die Programme und Vorträge spiegeln den Entwicklungsstand der deutschen Chirurgie über viele Jahrzehnte wider.

Offizielles Organ auch dieser Vereinigung war bereits ab Gründung das „Zentralblatt für Chirurgie", in dem über viele Jahre die Tagungsberichte erschienen und die eine partielle Rekonstruktion des wissenschaftlichen Lebens der Vereinigung ermöglichen.

Die folgenden Darstellungen beziehen sich, soweit die Tagungsberichte vorliegen, auf die Mitteilungen dieses Zentralblattes.

Leider konnten nicht die Berichte lückenlos aufgefunden werden, aber mit Unterstützung der Deutschen Gesellschaft für Chirurgie, weiterer interessierter Kollegen und Recherchen in Medizinisch-Historischen Instituten wird das Leben der Mitteldeutschen Chirurgenvereinigung weiter rekonstruiert und vervollständigt werden. Dabei sei jeder Interessierte um Unterstützung und Hilfe bei diesem Unterfangen gebeten.

Lücken in Buchbeständen haben dazu geführt, daß nicht jeder Tagungsbericht zum jetzigen Zeitpunkt vorliegt, so ist für 1935 kein Tagungsbericht aufgefunden worden.

Die 1. Tagung der Mitteldeutschen Chirurgenvereinigung fand am 2.7.1922 in Magdeburg unter dem Vorsitz von *Wendel*, Magdeburg-Sudenburg, statt. Es trafen sich Chirurgen aus Sachsen, Thüringen, Sachsen-Anhalt und dem östlichen Teil von Niedersachsen. Themen bildeten Operationsverfahren zur Behandlung der Prostatahypertrophie (*Wendel* und *Voelcker*). So ergab die damalige ausgiebige Diskussion (*Payr*, *Fromme* u.v.a.) keinen Konsens über den suprapubischen oder perinealen Zugangsweg. Als weitere Themen wurden u.a. die Technik der Kropfoperation (*Payr*) und die Anlage eines Anus praeter vorgetragen und intensiv diskutiert.

Auf der 2. Tagung (November 1922), Vorsitz *Voelcker*, Halle, wurde ausführlich die Behandlung des Rektumkarzinoms diskutiert und für die Durchführung einer Radikaloperation eingetreten, da durch sie in 25 bis 30 % eine 3-Jahres-Heilung erzielt werden konnte. Über das operative Vorgehen wurde keine Einigkeit erzielt. Ein zweizeitiges Vorgehen wurde auf alle Fälle empfohlen. *Kulenkampf* berichtete über eine erfolgreich durchgeführte Durchzugsmethode. Sellheim empfiehlt bereits

damals die Röntgennachbestrahlung beim Kolonkarzinom des Rekto-
sigmoids.

Auf der 3. Tagung im Juni 1923 in Leipzig unter dem Vorsitz von *Payr*
berichtet Reichel, Chemnitz, über die Ergebnisse seiner 1908 empfohle-
nen totalen Gastroenterostomie bei Ulkusoperation des Magens. Die Letalität lag bei 13 %, und es wurden gute funktionelle Spätergebnisse erzielt. Die Gastrektomie beim Magenkarzinom war damals weiter auf
Einzelfälle beschränkt. Drei Fallberichte mit zwei tödlichen Ausgängen
zeigen die hohe perioperative Letalität und das Risiko.

Auf der 4. Tagung im November 1923 in Braunschweig (Vorsitz *Wrede*
und *Franke*) befaßten sich die Referate mit neurochirurgischen Themen,
u.a. der Pathophysiologie des Hydrozephalus, Trigeminusneuralgie sowie die operative Behandlung der Epilepsie.

Die 5. Tagung fand im Juli 1924 in Dresden unter dem Vorsitz von *Seidl*
statt. Hauptthemen waren Operationsverfahren an der Harnblase, wobei
nach ihrer totalen Entfernung die Ureteren in den Dickdarm verpflanzt
werden sollten bei zusätzlicher Anlage eines Anus praeter sigmoideus.

Die 6. Tagung fand im November 1924 wiederum in Magdeburg statt. An
gleicher Stelle empfiehlt *Hempel* die Reinfusion von Eigenblut bei
perforierter Tubargravidität, und *Wendel* favorisiert die Röntgenbestrah-
lung des Kehlkopfkarzinoms, da dadurch bessere Ergebnisse im Vergleich zur alleinigen Operation zu erzielen seien.

Die 7. Tagung findet 1927 in Chemnitz unter dem Vorsitz von *Heller*
statt. Er referiert über Änderungen der Lichtverhältnisse im Operationssaal. In den folgenden Jahren fanden dann meist zwei Tagungen in
einem Jahr statt. Aus der umfangreichen Thematik der folgenden Tagungen werden im Folgenden einige medizinhistorische wichtige Probleme ausgewählt.

Zur 10. Tagung in 1926 Halle unter dem Vorsitz von *Stieda* werden Versuche der operativen Behandlung des akuten Nierenversagens durch
Entkapselung der Niere diskutiert. Weiterhin werden mögliche operative
Verfahren, u.a. Mitdurchtrennung des Halssympatikus, Vagotomie und
zusätzliche Durchtrennung des 2. und 5. Interkostalnervens (*Sauerbruch*) bei schwerem Asthma bronchiale mit Zurückhaltung empfohlen.

Auf der 12. Tagung im Dezember 1927 in Braunschweig unter dem Vorsitz von *Wrede* wird ein Bericht über 384 Patientinnen mit Mammakarzinom zwischen 1906 und 1924 referiert, wobei eine Fünfjahresüberle-
bensquote nach Operation und zusätzlicher Bestrahlung von 40 % er-

zielt werden konnte, obwohl 200 dieser Patientinnen erst im Stadium III und nur 16 Patientinnen im Stadium I zur Operation kamen.

Auf der 13. Tagung im Juni 1928 unter dem Vorsitz von *Machol* aus Erfurt wird Chinin und Natriumphosphoricum zur medikamentösen Vorbehandlung der Patienten zur Schilddrüsenoperation bei Morbus Basedow empfohlen. Die Plummer'sche Lösung wird nicht erwähnt. Allgemeine Übereinstimmung besteht bei der Empfehlung zur Appendektomie im sogenannten Intermediärstadium der abgelaufenen akuten Appendizitis. Da nach Chlorophorm-Narkosen Spättodesfälle auftraten, sollte möglichst auf dieses Narkoseverfahren zugunsten der Äthernarkose verzichtet werden (*Reichel*).

Die 14. Tagung unter Kappis in Hannover 1928 behandelte Eingriffe am vegetativen Nervensystem (Halssympathicus bei Morbus Basedow oder Angina pectoris sowie Sympathektomie und Vagotomie bei Asthma bronchiale). Auf dieser Tagung werden durch Sauerbruch beide Verfahren endgültig abgelehnt.

Auf der 15. Tagung im November 1928 in Leipzig berichtet *Kleinschmidt* über zwei Fälle der operativen Entfernung von tiefsitzenden Oesophaguskarzinomen, leider mit letalem Ausgang.

Auf der 16. Tagung in Weimar im Juni 1929 unter dem Vorsitz von *Krüger* berichtet *Voelcker* über mehrere Fälle erfolgreicher antethorakaler Oesophagus-Ersatzplastik bei Oesophaguskarzinom.

In den folgenden Tagungen (Magdeburg, Leipzig, Wernigerode) werden Mißbildungen, traumatologische Themen, Thrombose und Embolie behandelt. Die Lokalanästhesie wird auch bei Bauchoperationen empfohlen.

Die 20. Tagung fand 1931 unter dem Vorsitz von *Voelcker* in Halle statt. Stieda berichtet über den Besuch der Neurochirurgentagung in den USA.

Zur 21. Tagung im Juni 1932 erneut unter dem Vorsitz von *Wrede* in Braunschweig wird über gute Erfahrungen mit der Enzephalographie und der Kordotomie berichtet. Ebenfalls erfolgt ein Hinweis auf die Zunahme des Bronchialkarzinoms.

Ab 8. Mai 1935 kommt es durch den Deutschen Ärzteverband zu einschneidenden Aufgabebeschränkungen der lokalen Ärztevereinigung. Die Gesellschaften werden der Dienstaufsicht des Reichsministeriums des Inneren unterstellt, das umfassende Vollmachten enthält, um das

Leben der Gesellschaft im Sinne der nationalsozialistischen Politik zu dirigieren.

Die offenbar letzte Tagung der Vereinigung Mitteldeutscher Chirurgen findet im Juni 1939 in Eisleben statt. *Wätjen* (Pathologe in Halle) referiert über die Zunahme des Bronchialkarzinoms und gibt anhand des Sektionsgutes einen Überblick. Das Bronchialkarzinom steht jetzt an 3. Stelle aller Organkrebse mit 12 % vor dem Magenkarzinom mit 24 %. In 52 % wurde die Diagnose vorher klinisch gestellt. Das Rauchen gilt zur damaligen Zeit noch nicht als ein Risikofaktor. *Konjetzny* begründet seine Theorie über die Bedeutung der chronischen Gastritis in der Entstehung des Magenkarzinoms.

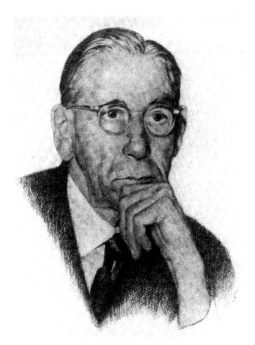

Abb. 1
Nicolai Guleke
* 25.4.1876 in Livland, † 3.4.1958 in Wiesbaden, o. Prof. für Chirurgie
Ordinarius der Chirurgischen Klinik der Friedrich-Schiller-Universität Jena von
1920–1951; Gründer der Thüringischen Gesellschaft für Chirurgie (damals
noch Thüringer Medizinisch-Wissenschaftliche Chirurgenvereinigung)
Präsident der Deutschen Gesellschaft für Chirurgie 1938

Mit Beginn des Zweiten Weltkrieges im September 1939 enden die regelmäßigen Tagungen der Vereinigung Mitteldeutscher Chirurgen. Eine

Neubelebung der Vereinigung konnte durch die Teilung in die verschiedenen Besatzungszonen nicht erfolgen. Ein Teil des Territoriums der Mitteldeutschen Chirurgenvereinigung fiel in die britische und sowjetische Besatzungszone und wurde damit durch zwei verschiedene Gesellschaftssysteme beeinflußt.

Allerdings war der Bedarf nach wissenschaftlichem Austausch nach dem Zweiten Weltkrieg groß. Deshalb war es nur zu verständlich, daß bald Bemühungen um die Möglichkeit wissenschaftlicher Veranstaltungen unternommen wurden. So wandte sich Herr Prof. Dr. *N. Guleke*, Ordinarius an der Chirurgischen Klinik Jena am 20.10.1946 an den Dekan der Medizin. Fakultät Herrn Prof. Dr. *Emil Ritter* von Skramlik mit der Bitte, eine Chirurgentagung in Jena durchführen zu können. In das Genehmigungsverfahren wurde die SMAD (Sowjetische Militäradministration), die die Regierungsbefugnisse ausübte, eingeschaltet. Mit dem Befehl 124 des Hauptchefs der SMAD vom 21.5.1947 wurde die Bildung Wissenschaftlich-Medizinischer Gesellschaften erlaubt bzw. angeregt. Nun wurde vom 2. bis 5.10.1947 unter Initiierung und Leitung von Herrn Prof. Dr. *Guleke* die erste Tagung für Thüringer und Sächsischer Chirurgen in Jena veranstaltet mit folgendem Programm:

Freitag, den 3. Oktober, 9. – 13.00 Uhr vormittags

1. Guleke, Jena: Begrüßungsansprache (und Geschäftliches)
2. Fromme, Dresden: 1. Referat, Entwicklungsgeschichte und Krankheitsgenese
3. Sauerbruch, Berlin: Über die Behandlung bestimmter Herzerkrankungen
4. Wörl, Leipzig: Spätstörungen des Kreislaufs infolge Aneurysma arteriovenosum
5. Krohn, Meissen: Art.-ven. Aneurysma zwischen Aorta und Vena cava
6. Held, Jena: Die Lungenembolie in Abhängigkeit von Ernährungsverhältnissen
7. Eigler[1], Sangerhausen: Die bisherigen Erfahrungen mit Penicillin

Disk.: Hueck, Jena; Hook, Erfurt; Nöller, Jena

---

[1] Anmerkung der Herausgeber:
Hier handelt es sich um den Vater des einen Herausgebers, der damals die mühsam hergestellten Schautafeln zum Thema persönlich nach Gera bringen durfte und so als 15jähriger ersten Kontakt zur wissenschaftlichen Chirurgie bekam.

8. Hempel, Leipzig: Ergebnisse der Sulfonamidtherapie bei Sepsis und Peritonitis

9. Weiler, Glauchau: Über Evipan-Dauer-Tropfnarkose

Nachmittags 14 – 16 Uhr

10. Fischer, Jena: 2. Referat: Histologische Prognose von Geschwülsten

11. Frl. Hellwig, Jena: Die Heilungsaussichten des Hypernephroms

12. Nöller, Jena: Besonderheiten des Dickdarmkrebses

13. Guleke, Jena: Die blutende Mamma

14. Schumann, Plauen: Über benigne Darmtumoren

Disk.: Koch, Werdau

15. Zange, Jena: Electro-chirurgische Ergebnisse beim Krebs der Nasennebenhöhlen

16. (Jena): Radiumbehandlung der Haemangiome

Sonnabend, den 4. Okt., 9 – 13 Uhr vormittags

17. Hilgenfeldt, Gera: 3. Referat: Ist die Cholecystostomie noch eine Notoperation?

Disk.: Remde, Jena: Experimentelle Gallensteinbildung

18. Enkelmann, Dohnau-Heidenau: Über Magensaftveränderungen bei chirurgischen Erkrankungen

19. Ladwig, Freiberg: Zur Frage der Magenresektion beim chronischen Ulcus in der Jetztzeit

Disk.: Keusenhoff, Suhl; Jakobs, Großenhain; Frl. Hellwig, Jena; Schwarz, Erfurt

20. Schumann, Plauen: Über Wandphlegmonen des Colon transversum

21. Kuntzen, Chemnitz: Nahrungsmittelileus nach Getreidegenuß

Disk.: Weiler, Glauchau: Darmperforation durch Dillkraut

22. Ziegler, Kirchberg: Pneumatosis intestini.

23. Bitterlich, Stollberg: Zunahme der Darminvagination bei alten Leuten

Disk.: Ladwig, Freiberg; Enkelmann, Dohna-Heidenau; Keusenhoff, Suhl

24. Döderlein, Jena: Appendicitis und Schwangerschaft

25. Harttung, Eisleben: Prophylaxe und Therapie der Peritonitis

26. Weidner, Erfurt: Dem. aus der Pathologie des Harnleiters.

27. Herrmann, Stollberg: Typhöse Gelenkerkrankungen

Disk.: Detlefsen, Zwickau

28. Keusenhoff, Suhl: Die Zunahme der jugendlichen Schilddrüsenerkrankungen

29. Hilgenfeldt, Gera: Fremdkörperoperation mittels eines neuen Kryptoskopes

Nachmittags 14 – 16 Uhr

30. Heller, Leipzig: 4. Referat: Neuere Erfahrungen bei der chirurgischen Behandlung der Lungentuberkulose

Disk.: Lommel, Jena: Komplikationen bei Pneumothorax

31. Frosch, Arnstadt: Beitrag zur Behandlung der Knochen- und Gelenktuberkulose

32. Hämel, Jena: Die Differentialdiagnose der Hauttuberkulose und der Spätsyphillis

33. Seyfarth, Chemnitz: Konservative oder operative Behandlung der Gesichtsfurunkel

Sonntag, den 5. Oktober, 9 – 13 Uhr vormittags

34. Gohrbandt, Berlin: Wirbelsäulenmißbildungen und Bettnässen

35. Jorns, Arnstadt: Erfahrungen mit der Küntscher-Nagelung

Disk.: Langhagel, Eisenberg; Koch, Werdau

36. Elle, Eisenberg: Die Haftprothese

37. Elle, Eisenberg: Die Säulenprothese

38. Schwarz, Erfurt: Die Perthes'sche Operation bei irreparabler Radialis- und bei Peronaeuslähmung

Disk.: Ziegler, Kirchberg

39. Hilgenfeldt, Gera: Wiederherstellung der Greiffähigkeit nach Fingerverletzungen unter besonderer Berücksichtigung des Daumenersatzes

Disk.: Heller, Leipzig

40. Ritzmann, Greiz: Schenkelhalsnagelung ohne Ziel- und Führungsgerät

Disk.: Heller, Leipzig, Erler Chemnitz

41. Elle, Eisenberg: Die Nachbehandlung der angeborenen Hüftverrenkungen mit der Inversionsmethode

42. Harff, B. Liebenstein: Behandlung der peripheren Durchblutungsstörungen mit gymnastischen und balneurologischen Mitteln

Trotz dieser erfolgreichen Tagung gestatteten die Umstände keine gemeinsame weitere Entwicklung der Vereinigung. Die Nachfolgegesellschaften sind die nach dem Kriege an den Universitäten angesiedelten Medizinisch-Wissenschaftlichen Gesellschaften der sowjetisch besetzten Besatzungszone, die die Aufgabe der Regionalgesellschaften übernahmen, während in der amerikanischen, französischen und britischen Besatzungszone die ehemaligen Regionalgesellschaften ihre Tätigkeit wieder aufnehmen konnten.

Die Breslauer Chirurgische Gesellschaft und die Südostdeutsche Chirurgenvereinigung in Schlesien (1909–1945)

Prolog

Schlesien ist heute in erster Linie ein historischer, kulturgeschichtlicher und geographischer, weniger aber ein staatlich-politischer und administrativer Begriff. Die Neugliederung der Verwaltung Polens im Jahre 1975 verwischte endgültig die Grenzen der alten preußischen Provinz Schlesien zu den übrigen Teilen des heutigen Polens. Die damals geschaffenen Wojewodschaften Grünberg, Lissa, Kalisch, Tschestochau, Kattowitz und Bielitz vereinigen Gebiete beiderseits der alten schlesischen Nord- und Ostgrenze. Andere, vormals Schlesien zugehörige Regionen sind heute Staatsgebiet Deutschlands (ein Teil der Oberlausitz mit Görlitz bis Hoyerswerda) und der Tschechischen Republik (das Hultschiner Ländchen). Auf dem historischen Gebiet Schlesiens liegen hingegen die Wojewodschaften Breslau, Liegnitz, Hirschberg, Waldenburg und Oppeln.

Schlesien ist eine Heimat mit sehr unterschiedlichen Menschenschicksalen. Viele Deutsche wurden nach dem Zweiten Weltkrieg vertrieben oder gingen in den Westen. Andere blieben in der schlesischen Heimat, wo sie die nach der Ratifizierung der deutsch-polnischen Verträge, die den Grenzverlauf an Oder und Neiße festlegten sowie gute Nachbarschaft und freundschaftliche Zusammenarbeit anstrebten, wieder offen entsprechend ihrer deutschen Identität leben. Schließlich leben in Schlesien jene Polen, deren Familien nach 1945 aus den ehemaligen polnischen Ostgebieten (etwa um Lemberg, Stanislawow, Tarnopol, Vilnius und Grodno) kamen, um sich in Schlesien anzusiedeln, nachdem sie von den Sowjets vertrieben worden waren.

Diese unterschiedlichen Schicksale wurzeln nicht zuletzt in der Tatsache, daß sich Schlesien stets in einer exponierten Randlage befand, was eine wechselnde staatliche Zugehörigkeit zu Polen, Böhmen, Österreich, Preußen und Deutschland zur Folge hatte. Schlesien hatte daher jedoch auch eine Schlüsselfunktion inne, war immer auch Mittler zwischen West und Ost, Nord und Süd, Ort der Begegnung und dadurch Verbindung, des Brückenschlages.

Die schlesische Hauptstadt Vratislava war von jeher mit ihrem ganzen Sein, ihrer Bildung und Kultur mit ihrer Universität eng verbunden. Man lebte mit ihr und für sie. Dies hat auch *Friedrich der Große* gespürt. Er war deshalb bemüht, Stadt und Land Schlesien mit allen Fäden seinem alten Preußenland einzuverleiben. Zwar blieb nach dem Friedensvertrag von Tilsit (9.7.1807) Schlesien bei Preußen, für die Universität jedoch war eine neue Zeit hereingebrochen. Dies bringt der Historiker Richard

Röppel anläßlich des 50jährigen Bestehens der Universität zum Ausdruck, indem er feststellt, daß auch die Gründung der „Universitas Literarum Vratislaviensis" von 1811 etwas ganz Neues und Unabhängiges bedeutete. Er verkennt jedoch weder die Verdienste der jesuitischen und akademischen Vergangenheit der „Academia Leopoldina" in Breslau – gegründet durch *Kaiser Leopold I.* – noch diejenigen der „Universitas Viadrina" aus Frankfurt an der Oder – so benannt nach der Oder (=Viadrus), dem heimatlichen Strom. Paris und Wien konnten den Verlust Schlesiens nie verschmerzen. In Preußen hingegen erwachte eine bisher nie dagewesene nationale Kraft, eine „schöpferische Pause", zu deren Beginn 1810 in Berlin und 1811 in Breslau, in der schwersten Zeit des Niederganges Preußens, beide Universitäten entstanden, gemäß dem Königswort „Der Staat muß durch geistige Kräfte ersetzen, was er an physischen verloren hat".

Eine Kabinettsorder des Preußenkönigs *Friedrich Wilhelm III.* vom 24.4.1811 ordnete die Verlegung der Frankfurter Universität nach Breslau und ihre Vereinigung mit der „Leopoldina" zu einer Voll-Universität an. Ihr neuer offizieller Name lautete „Universitas Literarum Vratislaviensis". Sie war die erste paritätische Universität, entstanden durch Vereinigung einer Universität reformierter Konfession mit der einer katholischen Jesuitengründung, beide bestanden ohne innere Kämpfe nebeneinander und bewiesen damit, daß Wissenschaft über die Konfessionen hinweg bestehen kann. Die Jünger *Loyolas* hatten also auch für ihre Gegner gebaut.

Erster Rektor der Breslauer Universität war bis 1815 der Mediziner Professor *Berends* (bis 1815). Zu seiner Zeit pflegte die Universität vor allem die Verbindungen zu Berlin, Greifswald, Königsberg sowie dem Baltikum.

Die neue Universität in Breslau änderte später ihre Bezeichnung in „Universitas Wratislaviensis" und erhielt während der Jahrhundertfeier 1911 den Namen „Friedrich-Wilhelms-Universität zu Breslau".

Die Ereignisse der letzten Kriegsjahre mit Erklärung der Stadt Breslau zur Festung und die Weichseloffensive der Roten Armee bewirkten, daß die Universität Breslau am 12.1.1945 nach Dresden verlegt wurde. Das Ende des Zweiten Weltkrieges war auch das Ende der deutschen Universität in Breslau sowie das Ende der *Breslauer Chirurgischen Gesellschaft* und der *Südostdeutschen Chirurgenvereinigung* in Schlesien.

Um die Geschichte der städtischen und regionalen Chirurgischen Gesellschaften Schlesiens nachvollziehen zu können, sei es erlaubt noch ein wenig in der Geschichte zu verweilen

Die Chirurgie in Breslau vor der Gründung der Breslauer Chirurgischen Gesellschaft

Die Chirurgie in Breslau ist am Übergang des 19. zum 20. Jahrhundert untrennbar mit dem Namen *Johann von Mikulicz-Radecki* verbunden. Trotzdem gab es seit der Gründung der Universität Breslau 1811 im 19. Jahrhundert eine Reihe chirurgischer Ordinarien, deren wohlklingende Namen in der Abfolge ihrer Amtszeit wenigstens genannt werden sollten:

1. *Traugutt Wilhelm Benedikt* (1814–1856)
2. *Albrecht Theodor Middeldorff* (1856–1868)
3. *Hermann Eberhard Fischer* (1869–1890).

Fischer gab nach 22 Jahren aus gesundheitlichen Gründen sein Amt auf und zog nach Berlin. Sein Nachfolger wurde am 1.10.1890 der ordentliche Professor *Johann von Mikulicz-Radecki* (1850–1905) aus Königsberg, zuvor ordentlicher Professor und Leiter der Chirurgischen Klinik der Jagiellonen Universität in Krakau.

Professor *von Mikulicz-Radecki*, polnischer Abstammung, war ein Chirurg von Weltruf und leitete die Klinik von 1890 bis zu seinem frühzeitigen Tode 1905. Er starb im Alter von 55 Jahren. *Mikulicz* kam als schon bekannter Professor mit unbestrittenem Ruf als begnadeter und erfolgreicher Chirurg nach Breslau. Er hatte Medizin in Wien studiert und dort zum Dr. med. promoviert. Anschließend wurde er „Operationszögling" von *Theodor Billroth*, bei dem *Mikulicz* sich mit der Arbeit „Genu valgum und genu varum" habilitierte und Privatdozent wurde. Dort entwickelte er unter anderem das Ösophago-Gastroskop, ein starres Rohr mit Lichtquelle, welches er in späteren Jahren mehrmals verbesserte.

Unter *Mikulicz* begann in Breslau die Zeit der „Hochasepsis". Diesbezüglich gehört er zu den Pionieren. *Mikulicz* führte in Breslau das Operieren mit Handschuhen aus Zwirn ein. *Halsted* hat dann später Handschuhe aus Gummi verwendet. Ein weiterer wesentlicher Schritt in der Entwicklung der modernen Asepsis war der Mundschutz, den Mikulicz als erster in der Welt in seiner Klinik eingeführt hat.

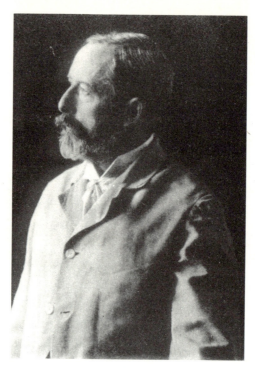

Abb. 1
Johann von Mikulicz-Radecki (1850–1905)

Berühmt wurde *Mikulicz* durch die gastroenterologische Chirurgie. Er hat den Begriff „Cardiaspasmus" geprägt und für die Beseitigung der Enge am Mageneingang eine eigene Operationsmethode vorgeschlagen: die Cardiadehnung durch den eröffneten Magen. Die Pyloroplastik nach Heineke-Mikulicz ist eine heute noch geübte Operationsmethode bei benignen Erkrankungen des Magenausganges. Die Techniken der Laparotomie und der Operationen am Magen–Darm-Kanal sind von *Mikulicz* weiter entwickelt worden. Man denke hier an die Vorlagerungsoperation beim Dickdarmkarzinom nach Mikulicz. Seine Methoden der Tamponade der Bauchhöhle nach operativen Eingriffen stellten seinerzeit einen der größten Fortschritte auf dem Gebiet der Laparotomien dar. Die Mikulicz-Tamponade setzte sich weltweit durch.

Die Eingriffe von *Mikulicz* am offenem Thorax in der Sauerbruch'schen Unterdruckkammer ermöglichten die Resektion der von Krebs befallenen Speiseröhre. Auch wurde hierdurch die weltweit erste erfolgreiche Entfernung eines Mediastinaltumors möglich. *Mikulicz* und *Sauerbruch* schufen die Grundlagen der Thoraxchirurgie in Deutschland und ermöglichten es so ihren Schülern, auf dieser Basis fortschrittliche Methoden weiter zu entwickeln. Somit stand die Wiege der deutschen Thoraxchirurgie in Breslau, ihre Schöpfer waren *Mikulicz* und *Sauerbruch*.

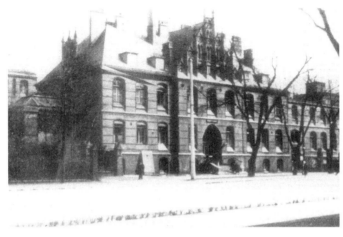

Abb. 2
Chirurgische Universitätsklinik an der Tiergartenstraße in Breslau,
Fertigstellung 1891

Professor *Mikulicz* hatte seine Tätigkeit noch in den Räumlichkeiten des damaligen Allerheiligen-Hospitals begonnen. 1891 zog er in die neue Klinik in Scheitnig an der Tiergartenstraße ein, baute sie aus und entwickelte die Klinik zu einem Vorbild für die chirurgische Welt (Abb. 2).

Von den Nachfolgern *v. Mikulicz* in der Breslauer Chirurgischer Universitätsklinik sind die Professoren *Karl Garré* von 1906 bis 1907, später Bonn, *Hermann Küttner* von 1907 bis 1932, *Karl Heinrich Bauer* von 1933 bis 1943, später Heidelberg, und Hans Franz *Edmund Killian* von 1943 bis 1945 zu nennen.

Die Breslauer Chirurgische Gesellschaft unter dem Vorsitz von Hermann Küttner 1908–1932

In Zeiten von *Mikulicz-Radecki* gab es in Breslau beziehungsweise in Schlesien eine bereits seit über 100 Jahren bestehende „Schlesische Gesellschaft für vaterländische Kultur", in der *von Mikulicz* in der Sektion Medizin aktiv mitwirkte, aber keine expressis verbis regionale chirurgische Gesellschaft. Diese kam unter *von Mikulicz'* zweitem Nachfolger, *Hermann Küttner*, zustande (Abb. 3).

Ein Jahr nach *Küttners* Eintritt in die Breslauer Klinik haben drei seiner aus der Mikulicz–Klinik übernommenen Mitarbeiter *Gottstein*, *Sackur* und *Kohlmeyer* den neuen Chef gebeten, die Gründung einer *Breslauer Chirurgischen Gesellschaft* in die Wege zu leiten. *Küttner* griff diesen Gedanken mit jugendlichem Feuereifer auf. Im Sitzungsbericht der Breslauer Chirurgischen Gesellschaft vom 21.11.1932, anläßlich der Gedächtnisfeier für *Hermann Küttner* schreibt Gottstein hierzu:

> „Wir waren der Ansicht, daß es nicht mehr möglich war, bei der immer größer werdenden Zahl der Chirurgen und den immer mehr zunehmenden Fortschritten der Chirurgie alle gesammelten Erfahrungen auf dem Berliner Kongreß in dem Zeitraum von nur vier Tagen durchzusprechen. Nur eine Dezentralisation in einzelne kleine Gesellschaften sei ein Mittel, die Fülle des Stoffes zu bewältigen und damit die Aufsplitterung in Fachgruppen zu verhindern.“

Die konstituierende Sitzung fand am Montag, den 26.11.1908 in der königlichen Chirurgischen Universitätsklinik zu Breslau statt, damit wurde die Gründung der *Breslauer Chirurgischen Gesellschaft* vollzogen.

Als einziger Tagungsordnungspunkt stand die Wahl des Vorstandes auf dem Programm. Sie wurde in Anwesenheit der Chirurgen der Stadt Breslau und der nächsten Umgebung durchgeführt. Angaben über die Teilnehmerliste fehlen. Das publizierte Protokoll im Zentralblatt für Chirurgie 1909, Nr. 4, S. 122 enthält lediglich die Zusammensetzung des Vorstandes – es heißt im Protokoll:

> Wahl des Vorstandes: Vorsitzender Herr *H. Küttner*, Stellvertretender Vorsitzender: Herr *Partsch*; Schriftführer: Herr *Gottstein*, Stellvertretender Schriftführer und Kassenwart: Herr *Goebel*.

Es ist anzunehmen, daß alle Ärzte der Chirurgischen Abteilungen der Krankenanstalten der Stadt Breslau teilgenommen haben. Soweit ermittelbar werden ordnungshalber die chirurgischen Chefärzte namentlich aufgeführt, die um das Jahr 1908 in Breslau tätig waren: Prof. *Tietze*, Allerheiligen-Hospital, Primärarzt Dr. *Heintze*, Wenzel-Hancke-Krankenhaus, Geh. Med.-Rat Prof. *Karl Partsch*, Hospital der Barmherzigen Brüder, Dr. *May*, Krankenanstalten der Elisabethinerinnen, Dr. *Kaposi*, St. Joseph-Krankenhaus, Primärarzt Prof. *Most*, St. Georgskrankenhaus, San.-Rat Dr. *Methner*, Krankenhaus Bethanien, Dr. *Fröhlich*, Diakonissenkrankenheilanstalt, Dr. *Winkler*, Krankenhaus Bethesda, Prof. *Gottstein*, Israelitisches Krankenhaus, Prof. *Goebel*, Augusta Hospital und Geh.-San.-Rat Dr. *Bogatsch*, Heilanstalt für Unfallverletzte. Die Zusammenstellung der Krankenanstalten mit chirurgischen Abteilungen ist insofern von Bedeutung, als die Breslauer Chirurgische Gesellschaft ihre Sitzungen von 1909 bis 1938 abwechselnd in den verschiedenen Häusern abhielt.

Im Zentralblatt für Chirurgie 1909 wurde auf den Seiten 122–124 der Bericht der zweiten Sitzung und damit der ersten wissenschaftlichen Sitzung am 14.12.1908 veröffentlicht, aus der man die Tagesordnung entnehmen kann.

Hermann Küttner war bis zu seinem Tode die beherrschende Persönlichkeit dieser Gesellschaft und 24 Jahre lang ihr Vorsitzender. In fast allen Sitzungen haben die Chirurgen ihn als Leiter der Versammlung vor sich gesehen; nur ganz selten, wenn er durch Krankheit verhindert war, saß er nicht am Vorstandstisch (s. *Gottstein*: Sitzungsbericht vom 23.11.1932, Zentralbl. für Chir. 1933, Nr. 10, S. 567–576).

In der Zeit vom November 1908 bis Dezember 1914 wurden 38 Sitzungen, durchschnittlich sechsmal im Jahr, abgehalten.

Laut Sitzungsbericht vom 11.11.1912 fand im Anschluß an die wissenschaftliche Sitzung im Allerheiligen-Hospital die Hauptversammlung statt. Die Neuwahl des Vorstandes ergab die Wiederwahl des früheren Vorstandes (Herrn *Küttner*, *Partsch*, *Gottstein* und *Goebel*).

In ähnlicher Weise verliefen die Hauptversammlungen bis zum Jahre 1931, wobei der alte Vorstand immer wieder als neuer bestätigt wurde.

Nach Ausbruch des Ersten Weltkrieges wurde die Sitzung am 14.12.1914, als Kriegschirurgische Sitzung deklariert, sie hat im Israelitischen Krankenhaus Breslau stattgefunden. Da *Küttner* als Chirurg im Felde war, mußte *Partsch* die Sitzung leiten. Zu der Sitzung, die letzte während des Ersten Weltkrieges, waren Mitglieder der schlesischen Gesellschaft für Vaterländische Kultur – Sektion Medizin als Gäste geladen.

Am 25.11.1931 wurde die letzte Hauptversammlung der Gesellschaft zu Lebzeiten *Küttners* durchgeführt. Die Neuwahl des Vorstandes ergab die Wiederwahl der Herrn *Küttner*, *Partsch*, *Gottstein* und *Goebel*. Die Gesellschaft zählte zum damaligen Zeitpunkt 52 ordentliche und 40 außerordentliche Mitglieder. Ein Mitgliederverzeichnis hat der Autor trotz aller Bemühungen nicht mehr gefunden.

Alle Sitzungsberichte der Breslauer Chirurgischen Gesellschaft sind von 1908 bis 1939 im Zentralblatt für Chirurgie abgedruckt und auch heute noch lesenswert. Neben den Sitzungsberichten sind höchstwahrscheinlich auch Jahresberichte der Gesellschaft erschienen. Zumindest ist dies an einer Stelle des publizierten Textes anläßlich der Gedächnisfeier für den 1. Vorsitzenden Herrn *Hermann Küttner* und den 2. Vorsitzenden Herrn *Karl Partsch*, (beide waren 1932 verstorben), vermerkt:

> „In den Jahresberichten unserer Gesellschaft ist *Partsch* mit 28 Diskussionsbemerkungen und 14 Originalbeiträgen vertreten, letztere sind so gut wie ausschließlich bei unseren Tagungen im Brüderkloster (Krankenhaus der Barmherzigen Brüder) vorgetragen"

(Herr *Goebel*)

Hermann Küttner (Abb. 3), einer baltischen Familie entstammend, wurde am 10.10.1870 in Berlin geboren. Das Studium der Medizin absolvierte er in Berlin. Dort erhielt er mit 24 Jahren die Approbation. 1895 wird *Küttner* Assistent bei v. Bruns. Dort beginnt der Aufstieg des begabten und fleißigen Mannes. Seine Doktorarbeit über „Resectio tibio – calcanea" wurde in Bruns Beiträgen für Klinische Chirurgie publiziert. Schon nach zwei Jahren kann sich *Küttner* als Privatdozent für Chirurgie habilitieren, wird Mitglied der Deutschen Gesellschaft für Chirurgie und spricht zum ersten Mal vor diesem anspruchsvollen Kreise über die „Lymphgefäße der Zunge mit Beziehung auf die Verbreitung des Zungenkarzinoms". Diese Arbeit sollte Ausgangspunkt weiterer Untersuchungen über die lymphatische Ausbreitung der Karzinome werden.

1897, im Jahre seiner Habilitation, ging er als Chirurg auf den griechisch-türkischen Kriegsschauplatz, 1899–1900 zog er in den Burenkrieg nach Südafrika.

Schon 1900 wird *Küttner* zum außerordentlichen Professor ernannt. Seine kriegschirurgischen Berichte sind imponierend. 1906 wurde er Leiter der Chirurgischen Poliklinik in Marburg und ein Jahr später holte ihn der allgewaltige (Ministerialdirektor des preußischen Kultusministeriums) Dr. Althoff nach Berlin, um ihn zu fragen, ob er nach Breslau auf den Lehrstuhl von Johannes v. Mikulicz-Radecki gehen wolle. *Garré* war nach kurzer Amtszeit nach Bonn berufen worden. *Küttner* nahm den Ruf nach Breslau an. Nun begann eine Zeit rastloser Tätigkeit. *Küttner* befaßte sich wissenschaftlich mit der Erforschung der Lymphbahnen des Zwerchfells, mit der Gefäßchirurgie und mit der Transplantation von Geweben frisch Verstorbener.

1931 organisierte *Küttner* im Rahmen der Südostdeutschen Chirurgenvereinigung eine großangelegte Chirurgentagung über das Krebsproblem, zu welcher er eine große Anzahl führender Chirurgen nach Breslau einlud.

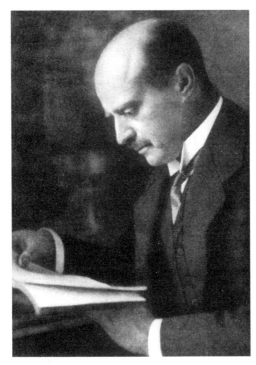

Abb. 3
Hermann Küttner (1870–1932)
Gründer der Breslauer Chirurgischen Gesellschaft
und der Südostdeutschen Chrirurgenvereinigung

Hermann Küttner hat in Gemeinschaft mit seinem Freund *August Borchard* die Südostdeutsche Chirurgenvereinigung 1913 gegründet, hielt sie mit fester Hand zusammen und wußte sie immer aufs Neue zu beleben.

Hermann Küttner starb am 10.10.1932 nach kurzer Herzkrankheit mit 62 Jahren.

Wie Zeitgenossen über ihn urteilten sei hier kurz angeführt. *Erwin Payr* schrieb in seinem Nachruf im Zentralblatt für Chirurgie 1932, Nr. 48, S. 2866–2870:

> „So wurde *Küttner* zu einem der führenden Männer unseres Faches. Er war einer der redegewandtesten Vortragenden und eine der sympathischsten Erscheinungen des deutschen Chirurgenkongresses".

Die Geschicke der Breslauer Chirurgischen Gesellschaft hat vorübergehend der Schriftführer und Chefarzt der Chirurgischen Abteilung des Israeliten-Krankenhauses, Professor *G. Gottstein*, übernommen.

Professor Dr. med. Karl Partsch – Mitbegründer der Breslauer Chirurgischen Gesellschaft

Karl Partsch (Abb. 4) war ein Kind der schlesischen Berge. Er wurde am 1.1.1855 in Schreiberhau geboren, besuchte das St. Matthias Gymnasium in Breslau, dann das Königliche Gymnasium zu Hirschberg und erwarb dort das Zeugnis der Reife. Er studierte Medizin in Breslau, wurde 1879 Assistent der Chirurgischen Universitätsklinik unter Prof. Fischer und promovierte 1880 mit einer, unter Heidenhains Leitung im Physiologischen Institut angefertigten Doktorarbeit über den „Bau der Milchdrüse". Als erster Assistent der Chirurgischen Universitätsklinik Breslau habilitierte er sich 1884 mit einer Arbeit über das „Karzinom und seine operative Behandlung". 1888 übernahm er die Stelle eines konsultierenden Chirurgen an der Israelitischen Krankenverpflegungs-anstalt (Fränkelsches Hospital) und 1890 die Leitung der Chirurgischen Abteilung des Kinderhospitals St. Anna. Nachdem er bereits als Privat-dozent die chirurgischen Vorlesungen für Studierende der Zahnmedizin gehalten hatte, wurde er 1890 als außerordentlicher Professor der Chir-urgie mit der Leitung des neu errichteten Zahnärztlichen Instituts beauf-tragt – und übernahm darüber hinaus sowohl die Leitung der Poliklinik für Mund- und Kieferchirurgie als auch am 15.2.1895 das Amt eines di-rigierenden Arztes des Konventhospitals der Barmherzigen Brüder in Breslau. Dazu legte er seine chirurgische Tätigkeit im Fränkelschen Ho-spital und Kinderhospital nieder.

Trotz des gesteigerten Interesses an der Mund- und Kieferchirurgie blieb *Partsch* ein Allgemeinchirurg, ein großer Operateur. Die Mund- und Kieferchirurgie war sein Schwerpunkt und hier gab er sein Größtes. Das Grenzgebiet zwischen Zahnheilkunde und Chirurgie wurde durch *Partsch* in Lehr- und Handbüchern bearbeitet: Verletzungen und Erkran-kungen des Pharynx gemeinsam mit *Kümmel* im Handbuch der Prak-tischen Chirurgie von *Bergmann*, *Bruns* und *Mikulicz*; die Erkrankun-gen der Hartgebilde des Mundes im Handbuch der Zahnheilkunde von *Partsch*, *Kantorowicz* und *Bruns*; die Geschwülste der Mundgebilde im Handbuch der Zahnheilkunde von *Scheff*.

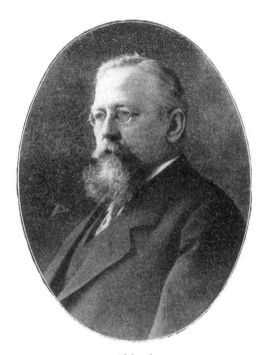

Abb. 4
Johann Rudolf Partsch (1855–1932)
Mitbegründer der Breslauer Chirurgischen Gesellschaft

Inzwischen hatte die neue Gesetzgebung im Preußischen Staat die Altersgrenze für dirigierende Ärzte auf 65 Jahren festgesetzt. Auch *Partsch* mußte sich aus Altersgründen von der Allgemeinchirurgie im Krankenhaus der Barmherzigen Brüder trennen. Dessen unbenommen erhielt er 1921 die Ernennung zum ordentlichem Professor für Mund- und Kieferchirurgie. Damit wurde er Inhaber des ersten Lehrstuhls dieser Art in Deutschland. Aber schon zwei Jahre darauf, nämlich 1923, trat er von seinem Lehrauftrag zurück und übergab den Lehrstuhl seinem ebenso würdigen Nachfolger Prof. Dr. med. Dr. med. dent *Hermann Euler*, der bis auf die letzten Tage des Bestehens der Klinik bis Januar 1945 in Breslau wirkte.

Auch nach seiner Trennung von den Stätten seines langjährigen Wirkens, blieb *Partsch* der Breslauer Chirurgischen Gesellschaft bis an sein Lebensende treu und trug durch sein ruhiges, sachliches, tiefgründiges Eingreifen in die Verhandlungen zu deren Gelingen bei. Trotz des fortgeschrittenen Alters wurde er als hochrüstiger 76jähriger in der Hauptversammlung der Gesellschaft am 25.11.1931 im Amt des stellvertretender Vorsitzenden bestätigt.

Das Jahr 1932 war ein Schicksalsjahr für die Breslauer Chirurgische Gesellschaft, hatte sie doch beide Vorsitzende im Laufe eines Jahres verloren. *Hermann Küttner* verstarb als 62jähriger im Oktober 1932 und *Karl Partsch* im Juni 1932, als 77jähriger. Er hat bis zuletzt im Dienste der Gesellschaft gestanden.

Sehr treffend faßte sein Sohn Professor und Chirurg am Diakonissenhospital in Duisburg in einer Mitteilung für die Breslauer Chirurgische Gesellschaft das Wesen seines Vaters zusammen:

> „Was an ihm hervorstach, war die Fähigkeit, Dank seiner ausgezeichneten, in der Jugend erhaltenen allgemeinen pathologischen und physiologischen Ausbildung alle aufbauenden Fragen der Chirurgie von der Basis aus zu überschauen und zu beurteilen. Das, was man heute erst in der Literatur als gewebeschonendes Operieren, als Neuheit veröffentlicht, war für ihn schon Selbstverständlichkeit und Maßstab seiner operativen Leistung gewesen. Den Übergang von der antiseptischen zur aseptischen Ära machte er, als treuer Anhänger von *Mikulicz*, den er sehr hoch schätzte und verehrte, genau nach dessen Muster mit und führte in seinem Hospital und Institut dessen System der Asepsis ein".

(*C. Goebel*: Gedächnisfeier für *Karl Partsch* am 23.11.1932, Zentralbl. für Chir. 1933, Nr. 10, S. 578–579)

Bereits nach dem Tode von *Partsch* im Mai 1932 und noch während der schweren Erkrankung *Küttners* im Juni 1932 hatte *Gottstein* als 1. Schriftführer vorrübergehend den Vorsitz bis Ende 1932 übernommen.

Die Sitzung am 25.1.1933 im Israelitischen Krankenhaus, *G.Gottstein* war zu dieser Zeit noch Chefarzt der Chirurgischen Abteilung, leitete der 2. Schriftführer der Gesellschaft *Goebel*. Über diese letzte Sitzung während der Weimarer Republik gibt es einen ausführlichen Sitzungsbericht, publiziert im Zentralblatt für Chirurgie 1933, Nr. 25, S. 1468–1479.

Es fällt auf, daß der Name *Gottstein* nicht mehr auftaucht. Daher ist anzunehmen, daß *Gottstein* als rassistisch verfolgt in Anbetracht der zu erwartenden Katastrophe, die der Nationalsozialismus mitzubringen drohte, von seinem Posten als Chefarzt der Chirurgischen Abteilung und als 1. Schriftführer der Breslauer Chirurgischen Gesellschaft Ende Januar 1933 zurückgetreten war.

Professor *Gottstein* starb 1935 in Breslau. Seine Biographie läßt sich heute nicht mehr ganz lückenlos rekonstruieren. *Gottstein* entstammte einer lange in Schlesien ansässigen Familie jüdischer Konfession, habilitierte bei *v. Mikulicz*, war kurze Zeit Oberarzt bei *Küttner*, wo er sich schwerpunktmäßig mit der Urologie befaßte. Als außerplanmäßiger Professor wurde er um 1909 Chefarzt der Chirurgischen Abteilung im Israelitischen Krankenhaus in Breslau. 1933 mußte er aus diesem Amt ausscheiden.

Die Breslauer Chirurgische Gesellschaft von 1933–1945

Die ersten fünf Sitzungen am 25.1., 22.2., 23.3., 28.6. und 26.7. des Jahres 1933 fanden unter dem Vorsitz vom Professor *Goebel* statt, Chefarzt der Chirurgischen Abteilung des Augusta Krankenhauses. Professor *Karl-Heinrich Bauer* hat die Nachfolge *Küttners* in Breslau im April 1933 angetreten.

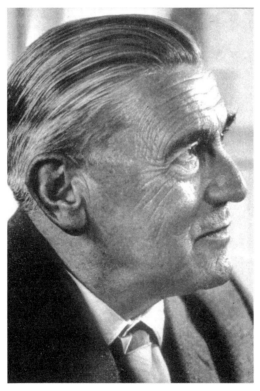

Abb. 5
Karl Heinrich Bauer (1890–1978)

K.H. Bauer wurde am 15.11.1933 Vorsitzender der Breslauer Chirurgischen Gesellschaft und behielt dieses Amt in seinen Händen bis 1939. *K.H. Bauer* ist mitten im Zweiten Weltkrieg als Nachfolger von Kirschner nach Heidelberg berufen worden. In der Zeit von 1940 bis Ende 1944 wurden keine Sitzungen der Breslauer Chirurgischen Gesellschaft abgehalten.

Nach der Übernahme des Lehrstuhls in Breslau wurde *K.H. Bauer* durch das Naziregime negativ beurteilt und von der Gestapo observiert. Der damalige Gauleiter in Breslau Heines drohte ihm 1934 mit einem Aufruf an die Breslauer Bevölkerung zum Boykott sowie mit einem gewaltsamen Eindringen eines Schlägertrupps der SA in seine Diensträume, wenn er sein Verhältnis zum Nationalsozialismus nicht ändere (s. auch *Geissendörfer R.*: Professor K.H. Bauer zum 75. Geburtstag. Bruns Beitr. Klin. Chir. 1965, B. 211, S. 125–130). An den Schikanen und Intrigen denen *K.H. Bauer* ständig ausgesetzt war, waren auch einige Fakultätsmitglieder beteiligt.

K.H. Bauer hat sich trotzdem für seine Patienten und Studenten in Breslau mit größtem Eifer eingesetzt und die wissenschaftliche Arbeit über das „Krebsproblem" in Breslau weiter vorangetrieben. Eine ausführliche Vita dieses großen Meisters der deutschen Chirurgie ist schon mehrmals veröffentlicht worden, deshalb sei hier auf die vielen Literaturquellen im deutschen Schrifttum der Nachkriegszeit verwiesen.

Dem damaligen Abteilungsleiter *Klingenhofer* im Reichshochschulministerium ist es zu verdanken, daß *K.H. Bauer* als Nachfolger von *Kirschner* 1943 nach Heidelberg versetzt wurde. Dadurch konnte in Breslau Schlimmeres verhindert werden.

Wegen seiner negativen Einstellung zum Nationalsozialismus durfte er nicht am Zweiten Weltkrieg teilnehmen, nicht als beratender Chirurg der Armee an der Front. Die Breslauer Chirurgische Universitätsklinik unter der Leitung von *K.H. Bauer* wurde auch nicht als Reservelazarett der Wehrmacht nominiert.

Die Sitzungen der Breslauer Chirurgischen Gesellschaft unter K.H. Bauer

Am 26.6.1933 hielt *K.H. Bauer* in seiner neuen Wirkungsstätte der Chirurgischen Universitätsklinik Breslau, vor der Breslauer Chirurgischen Gesellschaft seinen Inaugurationsvortrag: „Über die Wirbelsynostosen".

Der Berichterstatter *Goebel* vermerkte im Protokoll: „Hier bewies *K.H. Bauer* seine Neigung und Begabung als hervorragender Redner und als Gigant des Wissens".

Am 23. Januar 1935 wurde turnusmäßig die Sitzung im ehemaligen Israelitischen Krankenhaus, das von den Machthabern des III. Reiches enteignet und der Stadt Breslau als neuem Krankenhausträger zur Weiterführung übergeben wurde, abgehalten. Die Chirurgische Abteilung stand unter kommissarischer Leitung von Dr. *Hirt*. Wie bereits erwähnt verstarb Professor *Gottstein* 1935 in Breslau, langjähriger Schriftführer der Breslauer Chirurgischen Gesellschaft.

Die letzte nachgewiesene Sitzung der Breslauer Chirurgischen Gesellschaft vor Ausbruch des Zweiten Weltkrieges fand am 5. Juni 1939 im Städtischen Wenzel-Hancke-Krankenhaus statt.

Es ist anzunehmen, daß, wie vielerorts in Deutschland während des Zweiten Weltkrieges so auch in Breslau keine Sitzungen der Chirurgischen Gesellschaft abgehalten wurden. Es liegt jedoch nahe, daß K.H. Bauer bis zu seinem Weggang nach Heidelberg die Geschäfte der Gesellschaft verwaltete. Schriftliche Vermerke oder verwertbare Akten darüber gibt es nicht mehr. Vielleicht sind sie während der Festungszeit oder direkt nach der Kapitulation den Flammen zum Opfer gefallen.

Im historischen Rückblick auf die Zeit der Breslauer Chirurgischen Gesellschaft unter K.H. Bauer läßt sich zusammenfassend sagen, daß entsprechend den Gepflogenheiten der Sitzungen jeweils die Techniken einer typischen Operation besprochen wurden. Alle Sitzungen waren gekennzeichnet durch hervorragend vorbereitete Krankenvorweisungen, die nach neuesten wissenschaftlichen Erkenntnissen und praxisbezogen referiert wurden. Die Resonanz unter den Hörern war groß, da K.H. Bauer die Anwesenden immer wieder durch einen fesselnden Vortrag zu begeistern vermochte.

Abschließend bleibt festzustellen, daß die Sitzungsberichte von 1908 bis 1939 lückenlos im Zentralblatt für Chirurgie unter der Rubrik 'Sitzungsberichte aus chirurgischen Gesellschaften' erschienen sind. Diese gedruckten Quellen sollten noch näher ausgewertet werden.

Die Südostdeutsche Chirurgenvereinigung unter Hermann Küttner 1913–1932

Wie kam es zur Gründung der Südostdeutschen Chirurgenvereinigung? Lassen sie mich die Worte *August Borchards* (1864–1949), einem Freunde von *Hermann Küttner* zitieren:

> „Als ich vor dem Kriege (gemeint ist der Erste Weltkrieg – Anm. des Autors) an ihn (*Küttner* – Anm. des Autors) mit dem Gedanken herantrat, eine chirurgische Gesellschaft zu gründen, die die Provinzen Schlesien und Westpreußen umfaßte und die neben der Pflege der Wissenschaft auch zur Stärkung und Förderung des Deutschtums in diesen Grenzgebieten ein engeres Zusammenhalten und ein Zusammenarbeiten der Chirurgen unter deutscher Führung herbeiführen sollte, da war *Küttner* es, der den Gedanken in seiner großen Tragweite sofort erkannte, die Vereinigung weiter auf die angrenzenden, nicht reichsdeutschen Gebiete ausdehnte und trotz der Absage Westpreußens gemeinsam mit mir tätig an das Werk ging".

(A. Borchard: Zentralbl. für Chir. 1933, Nr. 39, S. 2320–2324)

Die 1. Sitzung, die zugleich Gründungssitzung der Südostdeutschen Chirurgenvereinigung war, fand am 22. November 1913 in Breslau, im Hörsaal der Königlichen Chirurgischen Universitätsklinik statt. Die einladenden Herren *Hermann Küttner*, Breslau, und *August Borchard*, Posen, bitten die Anwesenden Chirurgen (Zahl nicht bekannt) um Vorschläge für die Wahl der Kandidaten für den Vorstand. Das Ergebnis lautet:

Hermann Küttner Vorsitzender und *Karl Goebel* (Chefchirurg im Augusta-Krankenhaus Breslau) Schriftführer.

Nach der Vorstandswahl wurde sogleich durch *Küttner* die wissenschaftliche Sitzung eröffnet:

Aus dem publizierten 1. Sitzungsbericht (veröffentlicht im Zentralbl. für. Chir. 1914, Nr. 4, S. 145–200; Nr. 5, S. 191–194) geht hervor, daß nach jedem Vortrag lebhaft diskutiert wurde. Die publizierten Diskussionsbeiträge sind zum großen Teil wörtlich wiedergegeben. Einige davon haben den Zuschnitt einer „Originalarbeit", wie z.B. die Beiträge von *Dreyer* „Über Ileus bei Zwerchfellhernie", *Coenen* „Über Ileus bei Situs inversus mit Gravidität", *Küttner* „Über 456 Ileusfälle der Breslauer Klinik". Alle Redner kamen aus Breslau einer, *Charles Goodman*, aus New York, der „Über postoperative Infektion der Pleura nach endothorakaler Chirurgie" gesprochen hat.

Die 2. Sitzung fand statt am 28.02.1914 in Posen auf Einladung von Professor *August Borchard*, (Chefarzt der Chirurgischen Abteilung des Diakonissenkrankenhauses in Posen), unter seinem Vorsitz, zusammen mit Herrn *Hartmann* aus Königshütte O./S., der als Schriftführer der Tagung ausgewiesen ist. Es wurde ein umfangreiches wissenschaftliches Programm an einem Tag abgewickelt. Der Posener Sitzungbericht, abgedruckt im Zentralbl. für Chir. 1914, Nr. 23, S. 972–982, enthält alle Kurzfassungen der gehaltenen Vorträge. Das Hauptreferat hielt Herr *Simon* aus Breslau „Über den derzeitigen Stand der experimentellen Krebsforschung". Einen viel beachteten Vortrag hielt *Ernst Jeger*, ebenfalls aus Breslau „Über die operative Ausschaltung des Aortenbogens". *Jeger* demonstrierte seine Operationsmethode mit Hilfe eines quasi Bypasses, den er näher in seiner Monographie: „Die Chirurgie der Blutgefäße und des Herzens", erschienen im August Hirschwald Verlag, Berlin 1913, beschrieben hatte.

Die Monographie enthält eine Fülle experimenteller Untersuchungen die kriegsbedingt erst Jahrzehnte später Eingang in die Klinik fanden. An dieser Stelle sollte eine biographische Note aus der Vita Jegers eingefügt werden: Jeger wurde 1914 als Zivilarzt zum Militärdienst eingezogen und kam an die Ostfront. Dort hatte er in der von den Russen eingeschlossenen Festung Przemysl erfolgreich einen Arm nach Nahschuß 1914 replantiert. 1915 geriet Jeger in russische Gefangenschaft und verstarb im gleichen Jahr in Kalinsk/Sibirien an Typhus.

Die Posener Chirurgen referierten „Über Behandlung der Schuß- und Stichverletzungen der Lunge" (*Rübsamen*), „Knochentransplantation bei tuberkulöser Spondylitis" (*Wierzyewski*) und über „Erfolge der Operation bei Spina bifida und Encephalocele" (*Pomorski*).

Wie sehr die Themen interessierten sieht man an der Aussprache. *August Borchard* als Gastgeber nahm lebhaft daran teil, ferner *Küttner*, *Dreyer*, *Levy* und *Arndt* – sämtliche aus Breslau.

Die 3. Sitzung, die letzte vor Ausbruch des Ersten Weltkrieges wurde am 13.6.1914 in Breslau, unter dem Vorsitz von *Küttner* und *Goebel* als Schriftführer abgehalten.

Vor der Tagungsordnung demonstrierte Herr *Seiffert*, Breslau, eine Nasenprothese aus Hennig'scher Masse, die den Übergang zur Haut unmerklich machte, *Küttner* wendete das Verfahren ebenfalls an. Sein Patient lernte schnell die Prothese, welche nur für ein paar Tage brauchbar war, selbst anzufertigen.

Den Hauptvortrag hielt *Philipowicz*, Breslau, über „Choledochuschirurgie" und präzisierte den Standpunkt der *Küttner*'schen Klinik bezüglich der Behandlung des Gallensteinleidens: stets eine Cholezystektomie, jedoch keine zwingende Hepatikusdrainage ohne Cholangitis bzw. Choledochusstein vorzunehmen, sowie bei der supraduodenalen Choledochotomie größte Sorgfalt bei der Entfernung aller Steine walten zu lassen. Niemals sollte die Choledochusnaht ohne Drainage erfolgen! *Borchard*, Posen, demonstrierte ein Präparat eines Karzinoms der Gallenblase, das mit Leberresektion und Ausräumung der Drüsen am Ligament entfernt werden konnte (bei primärer Heilung und Rezidivfreiheit neun Monate nach der Operation).

Danach folgten noch weitere acht Vorträge: Zur Chirurgie der akuten Cholezystitis (*Schultze*, Posen), Zur Pathologie des Aneurysma der Aa. hepaticae (*Branek*, Breslau), Doppelte Dünndarninvagination bei Kindern (*Borchard*, Posen), Beiträge zur Klinik und Lokalisation der Dermoide (*v. Mieczkowski*, Posen), Ligaturbehandlung der Hämorrhoiden (*Philipowicz*, Breslau), Glutealabszesse (*Melchior*, Breslau) und Bauer als letzter Vortragende demonstriert einen modifizierten Kniebügel, hergestellt beim Instrumentenmacher *Hertel* in Breslau.

Die Wiederaufnahme der Sitzungen nach dem Ersten Weltkrieg

Noch als während des Krieges die Vereinstätigkeit ruhte, erörterten *H. Küttner* und *A. Borchard* bei jedem Zusammentreffen die Neubelebung, die Wiederaufnahme der Tätigkeit der Süddeutschen Chirurgenvereinigung.

August Borchard sagte anläßlich der Gedenkworte an *Hermann Küttner* am 17. Juli 1933 während der 25. Tagung in Breslau:

> „Dachten wir doch niemals anders, als daß wir nach ehrenvollem Frieden in ein freies Deutschland zu unserer alten Tätigkeit zurückkehren würden. Auch diese Hoffnungen, diese Pläne wurden wie so vieles andere zuschanden gemacht, durch Verträge die kerndeutsche Gebiete von uns abtrennten... Da war es *Küttner*, der mit ganzer Seele an Deutschland hängend, weitschauend in die Zukunft gerade die deutschen Gebiete aus den Nachbarländern enger mit unserer Vereinigung zusammen schloß."

> (Zentralbl. für Chir. 1933, Nr.39, S. 2321)

Diese noch nach Jahren gefühlsbetont geäußerten Worte, die *A. Borchard* als Mitbegründer der Südostdeutschen Chirurgenvereinigung sprach, sind nicht verwunderlich, mußte er doch seinen Chefarztposten im Diakonissenkrankenhaus in Posen 1919 abgeben, da die vormals preußische Provinz Posen dem polnischen Staatsgebiet zugeteilt worden war. Die Abtrennung Ostoberschlesiens, mit dem größten Teil des Oberschlesischen Industriegebietes östlich von Beuthen und Gleiwitz. verkleinerten die preußische Provinz Schlesiens um ein weiteres.

Die **4. Sitzung** am 26.6.1920, die erste nach dem Ersten Weltkrieg fand in Breslau statt, um die alten Mitglieder wieder zusammen zu bekommen sowie um weitere zu werben.

Trotz der schwierigen Zeit wurden immerhin 26 Vorträge gehalten. Außer den Chirurgen aus Schlesien, überwiegend aus Breslau, beteiligten sich die Herren *A. Borchard*, jetzt Berlin-Charlottenburg, *H. Harttung*, jetzt Emanuelssegen O./S., *F. Neugebauer*, Mährisch-Ostrau, und *Pendl*, Troppau.

Es wurden solche Themen besprochen wie Unglücksfälle bei Paravertebralanästhesie, Gefäßnaht nach Schuß- und Stichverletzungen, Experimentelle und Klinische Beiträge zur Gasbrandfrage, Traumatische Enzephalitis, Rupturierte Malariamilz u.ä., die damals in der Nachkriegszeit im Vordergrund standen.

Nach einjähriger Pause (1921), wurden von 1922 bis 1939 regelmäßig ein bis zweimal jährlich an verschiedenen Orten insgesamt 35 Tagungen durchgeführt, die letzte im Jahr 1939 in Breslau.

Die Tagungen von 1922–1932

Die 5. Tagung der Südostdeutschen Chirurgenvereinigung am 25.2.1922 in Breslau, unter der Leitung von *H. Küttner* war aus mehreren Gründen bemerkenswert. Die Eröffnungsrede *Küttners* ist für die weitere Entwicklung der Chirurgenvereinigung von historischer Bedeutung und zugleich eine Schilderung ihres Schicksals.

Herr *Küttner* eröffnete die Tagung mit folgenden Worten:

> „Wenn wir gehofft hatten, die heutige Tagung schon in Oberschlesien oder in deutschen, jetzt tschechoslowakischen Landen abhalten zu können, so ist diese Hoffnung zunichte gemacht worden, dennoch sind die politischen Verhältnisse in den genannten Gebieten so verworren, daß sie die Verlegung wissenschaftlicher Versammlungen dorthin nicht zulassen. So müssen wir auch heute in Breslau tagen, dessen Stellung als kulturelle Empore des Deutschtums in Osten durch die Entwicklung der letzten Jahre noch gewachsen ist. Auch die Bedeutung unserer Südostdeutschen Chirurgenver-

einigung ist heute eine weit größere, als wir bei ihrer Gründung anzunehmen vermochten, denn für die so zahlreichen Fachgenossen, welche der Schandfriede von Versailles aus dem deutschen Vaterlande herausgedrängt hat, ist unsere Vereinigung nicht nur eine Stätte wissenschaftlichen Gedankenaustausches geworden, sie bedeutet ihnen ebensoviel dadurch, daß sie beiträgt, die Bande noch fester zu knüpfen..."

(Zentralbl. für Chir. 1922, Nr. 27, S. 984)

Gemäß dieser Worte begrüßte der Vorsitzende alle Kollegen aus Breslau und von auswärts, die trotz Inflation und Besetzung Oberschlesiens durch die Franzosen zu den Verhandlungen gekommen waren. Besonders herzlich aber begrüßte er die Chirurgen aus den tschechoslowakischen und polnischen Gebieten.

Es folgte die Totenehrung von den verstorbenen Mitgliedern der Vereinigung Prof. *Dreyer*, Breslau, und Sanitätsrat Dr. *Hoffmann*, Schweidnitz.

Während dieser Tagung waren 32 Vorträge zu erledigen. Der Vortrag von *A. Borchard*, Berlin-Charlottenburg, über „Sozialhygienische Therapie in der Chirurgie" führte zur reger Aussprache, an der sehr erfahrene Chirurgen, wie *Coenen, Goebel, v. Rothe*, Berlin-Wilmsdorf, und *Küttner* teilnahmen. – Auch die Aussprache über die von *Pendl*, Troppau, mitgeteilten Erfahrungen über „Elektrolytische Behandlung kallöser Strikturen der Harnröhre und Speiseröhre" war lebhaft. *Claessen* sprach über „Operationen beim Dickdarmkrebs", die in der Chirurgischen Universitätsklinik Breslau seit 1906 durchgeführt worden sind (132 Fälle). – Herr *Cohn*, Breslau, berichtete über die im Allerheiligen-Krankenhaus beobachteten „Erkrankungen der Bauchspeicheldrüse". In der Aussprache erwähnte *Küttner* einen Fall einer Querdurchtrennung des Pankreas durch Messerstich und *Melchior* unterstrich die Seltenheit der akuten Pankreatitis unter dem Einfluß der Kriegsernährung. Weitere interessante Themen wie: „Zur chirurgischen Behandlung der Peritonitis", *Reichle*, Breslau, über „62 operierte Fälle beim Magenulkus durch Resektion und Peritonitisprophylaxe durch Spülung mit 0,9 % Kochsalzlösung", *Pendl*, Troppau, um nur einige der 32 Vorträgen zu nennen wurden abgehandelt.

Die 6. Tagung der Südostdeutschen Chirurgenvereinigung in Beuthen O./S. am 9.12.1929 wurde durch *H. Küttner* wie folgt eröffnet:

„Ich eröffne die 6. Tagung der Südostdeutschen Chirurgenvereinigung und spreche den oberschlesischen Herren Kollegen im Namen unserer Vereinigung für die Einladung zu dieser Tagung den herzlichen Dank aus. Ein schwer Geschick hat nach harter Kriegszeit vier fast unerträglich lange Jahre auf diesen Gauen gelastet, weit furchtbarer noch als andere Gebiete unseres Vaterlandes hat feindliche Besatzung dieses Land bedrückt... Endlich ist nun von diesem deutschgebliebenen Gebiet der Alp gewichen, und die Sehnsucht der Südostdeutschen Chirurgen hat sich erfüllt, in dem wiedergewonnenem Land zusammen zu kommen (Beuthen, Hindenburg, Gleiwitz und Oppeln verblieben nach der Abstimmung in Oberschlesien bei Deutschland – Anm. des Autors)".

(Zentralbl. für Chir. 1923, Nr.15, S. 600)

Zum ersten Mal ist im 6. Sitzungsbericht (8.12.1922) unter Punkt II (ohne nähere Angaben) von einer Satzungsänderung, die auch angenommen wurde, die Rede. In diesem Zusammenhang muß der Autor leider mitteilen, daß die Suche nach dem Originaltext der Satzung der Südostdeutschen Chirurgenvereinigung und ihrer im Laufe der Zeit stattgefundenen Neubearbeitungen, bis jetzt vergeblich war.

Nicht weniger als 32 Vorträge werden in der Vor- und Nachmittagssitzung gehalten. Herr *Harttung*, inzwischen Eisleben, eröffnet die wissenschaftliche Tagung mit einem Referat über „Die Wiederbelebung des Herzens". Anschließend sprach *Herfarth*[1], Breslau, über „Die Splenektomie (58 Fälle) im Krankengut der Chirurgischen Universitätsklinik Breslau" – dabei wurde auch die zweizeitige Milzruptur abgehandelt. Mit einem Vortrag beendete *Eichhoff*, Breslau: „Primäres Sarkom der Schultergelenkskapsel" die Tagung in Beuthen.

Die Tagungsordnungen der folgenden Sitzungen waren hinsichtlich der Themen recht bunt: Vorträge aus der experimentellen und klinischen Chirurgie aller Bereiche sowie zahlreiche Krankendemonstrationen, waren darin enthalten. Bestritten wurde das Programm meistens von der Breslauer Klinik und den großen Krankenhäusern Breslaus, deren Mitarbeiter vielfach die ganze Breite des jeweiligen Arbeitsgebietes darzustellen bemüht waren. Man war bestrebt in das Tagungsprogramm der Sitzungen, die außerhalb Breslaus stattfanden, mindestens ein Hauptreferat der einladenden Klinik aufzunehmen.

Von 1923 bis 1932 wurden die Tagungen an folgenden Orten durchgeführt:

---

[1] Vater des Präsidenten der Deutschen Gesellschaft für Chirurgie 1997/1998, Prof. Christian Herfarth (Anm. der Herausgeber).

Am 7. Juli 1923 eröffnete der Vorsitzende *Küttner* in Görlitz die 7. Tagung der Südostdeutschen Chirurgenvereinigung, die seit zehn Jahren bestand und bedankte sich im Namen der Versammlung bei den Gastgebern für die Einladung, für das Zusammenkommen der Vereinigung in der alten Kulturstadt Görlitz. Ein Treffen an diesem Ort war ein lang gehegter Wunsch der Anwesenden.

Küttner sagte:

> „Mit der heutigen Tagung dürfen wir auf das zehnjährige Bestehen unserer Gesellschaft zurückblicken. Wie gesund der Gedanke war uns zu einer Vereinigung Südostdeutscher Chirurgen zusammen zu schließen, das haben gerade die Jahre nach dem Kriege gezeigt, die auf allen Gebieten ein Prüfstein dessen geworden sind, was innere Daseinsberechtigung hat.... Siegreich aber, wie der Phönix aus der Asche, stieg unsere Vereinigung wieder aus dem Chaos empor, und die Tagungen, welche wir nach dem Kriege erlebten, haben bewiesen, daß wir deutsche Chirurgen, welchen Nationalitäten wir auch heute hier im Osten zugeteilt sein mögen, fester denn je zusammengeschmiedet worden sind".

(Zentralbl. für Chir. 1924, Nr. 4, S. 141)

Die 10. Tagung fand am 28. Februar in Beuthen O./S statt.

Nach kurzer Rede des ersten Vorsitzenden Herrn *Küttners* zur Feier der 10. Tagung wurden kurzfristig angemeldete Krankendemonstrationen vor Beginn des Tagungsprogrammes durchgeführt: Ein 2,9 × 2,7 cm² großer Mandelstein mit Erfolg operativ beseitigt, *Ehrenfried*, Kattowitz; doppelseitig angeborener Hochstand des Schulterblattes, *Cahn*, Kattowitz.

Hauptthemen:

I. Chirurgie des vegetativen Nervensystems *Hahn*, Beuthen O./S.

II. Behandlung der schlaffen und spastischen Lähmungen *Seiffert jun.*, Beuthen O./S.

III. Die Kropffrage im Hinblick auf den Kropf in Schlesien *Herfarth*, Breslau

Von der 11. Tagung am 27. Juli in Breslau ist der Vortrag von *Minkowski*, a. G., Breslau, Diabeteschirurgie und Insulin, hervorzuheben.

Professor *Oskar Minkowski*, der damalige Lehrstuhlinhaber und Direktor der Medizinischen Universitätsklinik in Breslau, bekannt durch seine Arbeiten im 19. Jh. über den Diabetes mellitus nach experimenteller Pankreasexstirpation. Er prägte den Begriff des pankreatogenen Diabe-

266

tes. Seine Experimente machten die spätere Entdeckung des Insulins möglich.

Die chirurgische Behandlung der Leitungsbahnen des Schmerzgefühls und der Schmerzzustände wurde von *Foerster*, Breslau, referiert.

Professor *Otfried Foerster* (Abb. 6) von Hause aus Neurologe, dann bei Professor *Tietze* in Allgemeinchirurgie ausgebildet, gründete die Neurochirurgie als selbständige Disziplin im Wenzel-Hancke-Krankenhaus in Breslau sowie ein mit Hilfe der Rockefeller-Stiftung Institut für Hirnforschung. Für *Foerster* war es ein großer Erfolg gemeinsam mit *Tönnis* vom 29. Juni bis 3. Juli 1937 sowohl in Berlin als auch in Breslau den Kongreß der "Society of British Neurological Surgeons" zu organisieren und durchzuführen. Deutschland hatte zu diesem Zeitpunkt noch keine eigene Gesellschaft für Neurochirurgie. Am 4. Tag der Tagung gab *Foerster* einen großen Lebensbericht über seine Tätigkeit auf dem Gebiet der Hirntumoren.

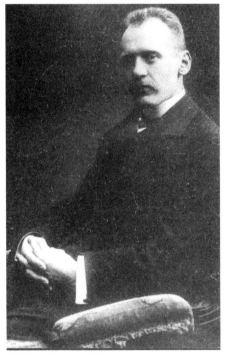

Abb. 6
Otfried Foerster (1873–1941)

Weitere Tagungsorte waren 1926 Liegnitz, 1927 Gräfenberg b. Freiwaldau und Görlitz, 1928 Breslau und Beuthen, 1929 Prag und Glogau.

Es ist nicht ohne Bedeutung, daß eine deutsche regionale Chirurgen-vereinigung im Rahmen eines regionalen Ärztetages in der benachbarten Tschechoslowakischen Republik in der herrlichen Universitätsstadt Prag an der Moldau tagte. Sollte das der Beginn eines neuen Abschnittes in der Geschichte der regionalen Chirurgenvereinigung im südostdeut-schen Raum sein, eine politisch unabhängige, internationale Begegnung der Ärzteschaft dreier Republiken, die als Ergebnis des Ersten Weltkrie-ges entstanden waren: der Republik Weimar, Tschechoslowakei und Österreich? Wie wir heute alle wissen, kam es ganz anders.

Ausrichter der Tagung in Prag war die Chirurgische Klinik der Deut-schen Universität in Prag, unter der Leitung von Prof. Dr. *Hermann Schloffer* (1868–1937).

Im Rahmen der allgemeinen Sitzung des 2. Südostdeutschen Wissen-schaftlichen Ärztetages sprach *Schloffer* über „Die Chirurgie der Hypo-physe".

Die chirurgische Sitzung beschäftigte sich mit der „Akuten Pankreasne-krose", *Walzel*, Graz, „Erfahrungen mit der Lachgasnarkose", *Hauke*, Breslau, – dieses Thema wurde in der Aussprache heftig diskutiert, da-nach folgten noch neurochirurgische Vorträge wie: „Der Balkenstich beim chronischen Hydrozephalus", *Heidrich*, Breslau, „Zur Funktion der Zirbeldrüse", *Demel*, Wien.

Das Hauptreferat: „Beziehungen zwischen der Größe der Magenresek-tion und Dauerheilung bei der Ulkusbehandlung" hatte *Finsterer* über-nommen. Wie im Sitzungsbericht vermerkt, war der Vortrag fließend, packend und inhaltlich hervorragend.

Insgesamt wurden 25 Vorträge gehalten. Die Redner kamen aus Breslau, Graz, Innsbruck, Prag und Wien, sowie aus dem Sudetenland: Troppau, Mährisch-Ostrau, Budweiß und aus Teschen (Südostoberschlesien).

Die 19. Tagung am 22. Juni in Glogau wurde mit einer Gedenkrede zum 100. Geburtstag von *Billroth* eröffnet, zu dessen Ehren sich die Ver-sammlung von den Sitzen erhob. Zwei Hauptthemen: „Die Operative Frakturbehandlung" und „Das Basedowproblem" wurden behandelt.

Die 20. Tagung am 22. Februar 1930 in Gleiwitz O./S begann mit einer Eröffnungsrede des 1. Vorsitzenden *Küttner*. Er stellte fest, daß

> „... dem Jubiläum der 20. Tagung dieser das ganze südostdeutsche Sprach-gebiet, ohne Ansehung der politischen Grenzen umfassenden Vereinigung ... (besondere Bedeutung) ... zukommt."

Danach wurden die drei vorgesehenen Hauptthemen abgewickelt.

Herr *Matzdorff*, Breslau, hielt einen interessanten Vortrag. „Beitrag zur klinischen Verwertbarkeit der Blutuntersuchung bei chirurgischen Erkrankungen". Er hielt fest, daß die Beobachtung des Blutbildes von großer Bedeutung sei. Das weiße Blutbild sei, neben der bloßen Zählung der Leukozyten mit einem Ausstrichpräparat zu ergänzen. Das Blutbild sei schon deswegen wichtig, weil man daraus die Schwere einer Erkrankung, z.B. bei großen Blutungen, ermessen könne. Auch der Thrombozytenzählung maß er Bedeutung bei, da eine schnell eintretende Verminderung bei Sepsis und anderen schweren Erkrankungen immer als ein schlechtes Zeichen zu bewerten ist. Insgesamt wurden 30 Vorträge gehalten, die überwiegend von den Chirurgischen Mitarbeitern der oberschlesischen Stadt- und Knappschaftskrankenhäusern bestritten wurden.

Die 21. Tagung am 14. Juni 1930 wurde wieder in Breslau abgehalten und beschäftigte sich mit der Ulcusblutung und mit der Zwerchfellhernie als Hauptthemen.

Die 22. Tagung wurde von Gastgeber Professor *H. Leischner* eröffnet. Er bedankte sich beim 1. Vorsitzenden der Chirurgenvereinigung, *Küttner*, für das Zustandekommen der Tagung in Brünn und für die große Ehre diese Tagung als Vorsitzender leiten zu dürfen.

Als I. Hauptthema steht „Die Arthrodese und Arthrorise" auf dem Programm. Der Vortragende *Weil* aus Breslau behandelt ausführlich das gesamte Gebiet der Arthrodese der einzelnen Gelenke. Etwa 50 Bilder erläutern die Ausführungen des Vortragenden. Der Vortrag stellte einen Auszug aus einer Arbeit des Verfassers dar, die darauffolgend im Band der „Ergebnisse für Chirurgie und Orthopädie" erschien.

Das II. Hauptthema: „Die Gastritisfrage" wurde von *Neugebauer* aus Mährisch-Ostrau in Anwesenheit namenhafter Persönlichkeiten abgehandelt. In der Aussprache bemerkte *Konjetzny*, Dortmund, später Hamburg: „Unsere heutige Einstellung zum Gastritisproblem gehört zu den bemerkenswerten Wandlungen in der neueren Medizin. Grund für die Wandlung ist die Erfassung klarer pathologisch-anatomischer Bilder im Vergleich zu den klinischen Befunden". Herr *Kurt Gutzeit* aus Breslau (Direktor der Medizinischen Universitätsklinik 1928–1945) bemerkte dazu, daß die Gastroskopie in Ergänzung zum Röntgenbild vor Ausführung einer Operation immer durchgeführt werden sollte. Er sagte weiter: „Eine zwingende Indikation zum chirurgischen Eingriff ist wie beim Ulkus auch bei der Gastritis dann gegeben, wenn eine dekompensierte

Magenausgangsstenose vorliegt". Zu diesem Thema sprachen noch *Finsterer*, Wien, *Kment*, Prag, und *Demel*, Wien.

Der zweite Tag war unter anderem urologischen Krankheitsbildern gewidmet. Die Vortragsreihe eröffnete *Leischner*, Brünn, mit „Ergebnisse der Neueinpflanzung des Ureters". Danach folgten noch weitere Vorträge zur Blasen- und Prostatachirurgie. Mit einem „Ausblick der Arteriographie bei Erkrankungen der peripheren Gefäße" vorgetragen von *Demel*, Wien, und nach Demonstration einiger interessanter Röntgenbilder endete die Tagung.

Die 23. Tagung am 13. und 14. Juni 1931 in Breslau ist als die nota bene große Krebstagung der Südostdeutschen Chirurgenvereinigung bekannt. Der 1. Vorsitzende, *Küttner*, eröffnete die Tagung mit dem Hinweis auf die große Bedeutung des Hauptthemas: „Die Behandlung des Krebses". Er sagte:

> „Der Zeitpunkt sei für die Erörterung dieses Gegenstandes besonders geeignet, da die Sterblichkeit an Krebs in ständiger, wenn auch langsamer Zunahme begriffen zu sein scheine, jedenfalls heute bereits die allerdings stark gesunkene Tuberkulosemortalität übertreffe. Man habe angeführt die fortschreitende Erkenntnis des Leidens, die Verfeinerung der Diagnostik eine Zunahme des Krebses nur vortäusche und gewiß sei dieser Faktor für die Beurteilung von nicht zu unterschätzender Bedeutung... Wenn auch keinerlei Grund zu einer Krebspanik bestehe, dürfte doch andererseits an der sicheren Tatsache der Zunahme der Krankheit nicht achtlos vorübergegangen werden, und so sei es nur berechtigt, daß die Staatsgewalten aller Länder der Erde sich heute der Bekämpfung des Krebses mit der gleichen Energie zuwenden, wie sie im Kampfe gegen die Tuberkulose längst zur Selbstverständlichkeit geworden sei und zu einem gewaltigen Rückgang der verheerenden Krankheit geführt habe".

(Zentralbl. für Chir. 1931, Nr. 36, S. 2258)

I. Hauptthema: Die Behandlung des Krebses, *Hahn*, Breslau.

Umfassend wurde unter Zugrundelegung von Indikation und Therapie der Breslauer Klinik über die moderne chirurgische Behandlung des Krebses und deren Erfolge berichtet. Der Vortragende sagte:

> „Das Einzige, was wir heute von dem Krebs wissen, ist die Erfahrungstatsache, daß eine frühzeitige, radikale, operative Behandlung in einem hohen Prozentsatz zur Heilung führt, und daß daher nur auf dieser Erfahrungstatsache vorerst eine Therapie mit Aussicht auf Erfolg aufgebaut werden kann".

Küttner dankte dem Referenten für den ausgezeichneten Bericht und faßte den chirurgischen Standpunkt, der auf der Frühdiagnose fußt und die Frühoperation fordert, kurz zusammen. Er erteilt sodann dem Direktor des Samariterhauses, des Krebsforschungs- und Bekämpfungsinstitutes zu Heidelberg, Herrn *Werner*, das Wort zu seinem Referat über „Die Strahlentherapie des Krebses".

Dem allgemeinen Interesse am Hauptverhandlungsgegenstand und den so wichtigen Bestrebungen der Behörden zur Bekämpfung des Krebses entsprechend, war der ärztliche Zuhörerkreis erheblich größer bemessen, als sonst bei den Tagungen der Südostdeutschen Chirurgenvereinigung üblich. Vor allem waren sämtliche Mitglieder der Schlesischen Ärztekammer, einschließlich des Präsidenten der Kammer Professors *Stolte*, Breslau und des Generalsekretärs des Reichsausschusses für Krebsbekämpfung (Name nicht angegeben) anwesend.

Herr *Stolte* gab während der Tagung einen Überblick über die von der Schlesischen Ärztekammer geplanten Maßnahmen zur Bekämpfung des Krebses (Vorsorge durch Hausärzte). An der Krebssitzung, die im Rahmen der 23. Tagung der Südostdeutschen Chirurgenvereinigung stattfand, nahmen eine große Zahl führender deutscher Chirurgen teil. Für die Vereinigung war diese Tagung ein großer Erfolg.

Die 24. Tagung am 18. Juni 1932 fand wiederum in Gleiwitz unter dem Vorsitz von *Pendl*, Troppau, statt. *Gottstein*, Breslau, sprach über „Nieren- und Urethersteine", *Reischauer*, Breslau, machte auf das Problem „Trauma und hämatogene Knocheninfektion" aufmerksam.

Die 24. Tagung der Südostdeutschen Chirurgenvereinigung war auch die letzte zur Lebenszeit von *Hermann Küttner*. Die 25. Tagung durfte er nicht mehr erleben, da ihn der Tod im Oktober 1932 mitten aus dem Leben riß.

Die 25. Tagung am 17. Juli 1933 in Breslau wurde mit einer Gedächtnisrede an *Hermann Küttner* eröffnet, die sein langjähriger Freund und Mitgründer der Südostdeutschen Chirurgenvereinigung, *August Borchert*, Berlin, hielt. Er sagte:

> „Wenn ich bei der heutigen 25. Tagung der Südostdeutschen Vereinigung unserem Freunde *Küttner* noch einige Worte widme, so kann ich das nicht, ohne mit tiefer Wehmut des harten Geschickes und der unerbittlichen Fügung zu gedenken, die uns diesen lebensfrischen, immer tätigen, hervorragenden Forscher, Organisator und Lehrer entriß, ohne in Trauer der vergangenen, nie wiederkehrenden Stunden zu gedenken, in denen er seinen wirklichen Freunden sein reiches schönes Innenleben, seine Pläne, seine Ziele erschloß... Darum hatte er so viele Freunde und darum ruhte ein solcher Segen auf seinen Werken."

Mit einem Zitat von *Tacitus* beendet *Borchard* seine Ansprache:

– Feminis lugere honestum est, viris meminisse –

(Zentralbl. für Chir. 1933, Nr. 39, S. 2330–2332)

Das wissenschaftliche Programm hatte 12 Vorträge zum Inhalt. Zu den Vortragenden gehörten u.a. *Rahm*, Breslau, *Dick*, Prag, *Schwarzer*, Hindenburg, *Walzel*, Graz, sowie *K.H. Bauer*, der zum ersten Mal nach der Übernahme der Breslauer Chirurgischen Universitätsklinik als Nachfolger vom *Hermann Küttner* sprach.

K.H. Bauer hatte den Teil der Krankenvorweisungen, insgesamt mit vier Fällen übernommen: komplette äußere Gallenfistel, Buerger'sche Krankheit, Hypophysentumor und Ulkusrezidiv nach ausgedehnter Magenresektion.

In der Hauptversammlung wurde *K.H. Bauer* als Erster Vorsitzender gewählt und *Goebel* im Amt des Schriftführers wieder bestätigt.

Die Südostdeutsche Chirurgenvereinigung unter K.H. Bauer 1934–1939

Es ist heute sehr schwierig, eine Bilanz dieser Zeit zu ziehen. Viele Chirurgen, bewährte Mitglieder der Südostdeutschen Chirurgenvereinigung, mußten aus rassistischen Gründen die Gesellschaft verlassen. Manche gingen ins Ausland, einige bezahlten ihr Bleiben mit dem Leben. Wie viele es waren kann man nicht mehr ermitteln, da ja sämtliche Unterlagen der Chirurgenvereinigung fehlen. Vorhanden sind nur die ausgedruckten Sitzungsberichte im Zentralblatt für Chirurgie der Jahre 1934–1939. Der Ton der abgefaßten Sitzungsprotokolle ist trocken, und nur auf chirurgische Themen begrenzt, Hinweise auf eine mögliche politische Mißstimmung kann man nicht herauslesen. Nicht einmal Eröffnungsreden wurden mit ein paar Worten zitiert.

Selbst als Vorsitzender der Südostdeutschen Chirurgenvereinigung, wurde *K.H. Bauer* von den Machthabern des III. Reiches kritisch beäugt, zeitweise sogar überwacht (s. S. 258).

Auf der 26. Tagung am 23. Juni 1934 in Breslau begrüßte der Vorsitzende *K.H. Bauer* zunächst die zahlreichen Ehrengäste, den Dekan der medizinischen Fakultät (Prof. Dr. *Gutzeit*), die Vertreter der Reichswehr und SS, den ärztlichen Leiter des Hauptversorgungsamtes usw. Nach Worten des Gedenkens für die aus Gründen der politischen Lage nicht vertretenen österreichischen Kollegen erteilte er das Wort Herrn *A.W. Fischer*, Gießen, für dessen Hauptreferat.

1. *A.W. Fischer*, Gießen: „Über Deutung und Bewertung der sogenannten Adhäsionsbeschwerden" – folgende Erwägungen sind stets anzustellen: a.) Handelt es sich um ein echtes organisches Krankheitsrezidiv? b.) Hat sich als Folge der durch die Operation gesetzten anatomischen Veränderung ein neues Leiden entwickelt? c.) Hat sich unabhängig von der erfolgreich operativ beseitigten Erkrankung eine neue Krankheit entwickelt? – Auf alle Fragen versuchte der Referent Antworten zu geben, die zu einer lebhaften Aussprache führten.

Das zweite Referat: „Gaumenspaltoperationen nach Veau" wurde von *Luhmann*, Breslau, erstattet.

Die weiteren Vorträge, insgesamt noch 19, beschäftigten sich mit Spätschicksalen Probelaparotomierter, mit Magenulkusperforation bei Kindern, mit Lues congenita, mit der operativen Behandlung der Stimmbandlähmung und mit der Lymphogranulomatose. Zum Abschluß brachte *K.H. Bauer* Krankenvorweisungen aus der Breslauer Klinik.

Die 27. Tagung der Südostdeutschen Chirurgenvereinigung fand gemeinsam mit der Südostdeutschen Gesellschaft für Geburtshilfe und Gynäkologie (13. Tagung) am Sonnabend, den 15. Juni und Sonntag, den 16. Juni 1935 in Breslau statt.

K.H. Bauer berichtete als erster Redner über „Elektrochirurgie in ihrer Bedeutung für die Allgemeinchirurgie". Danach folgte ein Koreferat von *Reischauer* (inzwischen Chefarzt des Städtischen Krankenhauses in Gleiwitz). *Döderlein*, Berlin, stellt fest, daß in der Gynäkologie das elektrochirurgische Verfahren weniger Verbreitung gefunden habe, als in der Chirurgie. Der „Schmelzpunkt" könne in der Gynäkologie mit Vorteil bei der Operation des Vulvakarzinoms Anwendung finden.

Am Sonnabend trat als zweiter Redner *Schulze-Rondorf* mit einem Referat „Die Kurzwellentherapie" auf. Er berichtete, daß der Effekt auf einem Energieumsetzunsprozeß beruhe, der bei der Wärmebildung in statu nascendi und dem starken Wärmegefälle entstehe. Im klinischen Teil berichtete der Referent über Erfahrungen der Chirurgen sowie Gynäkologen.

Danach folgten noch Themen, die zum einen schwerpunktmäßig das gynäkologische Fachgebiet betrafen, (Fragen des Ovulationstermines, Behandlung der Amenorrhoe mit Hypophysenimplantation, Aussichten der operativen Sterilitätsbehandlung, das Uteruskarzinom) zum anderen die Chirurgie, (Ostitis fibrosa, Gastropexie, Leberphlegmone, Nachwirkungen nach hoher Lumbalanästhesie (Tropacocain) und Fragen zur Diagnose und Prognose retroperitonealer Lipome.

Am Sonntag wurden Fallvorstellungen in der Universitäts – Frauenklinik und in der Chirurgischen Universitätsklinik Breslau durchgeführt.

Die 28. Tagung am 23. Februar 1936 in Breslau behandelte unter dem Vorsitz von *K.H. Bauer* folgende Hauptthemen:

I. Zystenmamma, Mastitis chronica und Mammakarzinom, *Hencke*, Breslau; II. Ulcus pepticum jejuni, *K.H. Bauer*, Breslau, Aussprache: *Finsterer*, Wien, *Gutzeit*, Breslau, *Anschütz*, Kiel; III. Kardiaspasmus, *Luhmann*, Breslau, Aussprache: *Finsterer*, Wien.

Es wurden noch weitere elf Vorträge aus fast allen Gebieten der Bauch- und Unfallchirurgie gehalten.

Die 29. Tagung fand aus Anlaß der Nimptschen Heimatwoche am 29. August in der Bergstadt Nimptsch unter dem Vorsitz von *Meisezahl*, Nimptsch, statt. Hauptthemen: I. Die Bedeutung der Blutdepots in der Chirurgie, *Naegeli*, Bonn

Der Vortrag wurde im Rahmen des Sitzungsberichtes in extenso im Zentralblatt für Chirurgie 1937, Nr. 2, S. 89–95 ausgedruckt und hat bis heute nichts an Aktualität verloren. Es sei mir erlaubt einige Sätze aus diesem Vortrag zu zitieren:

„Aufgrund der Erkenntnis, daß das Blut nicht stets in seiner gesamten Menge im Gefäßsystem zirkuliert, unterscheidet man... zwei verschiedene Sorten: eine aktive oder zirkulierende und eine deponierte oder Reserveblutmenge". Gemeint ist hier die Milz, dazu sagte er: „Aus einer gesunden Milz lassen sich etwa 200 ccm Blut auspressen, was ungefähr 1/20 der Gesamtblutmenge entspricht"! Den Operationsschock beschreibt *Naegeli* so: „Jede größere Operation führt zweifelsohne zu einer Beeinflussung des Kreislaufes, die in einer mehr oder weniger großen und mehr oder weniger lange wirkenden Herabsetzung der zirkulierenden Blutmenge ihren Ausdruck findet"... Er schließt seinen Vortrag mit den Sätzen: „Das Problem der Blutverschiebung und der zirkulierenden Blutmenge... hat heute praktische Bedeutung. Wir haben durch die erwähnten Feststellungen unter anderem einwandfreie Unterlagen dafür gewonnen, daß Narkose und operative Eingriffe zwei wesentliche, das Schicksal der Kranken bestimmende Faktoren darstellen. Sorgfältige Auswahl und Durchführung der Betäubung, wie besonders gewebeschonendes Operieren – Grundsätze die den Altmeistern der Chirurgie aus der Empirie bekannt waren – bestimmen... den Erfolg".

II. Phlegmonöse Darmerkrankung, *Meisezahl*, Nimptsch

III. Maligne Bauchdeckentumoren, *Becker*, Beuthen

Außerhalb der Tagungsordnung gab es eine Anfrage von *Becker*, Beuthen: Welchen Standpunkt nimmt die Chirurgische Universitätsklinik in Breslau bezüglich des Angehens des Ulcus ventriculi perforatum ein? *K.H. Bauer* beantwortete die Frage wie folgt:

> „Die Breslauer Klinik steht auf dem Standpunkt, daß beim perforierten Magengeschwür die primäre Resektion des perforierten Magengeschwürs die nicht nur der akuten Komplikation, sondern auch der Heilung der Grundkrankheit Rechnung trägt, anzustreben ist, sofern es der Allgemeinzustand und vor allem der Kreislauf es zulassen... von einer Gastro – Enterostomie im Anschluß an eine Ulkusübernähung wird dringend abgeraten."

Es folgten danach einige Vorträge zur Lokalanästhesie und Inhalationsnarkose mit Hinweisen auf mögliche Explosionsgefahren im Operationssaal bei Verwendung der Elektrokoagulation.

Weiss, Breslau, sprach über ein unrühmliches Thema, über „Die Kastration im Strafvollzug". Es wurde das Gesetz der Reichsregierung gegen die gefährlichen Gewohnheitsverbrecher und über Maßregeln der Sicherung und Besserung in voller Länge zitiert. Der Vortragende bemerkte kritisch dazu:

> „Die Entmannung... bedeutet einen schwerwiegenden Eingriff in den körperlichen und seelischen Organismus... Die Nachteile, die darüber hinaus entstehen können, sind ungewollt und liegen außerhalb der Zweckbestimmungen (des Gesetzes – Anm. des Autors)".

Trotz der kritischen Anmerkung sagte der Vortragende weiter.

> „Um der höherwertigen Interessen der Allgemeinheit Willen sind sie aber in Kauf zu nehmen".

Dies ist die einzige Stelle, die der Autor in den Sitzungsberichten von 1934–1939 gefunden hat, die eine nationalsozialistische Handschrift trägt.

Die 30. Tagung am 27. Februar 1937 in Breslau war wohl der politischen Umstände wegen kein Anlaß zur Jubelfeier. Es wurde unter dem Vorsitz von *K.H. Bauer* sofort mit dem wissenschaftlichen Programm begonnen.

Hauptthemen: I. Sympathicuschirurgie, *Denk*, Wien: Infektion und Abwehr, a) vom Standpunkt des Morphologen, *Staemmler*, Breslau, b) vom Standpunkt des Chirurgen, *Stocker*, Breslau, II. Operationen in der Hypophysengegend, *Kroll*, Breslau.

Es folgten Vorträge u.a. über: Laminektomie, Behandlung der Diaphysenfrakturen des Unterarmes und Behandlung der Symphysensprengung.

Die 31. Tagung fand am 26. Juni in Gleiwitz O./S. unter dem Vorsitz von *Reischauer*, Gleiwitz, und dem Schriftführer: *Becker*, Beuthen O./S., statt.

Das erste Hauptreferat über „Ermüdungserscheinungen am Knochensystem" wurde vom Gastgeber *Reischauer*, Gleiwitz, gehalten. Der Vortrag fand den ungeteilten Beifall der Zuhörer, wie der Sitzungsbericht es vermerkt. In der Aussprache haben *Becker*, Beuthen, und *Drehmann*, Breslau, eigene Beobachtungen hinzugefügt. *Meisezahl*, inzwischen Schweidnitz, unterstrich die Bedeutung der Marschfrakturen und *Pfeiffer*, Breslau, lenkte die Aufmerksamkeit auf mögliche Ermüdungserscheinungen am Oberschenkel.

Im Anschluß sprachen: *Dick*, Prag, über „Hodenphysiologie und Chirurgie" und danach referierten noch *Springorum*, Breslau, über „Hautdurchblutung und Kollaps", *Simon*, Breslau, „Zur operativen Knochenbruchbehandlung" (sehr ausführlich – Anm. des Autors), *Rahm*, Breslau, „Zur Kenntnis der postoperativen Basedowreaktion", wonach *K.H. Bauer* nach einer kritischen zusammenfassenden Würdigung die Tagung beendete.

Die Sitzungsberichte der 32. und 33. Tagung der Südostdeutschen Chirurgenvereinigung wurden nicht im Zentralblatt für Chirurgie veröffentlicht, auch andererorts hat der Autor sie nicht gefunden. Dies wäre bei der sonst lückenlosen Berichterstattung die einzige Ausnahme.

1938, am 10. Dezember in Breslau unter dem Vorsitz von *K.H. Bauer* und *O. Foerster*, Breslau, hielt der international bekannte Neurochirurg *Otfried Foerster* (Abb. 6) einen vielbeachteten Vortrag „Zur Chirurgie der Sehsphäre und der Sehstrahlung". Er vermittelte dabei einen Einblick in die neurochirurgische Tätigkeit seiner Klinik und in die außerordentlichen Leistungen dieser jungen Disziplin. Der Vortrag war eine wahre Demonstration von Erfolgen, die man erzielen kann, wenn man sich ausschließlich mit diesem Spezialfach beschäftigt. Er zeigte mehrere arbeitsfähige Patienten, bei denen vor Jahren eine Lobektomie des Gehirns wegen verschiedener Ursachen durchgeführt worden war. Im Anschluß daran sprach *Tönnis*, Berlin, über „Meningeom des Kahnbeinflügels" anhand seiner eigenen Erfahrungen. Auch dieser Vortrag fand die ungeteilte Aufmerksamkeit der Versammlung. Die rein chirurgischen Vorträge kamen nicht zu kurz. Es wurden: die Prostatitis, die periduale segmentäre Anästhesie nach Dogliotti, die zystischen Mesenterialtumoren und vieles mehr abgehandelt.

Die letzte Sitzung vor Ausbruch des Zweiten Weltkrieges, am 24. Juni in Troppau, wurde durch einen Vortrag: „Über den neuesten Stand der Gallenwegchirurgie" von *Bernhard*, Gießen, eröffnet. Anhand einer Tabelle wurde der Erfolg nach 1000 Choledochotomien und 4500 Cholezystektomien der Gießener Klinik gezeigt. In der Aussprache nahmen *Materna*, Troppau, *K.H. Bauer*, Breslau, *Herfarth*, Glogau, *Dick*, Prag, *Clar*, Jägerndorf, *Fromme*, Dresden, und viele andere teil.

Es folgten 22 Beiträge aus der gesamten Chirurgie. Das war eine wahre Schlußsitzung. Nur wenige konnten damals ahnen, daß zwei Monate später der Krieg, der Polenfeldzug, beginnen wird.

Schlußbetrachtung

Zusammenfassend kann man sagen, daß trotz der politischen Widrigkeiten, die Südostdeutsche Chirurgenvereinigung unter *K.H. Bauer* ganze Arbeit geleistet hat. Wenn man sich die Rednerlisten der letzten fünf Tagungen näher ansieht, so könnte man zu der Überzeugung kommen, daß unter dem Vorsitz von *K.H. Bauer* ein kleiner Deutscher Chirurgenkongreß zustande gekommen ist. Mit dem Jahr 1939 endeten alle Aktivitäten der Südostdeutsche Chirurgenvereinigung für immer.

Nach dem Zweiten Weltkrieg hat Prof. Dr. *W. Bross* in Breslau (Wroclaw), der erste polnische Lehrstuhlinhaber für Chirurgie und Leiter der Chirurgischen Universitätsklinik an der Tiergartenstraße, die Tradition der polnischen Chirurgenschule aus Lemberg in Breslau fortgesetzt. *W. Bross* gründete 1946 die Breslauer Abteilung der Polnischen Gesellschaft für Chirurgie, die bis heute besteht und die bis 1989 schwere Zeiten erlebte. Von Anfang an wurden regelmäßig 10 Sitzungen im Jahr, wechselnd in den mühsam wiederaufgebauten Krankenhäusern von Wroclaw durchgeführt.

Nach der politischen Wende in Polen ist auch eine Wende in den Beziehungen zwischen den deutschen und polnischen Chirurgen eingetreten. Es bleibt zu hoffen, daß auch eine gemeinsame deutsch – polnische regionale Chirurgentagung in Wroclaw/Breslau in Angriff genommen wird.

Mit diesem Rückblick auf die Geschichte der Breslauer Chirurgischen Gesellschaft und auf die Südostdeutsche Chirurgenvereinigung erhebt der Autor keinen Anspruch auf die Vollständigkeit. Viele Quellen waren in der kurzen Zeit, die für die Vorbereitung zur Verfügung stand, nicht mehr auffindbar. Sicherlich schlummert in den Archiven von Breslau

(Wroclaw) oder in den Altbeständen deutscher Bibliotheken noch anderes Verwendbares.

Zum Schluß sei Herrn Prof. Dr. F.W. Eigler für die Anregung zu dieser Schrift herzlich zu danken.

Literatur

1. Kozuschek W.: Johann von Makulicz-Radecki. Sein Leben und Werk (Antrittsvorlesung, Bonn). Bindernagel, Friedberg/Hessen 1972

2. Kozuschek W.: Die Vorgänger von Professor Wiktor Bross in der Breslauer Chirurgischen Klinik. In. B. Lazarkiewicz (Hrsg.): Pamiec Profesora Wiktora Brossa (Zum Gedächtnis von Professor Wiktor Brossa). Verlag der Med. Akademie Wroclaw 1995, S. 39–61

3. Vetter R.: Schlesien. Deutsche und polnische Kulturtradition in einer europäischen Grenzregion. Du Mont Buchverlag, Köln 1997

4. Zentralblatt für Chirurgie, die Jahrgänge: 1909–1914, 1919–1940, Rubrik: Gesellschaftsberichte: Breslauer Chirurgische Gesellschaft, Südostdeutsche Chirurgenvereinigung.

Abbildungsnachweise

Abb. 1 Privatbesitz des Autors

Abb. 2 Privatbesitz des Autors

Abb. 3 Zentralblatt für Chirurgie 1932, Nr. 46, S. 2865

Abb. 4 Privatbesitz des Autors

Abb. 5 Die Deutschen Chirurgenkongresse seit der 50. Tagung, Springer Verlag – Heidelberg-New York 1983, S. 141

Abb. 6 Zentralblatt für Neurochirurgie 1991, Nr. 52, S. 158

Autorenverzeichnis

Bähr, R., Prof. Dr. med.
Ltd. Arzt der Abt. f. Allgemein- u. Thoraxchirurgie
Städt. Klinikum Karlsruhe GmbH
Moltke-Straße 90
76133 Karlsruhe

Bauer, H., Prof. Dr. med.
Ltd. Arzt der Chirurgie
Kreiskrankenhaus Alt/Neuötting
Vinzenz-von-Paul Straße 10
84503 Altötting

Dörner, A., Privatdozent Dr. med., Ltd. Arzt der Chirurgie
Diakonie Krankenhaus
Alten Eichen
Jütlander Allee 48
22527 Hamburg

Eigler, F.W., Prof. Dr. med.
Sundernholz 13
45134 Essen

Gläser, A., Prof. Dr. med.
An der Rehwiese 12
04430 Burghausen

Hauss, J., Prof. Dr. med.
Direktor der Chirurg. Klinik u. Poliklinik II, Abdominal-,
Transplantations- u. Gefäßchirurgie
Universität Leipzig
Liebigstraße 20a
04103 Leipzig

Hohenberger, W., Prof. Dr. med.
Direktor der Chirurgischen Klinik u. Poliklinik
Friedrich-Alexander-Universität Erlangen - Nürnberg
Krankenhausstraße 12
91054 Erlangen

Kozuschek, W., Prof. Dr. med., Dr. h.c mult.
Alte Straße 61
58452 Witten

Mättig, H., Prof. Dr. med.,
Ltd. Arzt der Chirurgie
Helios-Klinik Schkeuditz
Kursdorfer Straße 50
04435 Schkeuditz

Metak, G., Dr.
OA der Abt. Allgemeinchirurgie
Städt. Krankenhaus München-Bogenhausen
Englschellinger Straße 77
81926 München-Bogenhausen

Mokros, W., Prof. Dr. med.
Ltd. Arzt der Visceral-, Unfall- und Allgemeinchirurgie
Städt. Klinikum Magdeburg – Krankenhaus Altstadt
Max-Otten Straße 11–15
39104 Magdeburg

Porrmann, D., MA. Dr. med.
Ltd. Arzt der Chirurgie
Städt. Klinikum Dessau
Auenweg 38
06847 Dessau

Rühland, D., Prof. Dr. med.
Ltd. Arzt f. Allgemein-, Thorax u. Gefäßchirurgie
Hegen Klinikum GmbH
Virchowstraße 10
78221 Singen

Rupprecht, H., Prof. Dr. med.
Thüringen Klinik G. Agricola gGmbH
Rainweg 68
07318 Saalfeld

Schramm, H., Prof. Dr. med habil.
Chefarzt des Department f. Allgemeine, Viszerale u.
Kinderchirurgie
Chirurgisches Zentrum
Wald-Klinik Gera GmbH gGmbH
Straße des Friedens 122
07548 Gera

Schreiber, H.W., Prof. Dr. med. Dr. h.c.
Alte Land-Straße 40
22339 Hamburg

Specht, G., Prof. Dr. med.
Schützenallee 5
14169 Berlin

Taubert, E., Prof. Dr. med.
Albrecht Straße 16
10117 Berlin

Thaler, K.-H., Dr. med.
Assistent d. Chirurgischen Univ. Klinik u. Poliklinik
Krankenhausstraße 12
91054 Erlangen

Zühlke, H., Prof. Dr. med.
Ldt. Arzt der Abt. f. Allgemein-, Viszeral- u. Gefäßchirurgie
Paul-Gerhard Straße 42–45
06886 Lutherstadt Wittenberg